Medical Medium

Secrets Behind Chronic and Mystery Illness and How to Finally Heal

醫療靈媒

慢性與難解疾病背後的祕密，以及健康的終極之道

安東尼・威廉 Anthony William 著　林慈敏 譯

目錄

〈推薦序〉簡單又易實行的療癒大道，就在你眼前　李泓斌　007
〈推薦序〉來自天上的訊息　敖曼冠　011
〈推薦序〉開卷有益　張文韜　015
〈推薦序〉這或許是未來解決疑難雜症與預防醫療糾紛需要的一本書　陳右明　019
〈推薦序〉下載、科技與療癒：善用下載資訊，翻轉當代科技、人文與生命現象迷思　樓宇偉　023
〈推薦序〉真高興你即將獲得和我一樣的神奇體驗　亞力山卓・楊格　031
〈前言〉療癒的真相就在你手中　035

第1部　一切的開端　043

第1章　我就這樣成了醫療靈媒　044

第2章　難解疾病的真相　075

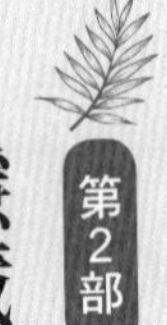

第2部　隱藏的流行病　091

第3章　EB病毒、慢性疲勞症候群與纖維肌痛症　092

第4章　多發性硬化症　122

第5章　類風濕性關節炎　132

第6章　甲狀腺機能不足與橋本氏甲狀腺炎　143

第3部　其他難解疾病背後的祕密　157

第7章　第二型糖尿病與低血糖症　158

第8章　腎上腺疲勞　173
第9章　念珠菌感染　187
第10章　偏頭痛　198
第11章　帶狀疱疹：結腸炎、顳顎關節症候群、糖尿病神經病變等問題的眞正原因　214
第12章　注意力不足過動症與自閉症　231
第13章　創傷後壓力症候群　248
第14章　憂鬱症　268
第15章　經前症候群與更年期　284
第16章　萊姆病　305

第4部　照顧身心靈的終極健康之道

335
第17章　消化道健康是療癒之旅的最佳起點　336

第18章　爲大腦與身體排毒　365
第19章　你該對哪些食物說No？　389
第20章　水果恐懼症　404
第21章　二十八天療癒淨化法　422
第22章　療癒靈魂的方法與靜心技巧　435
第23章　助你度過艱難時刻的菁華天使　452
〈後記〉**保持信心，相信你值得過美好的生活**　471

〈推薦序〉

簡單又易實行的療癒大道，就在你眼前

李泓斌

癌症、孩童過動與注意力不集中、經前期症候群、自體免疫系統疾病等難治問題，困惑了許多人。本書的出現，提供人們一個居家食療的有效心法，也為迷惘在裡頭的醫療從業人員，指引出另一種醫學思路，一種更快速療癒的全新方向。

隨著醫療科技的進步，人們接受著更便利的現代化醫治，但慢性疾病與癌症卻也同步增加，幾乎每一個家庭都有這類個案。而這些疾病，現今醫學能幫上的忙卻如杯水車薪，或如書上所說的提供了錯誤的治療方案。這並非醫界不努力，其實所有醫療從業人員都很認眞地想找出解答，只是礙於現今的智慧與科技，仍存有很多盲點。現今醫學很強調實驗數據，但好玩的是，幾年後的數據卻一百八十度地推翻目前最夯的實驗成果。例如多年前，大豆異黃酮獲得各種臨床驗證及實驗室認可，堪稱女性的救星，但現今，數據卻說它會致癌而令人卻步。另外如腋下交感神經阻斷術、腹部開刀順道拿掉闌尾等原先主流方法，也逐漸被驗證是不可行的。今日，專注力不佳孩童服用利他能、癌症個案服用化療藥物，依中醫觀點是不認同的，而書中的高靈也持同樣的看法，或許數十年後的實驗數據也會證明此一觀點。本書的作者由於有高靈指點，等同擁有比現今更高等級的智慧與科技實力，故能快速找到病因，並提供有效的解答方案。這其實一點也不稀奇，想想許多古文明，就留下許多今日科學家們仍找不出的解答與讚嘆。說穿了，不過是當時的高靈指導（當然也有人說是外星人），才有能力創造令人不可思議的成果。

說到醫療靈媒，其實就是高靈指引看診，這個標題，對現今台灣的主流醫學來說，有很大的衝擊。但隨著科學的進展，人們對於靈學的論述，從完全否定，進展到對它存疑，再邁入近來的部分肯定，代表科學人愈來愈謙虛與進步。新英格蘭醫學期刊就曾專文介紹靈貓預測死亡，而美國太空總署也提出人類世界有超過八成是由看不見的物質所控制，稱之爲暗物質（**dark matter**）。另外，國內外身心靈的課程如雨後春筍般發展，由此可知，現今醫療與高靈或靈學結合在一起，非但不八股，還是未來的主流與趨勢。

書中以營養學貫串全場，符合歐美先進醫療國家正流行的一個觀念：最好的醫生就是「懂得營養學的醫生」。但僅少數醫生鑽研營養學，且能在衆多營養素中正確地選擇最適合個案補充的醫生，又寥寥無幾。全天下的蔬果及營養品至少上萬種，本書作者在高靈指導下列出常見疾病需要補充與禁吃的食物及營養品，可爲我們節省不少摸索時間，這對我而言眞是喜獲天書，我也從這本書中篩選出適合在地人的食療心法，很實用，眞的很感謝上蒼讓我遇到此書。閱讀此書之前，在我臨床門診中也確實驗證了透過藥物、作息、營養三方位結合，人們可以快速擺脫疾病的枷鎖，減少用藥次數，重獲健康的身心靈。書中的營養建議是可行的，不過仍須請教專業人員分析該種營養品是否合乎你的體質及服用劑量。

在自然醫學裡頭，療癒須歷經排毒、滋養、心靈淨化，最後便可重生。在排毒部分，作者提出現今常見毒素的排除，如排農藥毒、重金屬毒、塑化劑等毒素。很多疾病是汙染來的，現今不論空氣、水、食物，都受到化工汙染，也因此，毒素排除極重要。另外，禁吃的食物也是重點，許多個案遵照禁吃的方式後，健康獲得大大的加分，可見何種食物禁吃，是與吃藥一樣重要。而滋養修復部分，我依全書分析統計出，最常見的是野生藍莓、芫荽葉、植物性ＤＨＡ／ＥＰＡ、酪梨等，若你想省時間，可先從上述下手。另外早睡也是一種最簡化的排毒滋養法，這我的感觸更深，在沒有看診時，我常晚上八點前就入睡，除了可協助靜心外，體能更可快速提升，參照本書的內容，還眞的符合高靈的指示。

在心靈淨化這個區塊，坊間療法很多種，以往我都是用巴哈花精幫助個案心境平復。本書中，高靈指引作者列出的療法，如看夕陽、凝視星空、看海等方式，竟也能達到同等效果，且更加方便又不花錢，有興趣的朋友，不妨深入閱讀體會。另外，書中的疾病醫學邏輯，對醫護人員幫助也很大，有賴讀者加以融會貫通。

中醫以望聞問切四診做診斷，古人云：「望而知之謂之神，聞而知之謂之聖，問而知之謂之工，切脈（把脈）而知之謂之巧。」四診之首的望診，是以觀氣色得知疾病的輕重、情緒波動、藥材能量，由於需要深邃的靜心功力及強大的氣功根底，必須經過多年專門修持才能獲得此功力，所以古人把會望診的醫生歸類爲神醫等級。而神醫的極致，就會如同書中高靈一樣的能力，但須累積多年的修練才能開啓腦中伏藏腦，達到世間所有我盡見的高深望診境界。不同的是，本書作者是由高靈直接告訴他答案，一旦高靈離開，就無法解答。而傳統的道醫望診，須經多年修持來開啓潛能且終身受用，方式雖不同，但道濟群生的人生使命卻是相同的。

巧遇此書是幸運的，這可說是慢性與難治疾病的食療全書，且在美國受到極大推崇。翻開它，你將得到更快速的治療心法，對於醫護從業人員，也能瞬間提升自己的診治能力，讓來診個案得到更完美的療癒與保健對策。可以說，簡單又易實行的療癒大道，就在你眼前。

（本文作者為泓斌中醫診所院長）

〈推薦序〉

來自天上的訊息

敖曼冠

不知道是什麼機緣，我有機會先睹為快的看到了安東尼．威廉《醫療靈媒》這本書的翻譯稿。看到書名，就引起我極度的好奇心。知道安東尼．威廉具備獨特超常醫療能力的原委後，更是讓我忍不住一口氣把它讀完。讀後腦海浮現一句話：這是天上捎來的訊息。

無風不起浪、凡事必有因。在這資訊充斥氾濫的時代，天上捎來訊息，做什麼？給誰？可信嗎？

這是一個特殊的時代，一切加速、劇變，人類應該呈現若非快速提升就會被淘汰的兩極化現象。在這危險也是轉機的時刻，上天有好生之德，所以高靈透過安東尼告訴芸芸眾生：許多慢性病、怪病、難解疾病及醫療治療效果不彰的疾病，它背後眞正的原因以及如何達到身心靈眞正的療癒。看作者在說理、在實務操作及案例列舉上都堪稱完備，以我從事正統醫療工作多年，以及對於各種自然療法、另類醫學的認知，書中所述，可信度甚高。書中處處引人入勝，提供的方法也都確實可行，還有多處讓我有撥雲見日的興奮感。雖然書中尙有些讓人存疑之處，但整體上我仍對它抱持著正面的看法，心裡還是悸動到想推薦給所有有緣的人。

哪些有福氣有緣的人最應該受惠於這天上捎來的信息?我認爲至少有以下三種人：

一、久病纏身、醫治罔效的病患。尤其各式無明病苦（包括書中所說的難解疾病）。書中教導的都是如何遠離不當的生活方式，如何借助大自然，重新啓動自己身體裡那最強大的療癒能力。當然獲得的成效，應該與各人的認識以及執行的程度有關。但是以我的了解至少這些方法不應有害，因爲他完全符合了道法自然與天人合一的法則。

二、醫療從業人員，書中許多疾病的病因與對治的論點，與現在醫學的認識有出入。想起歷來先知在初始都是被人質疑的，因此醫界也應該抱著開放的胸襟與態度，認眞檢視我們目前的思維方式及醫療模式，是否眞有局限或偏頗之處。或許因此可以爲醫療帶來一番新的氣象，造福更多的病患。

三、願爲自己負責，想把健康掌握在自己手中的有緣有福氣的人。眞希望人人都能夠抱著這種態度來對待自己的身體，面對自己的人生，因爲疾病多半是自己的生活及環境造成的。如果人人有正確的認知與要求，那對於衣食住行的供需、環境的淨化，以及健康生活方式等都會起到連動的變化。

本書可以做爲病苦陰霾中的明燈，或爲喚醒自己覺性的楔子。大道至簡、力行出眞知，如能珍惜善用它，應足以爲有緣人帶來健康的身心靈，更寄望集眾志能促成一個光亮乾淨的地球。

（本文作者為振興醫院骨科醫學部主任）

〈推薦序〉

開卷有益

張文韜

人類自小喜愛聽故事，也廣受夢幻神奇的事蹟所吸引。此書整理了許多天使高靈降臨人間，幫人們解決身心難題的各宗醫案，想輕鬆閱讀、獨自喝喝下午茶的朋友，這本書值得一瞥。

許多人常不吃正餐，飲食不節、生活無度。本書提供許多醫界已知的醣類代謝機制，並補充完整的療癒知識，若你關心家人健康，嘗試提供資料說服他們改善習慣，這本書值得一試。

臨床醫學解決不少病苦，但面對多數慢性病卻仍莫知奈何。此書對醫界過去僅有粗淺認識的特殊疾病提出病機上的不同詮釋，學者專家若持開放胸襟欲進一步鑽研，這本書值得一窺。

基礎科學對人體和生命的探究日新月異，昔化約式的觀察研究常將統計相關誤解爲因果關連。此書揭露各科難解疾病的共同肇因，對病毒行爲和解決之道有興趣者，這本書值得一探。

坊間和網路常有許多似是而非的養生保健建議和禁忌，且遵循者衆。作者告誡人們勿輕易採信，並提出具體的理由和有效保養方式，想正確修復腺體機能的病患，這本書值得一看。

十幾年來持續的食安問題讓國人人心惶惶，天然食物中的毒素問題亦廣受重視。作者認爲要積極排毒，而非僅僅消極限制攝取，欲知如何分辨以安心享用天然美食，這本書值得一覽。

近年來營養和生技產品的書籍文章充斥市場，皆以安全作訴求、品質優良爲宣傳導向，殊不知體質不同、生活型態不同，可能需要補充的食品也有差異。按表索驥，這本書值得一查。

在營養學和毒物學引領風騷的時代，過敏的個案卻是與日俱增。本書矯正了過敏原、益生菌和腸道生理與腸漏現象的常識誤區，備受過敏所苦而營養吸收不佳的人，這本書值得一翻。

廣受歡迎的另類療法總愛自行宣稱神奇療效，雖然部分具有科研和見證的資料，但實際用於病因複雜又被誤解的疾病上，作者認爲並無效益。想深入了解箇中原因，這本書值得一閱。

誠如作者所言，這是個危險的時代。資訊的推陳出新，令人莫衷一是，即便博學多聞或極具思辨能力的科學人，對於非專業領域的知識，不是基於自我保護的否定，就是受潮流或無法充分調查的見證影響而誤信。我們大多數不具靈媒體質，也無從斷定本書資料眞確度是否百分之百，身爲倡導身心靈整合醫學的一員，本書內容讀起來特別有味，也值得讀者一齊身體力行、勇敢嘗試。

茲以兩段高靈的信息作爲結尾：

一、「醫學界也應該做出其他領域（例如救命手術）已做到的飛躍性發展。如果想避免未來數十年還要爲各種疾病取無意義的名稱，那麼，現在是醫學界承認診斷檢驗有時是不足或不可靠的、醫生的訓練有時會令他們只能依靠猜測的結果工作的時候了；該是醫學界誠實面對、敞開心胸，接受醫療模式需要調整與前進的時候了。」

二、「若你觀察到某人飢渴地追求任何形式的靈性學習——宗教、靈性導師、勵志書籍、禪修中心——那可能是因爲她或他的靈魂有過損傷，所以出於直覺地在搜尋讓靈魂恢復健康與完整的方法。對我們每個人來說，那都是很重要的工作——當你在這塵世的時間結束，你的靈魂應該要足夠完整，才能撐過穿越星際的旅程，而神會在星辰之外的地方迎接它。」

（本文作者為正觀身心靈整合醫學診所院長、中華整合醫學與健康促進協會理事、中西醫師）

〈推薦序〉

這或許是未來解決疑難雜症與預防醫療糾紛需要的一本書

陳右明

太棒啦！宇宙超級無敵棒的一本書！這是一本不容你錯過的好書，看到是你的福氣，萬一錯過了，那只好爲你惋惜了。

在我們的臨床工作中，每天面臨的病患可以分成下面四大類：

一、有確定診斷，又可以治癒者。

二、無確定診斷，但可以治癒或自癒者。

三、有確定診斷，但無法治癒者。

四、無確定診斷，也無法治癒者。

第三類與第四類是我們身爲醫者最不願意碰到與見到的，尤其是在醫療糾紛高漲的時代，醫者人人自危，卻偏偏閃也閃不掉，萬一不小心碰到只好自認倒楣了。這就是目前醫生普遍面臨的窘境與困境。

多年前，我曾經在中華生命電磁科學學會的會議裡提到，要當神醫的三個必要條件就是：

一、要有透視人體的功能。

二、要有預測疾病的能力，以及預測病患是否可以痊癒的能力。

三、要有治療疑難雜症的超能力！

基於上述危機，我個人認為假如醫生擁有上述能力，那是再好不過了。可是萬一我們醫生無法擁有這份能力，就只好自求多福，並祈禱有更先進的儀器來協助我們了。唉！當醫生眞是風險很高的行業，尤其現今社會大衆對醫生的期望更高，偏偏疑難雜症又特別多！

本書的第二部與第三部使用了大篇幅講述臨床上常見與難解的慢性病，其中談到EB病毒與帶狀疱疹和一些慢性病的關係，非常引人入勝，且發人深省，更讓我們深思：以上兩種病毒只是一個引子，目前所有人類都身處細菌與病毒氾濫的時代，像HIV病毒會摧毀你的免疫系統，HPV病毒與婦女的子宮頸癌有關係，HBV病毒及HCV病毒與肝癌有關，但難道只有這樣嗎？或許上述幾種病毒還造成其他的慢性症狀，只是目前我們還未發覺！

本書在每一種慢性病的療癒建議方面，包含了各種療癒食物、療癒藥草與營養補充品，也值得我們去嘗試。從這些建議中，又不難讓我們想到中醫「物物相生相剋」的道理。大自然的萬事萬物，似乎都相通，有其關連性，可以互補，也可以相剋。這個地球和這個宇宙眞是太有趣了！

本書第四部則闡述了終極療癒的方法，其中把消化道健康擺在第一個來說明。這讓我想到有些書也是標榜腸道的重要性，包括《老化的原因在於腸》《腸命百歲》等，概念不謀而合。作者針對腦部與身體的毒素排除也有一套方法，而在他提出的二十八天療癒淨化法裡，幾乎以蔬果爲主的飲食是其重點。最後，他還列出二十一位菁華天使，會在我們面臨困難、需要幫助時適時出現，協助我們度過難關。

讀完這本書，我不得不出自內心按一萬個讚！希望此書的出現，能夠帶給大家幸福、健康與快樂。

（本文作者為林口長庚醫學中心腎臟科資深主治醫師、中華生命電磁科學學會理事長）

〈推薦序〉

下載、科技與療癒：善用下載資訊，翻轉當代科技、人文與生命現象迷思

樓宇偉

當我第一次聽到「下載」這個現代網路名詞被轉用在「通靈」現象的研究，我只是認爲這種創新的說法滿貼切的，就像是當年生命電磁科學學會的理事王立文教授首先運用「網站」的觀念，來類比各種獨特心靈時空（或在傳統佛教中稱之爲三千大千世界不同層次的存在）一般地適當。此說法又緣自李嗣涔教授在台大與矽谷對小朋友進行人體特異功能的實驗，發現可以經由神聖字彙的連結而進入不同層次的時空現象。

研究「下載」訊息的特殊因緣

沒想到在二〇一二年左右，崔玖醫師因爲多年研究花精與人類心理疾病的關係，其中包括二〇〇八年因爲汶川地震義診而發現的災難心理復健花精，而知道英、美兩國的花精傳統

有很重要的來源之一是由某些層次的天使「下載」而來，所以她希望我這喜歡收集與分析資料的外商主管，花點時間來整理出一些古今中外「下載」資訊的主要系統與內容，作為大家未來認識的參考點與座標。我這才算是眞正進入了這個領域的研究，沒想到因此改變了我對生命與意識來源的看法，也開創了一個全新的科技與人文整合研究的可能新方向。

當時我已經知道李嗣涔教授的研究對象T小姐傳達過藥師佛的藥園見聞，也讀過「奇蹟課程」與一系列相關的耶穌與其門徒的下載訊息，像是十二門徒之一的多瑪斯所下載的《告別娑婆》與《斷輪迴》這兩本很精彩的書，內容描述當年多瑪斯跟隨耶穌傳教時的所見所聞，並且非常傳神地敘述了後來的信眾、長老、教士與教會，如何以人的立場曲解耶穌的靈性教誨，並排除與刪改這位聖人傳布的核心教義。

這兩本書內容幽默、輕鬆，經常以歷史眞相被後人修改的事件為例，讓我們了解到，當人類以特定自我立場與組織利益去看眞相時，是多麼容易扭曲眞理與分化你我。我因此還特地去買了一本記錄當年兩位哥倫比亞大學心理分析系教授「下載」記錄耶穌奇蹟課程的傳記性書籍《暫別永福》，看看兩位原本非常會爭吵的猶太裔教授在下載一份當代最重要的基督心法／般若經典時是如何共同合作，以確定如果我只是讀下載資料本身，是不是太一廂情願地相信新時代訊息而與事實情況相差太遠。至少我應該自問：為何耶穌不選高山荒野山洞裡面的修行人，卻選了熱鬧非凡紐約市中心的學術重鎭裡兩位沒有特定宗教信仰的心理學教授？這兩位教授是不是原來就是隱匿的宗教狂熱者或喜歡展示神通的怪咖？讀書之後我發現，這兩位教授根本就是和我們一樣的「普通人」，其中那位女教授雖然天生就通靈，卻因身為科學家，為了協調這兩種完全不同（甚至衝突）的身分，內心著實備受折磨，而且非常清楚與理性地記錄這整個衝突過程。再加上那位男教授因為向老天祈禱來解決兩人之間的衝突，進而發現兩人必須合作「下載心法」的人生任務。

不過到今天還有大部分的聖經學者選擇不評論這份資料，更不要說傳統教會比較僵化的教條式評論，但這並不影響這份資料在歐美大部分讀者心靈中的感動與認同。

般若經典是一種天啓的正知正見

同時，我很幸運地找到一位投入將近半世紀的學術精力，在美國普林斯頓大學研究新約聖經時代歷史的資深神學教授伊蓮．裴歌思女士，她剛好在二十世紀末開始大量出版她一生專注研究一九四五年在埃及「納格哈瑪地」地方被考古界發現的多本福音書的重要結論，其中和人類未來心靈發展的主題比較有關的分別是二〇〇三年出版的《超越信仰：祕密的多瑪斯福音》與二〇一二年出版的《啓示錄》。這兩本書的內容指出，我們認同的主流基督教四大福音書之一的〈約翰福音〉與新約〈啓示錄〉，其同一位作者「拔摩島的約翰」當時寫作這本最晚被完成的福音書的環境、經歷與心態，居然都有很令人爭議的問題，卻仍然被日後的教會收錄為經典的經過，以及比它早五十年出現的〈多瑪斯福音〉卻被打入冷宮，甚至日後被教會全面銷毀的背景原因。

而這純粹以學術研究所獲得的結論指出，〈多瑪斯福音〉的核心觀點是「人人皆可以像耶穌一樣成道」，與〈約翰福音〉的「只有耶穌一人成道爲上帝之子，其他人只有崇拜耶穌的資格」有很大的差別。事實上，根據裴歌思教授與其他學界的說法，現在流行的「多疑的多瑪斯」這種故事，根本是後者（約翰）爲了排除前者核心教誨影響而加工製造出來的內容。而且，這樣的結論居然與前述下載的多瑪斯資料中在《告別娑婆》與《斷輪迴》所述內容基本上相合。而這兩份下載資料中所強調的耶穌核心三教誨（幻相、寬恕與神恩），也與佛教的三法印（諸行無常、諸法無我、涅槃寂靜）、天台宗的一心三觀（假、空、中），以及《道德經》的關鍵核心（無爲、無我、無不爲）相合。

隨後，我按照兩位佛教界前輩周勳男與鄭振煌教授的建議，去讀印順法師的大部頭著作《初期大乘佛教之起源與開展》，希望找到佛教般若經典的眞正來源。因爲如果只讀像是《華嚴經》的本文，我們頂多看到「龍樹進入龍宮取回《華嚴經》」這種奇特的隱喻式或神話式說法。在該書第一三一二頁，我找到了般若經典（亦是北傳與南傳佛教的核心差別）來源也居然是五種不同下載方式的驚奇答案：一、諸天所傳（由三千大千世界的天人、菩薩等所傳）；二、夢中得來（由行者夢境中所得）；三、他佛所說（由釋迦牟尼以外的諸佛所傳）；四、（三昧）定中所聞（由行者於三摩地定中所得）；五、自然呈現心中。

所以，我們現在可以很確定地說，不論是西方或東方的般若（心靈）經典，都是由

（最？）高層天界所「下載」的重要心靈資訊共同核心。如果人間歷史上留下的心靈經典合於這些般若經典的下載核心內容，就值得進一步考量該經典的其他實用與理論特性。否則就是以訛傳訛，拿人的寫作材料充當所謂的天啓資訊，混淆他人視聽，誤導後人觀念。

療癒科技居然也可以下載

我們知道很多的著名科學家，都是經由特殊的靈感或視窗或清醒夢的過程，解決了前人無法突破的科技問題，如牛頓、泰斯拉、愛因斯坦、費曼都有此類經驗並且公諸於世。某種程度上，這也是一種當事人不同於一般科技理論邏輯思考方式的「下載資訊」。

但是，你手上這本《紐約時報》暢銷書卻是大剌剌地一開始就聲明，它不是作者本人的研究或臨床或接受一時靈感的著作，而是作者從四歲就開始接收的、由一位代表「慈悲」字義的大天使（或菩薩？）所傳達的醫療科技訊息。它完全不是我們東方人熟悉的「因果經」形式的通靈或勸善資料，而是非常詳細地用科學式的因果邏輯，分析當今被歸類爲慢性病與所謂難解疾病方面有別於主流對治、甚至所謂另類醫學看法的敘述。按照《紐約時報》打暢銷書廣告的說法，該書超越了現代醫學的科技約二十年。

除了第一部分是講作者如何由排斥而逐步接受傳播下載資訊這奇特的生命任務之外，本書把很多當今主流醫學尚未深入找出病因的疾病做了分類（第二、三部）。

第二部分談的是目前被醫療界誤判爲自體免疫疾病的多發性硬化症、類風濕性關節炎與多種甲狀腺機能不足等不容易治療的難解疾病，實際上卻是ＥＢ病毒造成的。而且，ＥＢ病毒會經歷四個階段：一、潛伏；二、單核細胞增生；三、躲在器官裡（發炎與中毒），並開始攻擊甲狀腺；四、離開甲狀腺，去攻擊中樞神經。這過程中也可能會造成其他幾種慢性病，如纖維肌痛症、耳鳴、暈眩、心悸等。因爲當今醫療界並不知道這清楚的病理過程，所以患者很容易被誤診（爲白血症、腦膜炎、狼瘡等），而作者提供了清楚的療癒食物與草藥，來根除這些病毒引起的症狀。

第三部分則提到大約十種非常普及、當今醫療界卻不明其病理的慢性病，例如：因爲情緒壓力造成腎上腺（而非僅是胰島素）失調所引起的第二型糖尿病與低血糖症，必須降低動物性脂肪與攝取足夠的蔬果。因爲情緒壓力造成腎上腺過勞，而引起憂鬱、健忘、失眠、便祕、無力等症狀。由於腎上腺有五十六種組合腺體，除了透過靜心以降低壓力之外，也可以減少攝取動物性脂肪與補充特定蔬果，但不要斷除碳水化合物。

還有像是當今醫療界的錯誤認知：念珠菌由酵母菌引起？帶狀疱疹只是一種病毒？萊姆病由某種細菌引發？而三者卻都是由不同的病毒（至少十五種病毒會引起不同的帶狀疱疹），或是與環境毒素共同引發，而不是酵母菌或細菌。因此，使用類固醇、抗生素或其他抑制免疫系統藥物來對付錯誤的病因，都有相當的副作用。

其他被當今醫療界錯誤解讀的慢性病還有：自閉症與過動症（因爲汞與鋁等金屬累積在腦中線管道所引起，而非腸道環境或遺傳）、創傷後壓力症候群（因爲腦中缺乏葡萄糖，無法保護腺體與電子脈動對腦細胞衝擊，而非電解質流失）、憂鬱症（情緒失落與壓力、病毒、重金屬、電解質不足會引發）、更年期（因爲病毒、環毒、DDT、輻射、重金屬引起，而非僅是生殖荷爾蒙失調引起），以及偏頭痛（因爲多種現代環境因素組合，包括EB病毒引起）。

第四部分則是介紹眞正對每一個人都有用的健康飲食與排毒手段，提醒我們避免基改食品、蛋乳、豬肉、養殖魚、人工甜味與香料、魚油補充品等食物，並且要大家多吃蔬果、多靜心（包括看落日、觀海潮、賞蜂、觀星、種花等，而不只是靜坐）、多祈禱（二十一位菁華天使與超過十萬個無名天使都願意幫助我們，我們只須以眞誠與決心大聲說出來）。

以自己與親友的經歷，聯合善念學者，來驗證（或驗退）下載資訊

由於這本書的主題是主流醫學尚未了解的領域，或許會讓執著於「科學驗證」口頭禪或「雙盲實驗」教條的某些現代人很不舒服，甚至引發所謂的情緒反應與惡意攻訐。但也因爲作者所言的醫療界對這些病症充滿迷思與誤判，讓許多人自己與周遭親友承擔了非常不必要的痛苦，甚至提早死亡，是衆所周知的事實，所以一般民衆肯定願意給這類正面的「下載資

訊」一些空間與時間。如果自己與親友能夠得到好處，還會非常樂意傳播給別人。

本來一個社會的改變都是由少數人引發的，這世界目前之所以各個所謂的主流領域（宗教、民主、科技、醫療、商業、倫理、教育、社會）都出現了「撞牆」的問題，難道不就是因爲我們的專業教育太成功，而直觀、道德、整合、創新與慈悲能力不足所造成的嗎？在醫療界的領域，我們需要的是像裴歌思教授這樣執著與善良的學者（與醫生），願意把本書提出的各種已經證明有效、但相對於現有科技更爲創新的說法，以更嚴謹與醫療界可接受的方式加速驗證（或驗退）。不要再等二十年，讓利益團體有機會模糊焦點，打出類似菸草公司已運用多年的拖延戰術，利用民衆的無知大賺黑心錢。

爲了人類身心靈的全面健康與回歸天人合一的美麗理想，我願意推薦這本獨特的下載資料。

（本文作者為麻省理工學院材料博士、中華整合醫學與健康照護協會能量與信息醫學分組召集人、優善時空波科技股份有限公司執行長）

〈推薦序〉

眞高興你即將獲得和我一樣的神奇體驗

亞力山卓・楊格

你如何知道自己知曉什麼？

大多數你知曉的事都是你學來的，從照顧你的人、你的朋友、學校、書本與街頭學來的。這些是你知道你知曉的事。

但在你的內心，有另外一種知曉。例如，你知曉你是、你存在、你就是你。這是你天生就有的知曉。

還有另一種知曉是很難述說的，因爲大多數人視之爲理所當然，那就是你的身體具備的、知道如何運作的知曉。你不必是個心臟病學家，你的心臟就知道如何輸送血液；你也不必是個腸胃病學家，你的腸子就知道如何消化與吸收食物。

再來，還有一種知曉是以某種感覺呈現的，例如你的本能反應或直覺。這種知曉極爲聰明，也有點神奇，能讓你知道從未見過或聽過的事——而那可能救你一命。人們會建議你去相信這種知曉。但它是從何而來？它是如何讓你知道那些事的？又是誰決定這種知曉要在何時與你連接？

身為一名科學人，一直以來我被教導要遵守的信條，就是必須只相信能觀察、測量、測試與複製的事物。

然而，身為一個有情感的人，我無法測量我對妻子與孩子的愛——但那卻比任何我曾在顯微鏡下研究過的細胞還要眞實，也重要許多。

從遠古以來，對具備超凡能力者的記載就一直存在——所謂超凡能力，指的是各種伴隨著近乎神奇本領的不同知曉。比方說，知道電腦都難以解答之事的智者，以及人類世界各個領域，例如音樂、藝術與運動等的天才。

最近，我發覺有些人能跟已跨越到另一個世界的人溝通。這些跨界靈媒正席捲全美，帶來人們發誓只可能來自逝去的所愛之人、令人震懾的訊息。我一直以來都非常喜愛的書，就是布萊恩．魏斯的《前世今生：生命輪迴的前世療法》。魏斯博士為病人催眠，接著病人回到前世，甚至回到轉世空檔時停留的空間，靈性上師們就在那裡傳達驚人的訊息。這些療程對經歷過的人來說，具有深刻的療癒功效。

此外，還有一些療癒師。這些男男女女——有些很知名——擁有讓盲人得以看見、跛足者得以行走、患病之人完全康復的能力。這些療癒師是我感到最不可思議的一群人，或許因為有點嫉妒吧。我很樂意被賜予用手觸摸就能完全治癒他人的天賦，若眞能擁有那樣的天賦，我會進行一場療癒狂歡之旅，就從兒童醫院開始。

每當聽說某人擁有某種特殊的療癒相關能力，我就會立刻想跟對方見面，把他們納入我的人際網絡，親身去體驗他們的天賦，介紹病人給他們，並希望自己也能學到那樣的能力。我就是這樣與安東尼．威廉連絡上的。

幾年前，我的腹部每天都會疼痛，去照了超音波後，發現肝裡面有一顆腫瘤。後續的核磁共振造影確認了這一點，也發現我鼠蹊部的淋巴結腫大。我很擔心，於是安排了淋巴結切片檢查。

等待檢查的日子到來期間，有人給了我安東尼的電話。我很快就約到他的時間，而一開始進行診察，他就告訴我肝的問題——且竟然正確預測了切片的結果。更重要的是，他開了一道營養補充品與食物的養生處方給我，立刻解決了我腹痛的問題——我的腹痛完全與肝臟腫瘤無關，那其實是一顆之前沒發現的多年良性囊腫。

自從那次之後，我還爲了妻子與孩子們的問題諮詢過安東尼，總能得到有效的建議。我也把許多好奇且心態開放的病人送到他那邊，每一位病人的回應都非常棒。他的知曉從何而來，由你去解讀。我相信的是，那種知曉來自跟直覺相同的頻率，只是強度更大。事實上，安東尼自己的描述是，那就像一個直接對著他耳朵說話的聲音。

當安東尼告訴我他寫了一本書，我興奮得手舞足蹈。我終於得以聽見一個擁有神奇療癒能力的人，訴說那一切是怎麼辦到的，以及他個人的成長過程與經歷。讀了這本書之後，我更是震驚不已。書中的文字優美、眞誠、有趣、謙卑且迷人，我根本無法將書放下，同時也爲你感到高興，因爲你即將得到跟我同樣的體驗。這一趟進入一名眞正療癒師的心智與靈魂的旅程，簡直比太空旅行還過癮。

希望你跟我一樣喜歡這本書。

（本文作者為醫學博士，著有《超簡單淨化排毒法》《淨化飲食法》等暢銷書）

〈前言〉
療癒的眞相就在你手中

你會對坊間那些互相矛盾的健康資訊感到困惑，只想要一個清晰的指引嗎？

你會害怕例如癌症等疾病的盛行，而去尋找預防方法嗎？

你想減重嗎？想看起來、感覺起來更年輕？想更有活力？想幫助身體不適的親朋好友？想守護家人的健康嗎？

你是否嘗試過許多方法、去過許多醫療院所，健康狀況卻依然不如你所願？你是否想要有人向你保證，說你的痛苦並非自己想像或造成的？

你想重新感覺像你自己嗎？想重拾內心的清晰與平衡嗎？想獲得心靈上的支持，並挖掘出靈魂的潛能嗎？

你想振作起來，迎接二十一世紀的挑戰嗎？

那麼這本書就是爲你寫的，你不會在其他書裡找到這些問題的答案。

本書與你讀過的其他書籍都不一樣，你不會看到一連串引用文字、必須不斷研究的參考資料，因爲這是領先時代、來自天堂的全新訊息。有些地方我會提到數字與其他聽來像是統計數據的細節——例如有多少人苦於某種特定症狀——那些事實其實來自高靈，我在第一章會對此多加說明。極少數狀況下，高靈會要我參考世間資料尋找特定細節。科學界已經發現我寫在此書中的部分內容，但並不是太多。我在這些書頁裡分享的一切，都來自一個希望每個人都獲得療癒並活出自身潛能的更高權威，慈悲的本質。

本書揭開了高靈許多極爲珍貴的醫療祕密。任何因醫生無法解決的慢性症狀或難解疾病而受苦的人，本書爲他們提供了答案。

但這並非一本只爲病人而寫的書，這本書是爲這個星球上的每一個人寫的。

健康的趨勢與潮流來來去去。一種風潮受到歡迎，就會對人們的意識產生極大的說服力。然後新的吸睛方法出現，舊的便退去，而我們被閃亮的新包裝方式分了心，以致完全沒有意識到其中包含的只是同樣重複的錯誤觀念。每經過十年，我們就會忘記前一個十年所犯的醫療錯誤，於是歷史一再重演。

與其他用響亮的新名稱重新包裝舊理論的健康類書籍不同的是，接下來的內容涵蓋了高靈首次透露的療癒指南。

不再被各式健康或醫療風潮淹沒

高靈稱我們當前的時代爲「加速年代」。之前從未有任何文明改變的步伐如此快速。

科技幾乎使我們生活中的一切都發生了徹底的變革，我們活在一個充滿驚人奇蹟與機會的時期。

這也是一個危險的時代。我們的腦筋才理解剛剛發生的某件事，那件事就成了舊聞。我們身處如此的匆忙當中，以致永遠感覺必須比別人快一步。隨著指尖可得的即時資訊而來的，是更龐大的需求、責任——還有意想不到的健康危機。快如閃電的進展，有時會換來你不曾考慮過的脆弱。

這些改變影響了全人類，女性更是飽受衝擊。在這個時代，女人面臨最多期待，她們的身體經常瀕臨崩潰邊緣。而慢性疾病成了極爲普遍的問題，對女人與男人而言都是。

如果不中止源源不絕的錯誤資訊，如果沒有認清祖先們經歷的一切、修改方向，那麼未來的世代也必須忍受不必要的折磨。爲了跟上改變的時代，以求生存，我們必須學習適應，而唯一的方法就是保護自身健康。

目前慢性疾病相關書籍中普遍提到的方法，就是建議讀者從飲食中排除會引起發炎的食物——僅止於此。坊間資訊並未解釋自體免疫系統失調或慢性症狀的眞正原因，或者如何讓你擺脫根本的問題。那就是人們持續生病的原因。

然而，那些難倒醫生的症狀其實有眞正的解釋，我們在這個時代面臨的挑戰，也有強而有力的解決方法。

本書是能讓你眞正得到自由的指南。我寫下這本書，就是爲了使你眞正療癒，且不再被與身心健康有關的趨勢、潮流、錯誤、似眞似假的陳述、過失、困惑與騙術淹沒。我寫這本書，是爲了讓我們能幫助今日的孩童成長爲健康的成人。

我絕非反科學。我毫不懷疑我們是由原子組成的、地球有幾十億年的歷史，或是科學方法的價值。我所知的，以及本書涵蓋的祕密，終將得到科學界的認可。

如果你或你所愛的人生病了，你覺得你還有二十、三十或五十年去等待答案嗎？你能忍受看著你的女兒或兒子長大後還要面對你曾面對的相同健康問題，以及同樣的醫學極限嗎？

因此，該是讓衆人知道這本書的時候了——這樣你才能現在就讀到它。

如何使用本書

你閱讀本書的理由可能很多。或許是醫生給了你一份診斷書，你想知道那些略語背後到底是什麼意思；或許是你有不知如何說明的症狀，正在尋找答案；或許你是健康照護專業人士，或者所愛之人生病了，而你想知道提供照護的最佳方法；也或許是你對理想的健康與身心平衡狀態有廣泛興趣，想學習如何深入挖掘出最好的自己，以及你的人生使命。

本書對每一個人都有用，無論你執行的是哪一種食物療程、飲食計畫或營養上的信仰系統。任何想知道目前最先進療癒知識的人，這本書是寫給你的。

本書的進行方式是這樣的：在第一部裡，我會解釋我是誰，以及我的一切。你將得知我與高靈的連結，以及我如何幫助眾人從讓他們持續生病的不明原因中痊癒、重回正常生活，以及預防後續的健康問題。我也會討論「難解疾病」，以及它爲何比我們想像的更普遍的原因。

想要痊癒，確認與了解是最強大的兩項工具，因此中間的兩部會用來解釋許多病痛背後的眞實故事。

第二部探討的是ＥＢ病毒相關資訊，這是一種被忽略的病原體，偷偷躲在纖維肌痛症、慢性疲勞症候群、多發性硬化症、類風濕性關節炎、甲狀腺失調等使人虛弱的疾病背後。ＥＢ病毒的各種病毒株與進程正以許多不同的方式折磨人們，特別是女人——它是難解疾病中的難解疾病。

第三部則把焦點轉到其他常被誤解的健康問題，並描述它們驚人且多樣的起因。把這些資訊全部送到大眾手中，是刻不容緩的事。

在第二部與第三部的每一章結尾，你也將找到針對性的療癒建議，包括建議罹患特定疾病的人吃的食物與營養補充品。至於補充品的攝取量，請和你的醫生或健康照護專業人士商量。

接著來到第四部，我在這裡揭露了獲得健康活力的眞正祕訣。這是今日健康領域遺漏的最大一塊拼圖。第四部的重點是痊癒、預防與自我實現，因此，無論你的焦點是放在擺脫疾病、讓健康狀況從好變得更好，或是挖掘你的眞實自我，都能在此找到資源。這些資源包括讓腸胃發揮最佳消化功效的訣竅、一種療癒淨化法、可能妨害健康的隱藏食材、地球上最具療癒功效的食物、解毒法的選項，和一些靈性層面的技巧，例如透過獨特的靜心法療癒靈魂等。

在全書中，你會找到許多個案經歷，訴說我的委託人在歷經身體與精神上的折磨後，重新站起來的故事——有時眞的是重新「站起來」。我更改了所有人的名字與可以辨識出身分的細節，但保留了每位委託人經驗的核心。我盼望他們的故事能給你安慰，讓你知道你並不孤單；也給你希望，讓你明白你同樣能擁有屬於自己的光明未來。

「加速」這個詞不只代表「變得更快」，還意味著「活躍起來」。從歷史的角度來看，它指的是一個胚胎在子宮裡移動的初始跡象。

也就是說，這個「加速年代」的重點不僅是生活步調加快，也是重生。一個新的世界正在浮現。如果我們想跟上腳步——且不受伴隨快速變化而來的危險所害——就必須去適應。

本書中的每一個字，都是爲了幫助你度過那個適應的過程。

我關心的是讓人們變得更好、更健康。我已幫助數萬人從病痛中完全康復、避免後續疾病的發生，並過著充滿活力的人生，而我想把這樣的成功分享給世界上更多的人。

全書中，你會經常看到我使用「醫學界」這個詞——在這裡，我指的是傳統與另類醫學界，也包括整合與功能醫學的較新領域。我不站在任何一邊，也不做任何批判。這裡的資訊是中立、獨立的，重點在於讓健康照護從業人員與療癒師獲得這些知識，並學會去幫助更多人；重點在於讓你掌握這些知識，並學會療癒自己。重要的是眞相。

我們不都是在尋找眞相嗎？關於我們的世界和宇宙的眞相，關於我們自己的眞相，關於生命、我們爲何在這裡，以及我們的使命的眞相？

生病時，我們會自我質疑，覺得與生命隔絕，與自己生來要做的事隔絕。我們懷疑基本的眞理，像是身體的自癒能力，因爲我們尚未與疾病背後的訊息連結。我們找過一個又一個醫生，試過一種又一種不同醫學領域的療法，想找到答案。我們失去了對生命本身的信心。

但痊癒之後，懷疑就會消失，我們又有了能量，可以投身於眞正的人生使命。我們會看著自己轉化，重新相信生命的美好。我們連結了宇宙法則，就像復活一樣。

關於這個世界、我們自己、生命、人生使命的眞相——歸根究柢，都是療癒。

而療癒的眞相，此刻就在你手中。

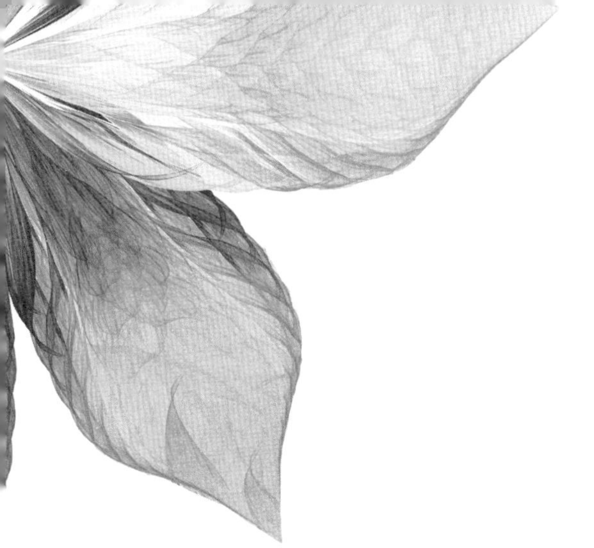

第1部

一切的開端

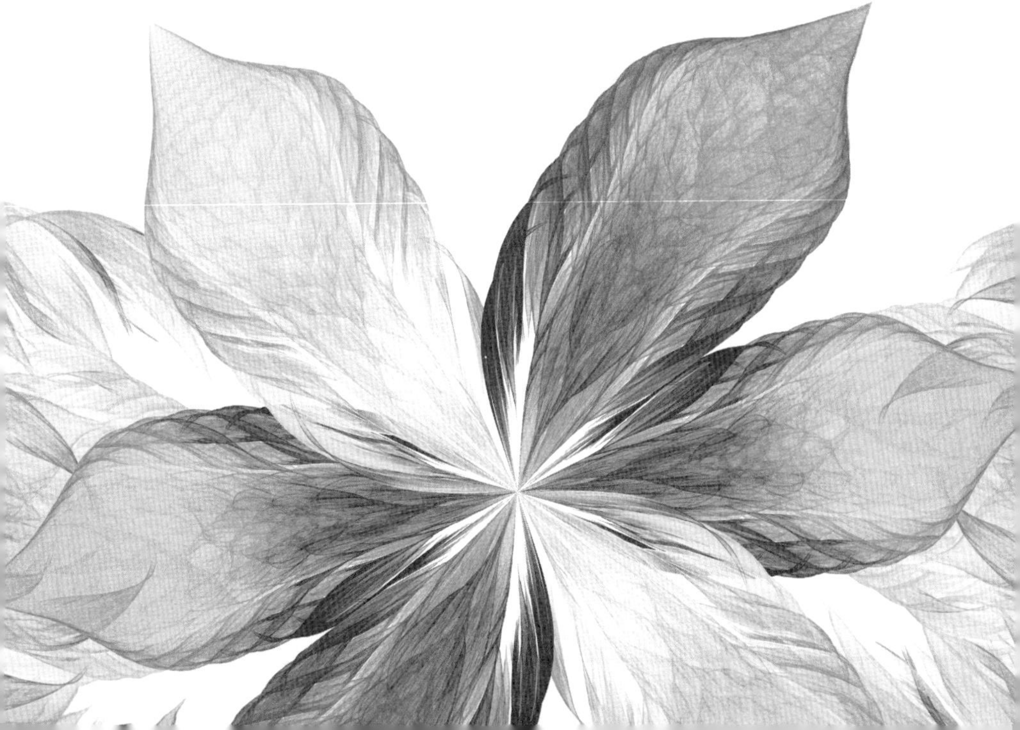

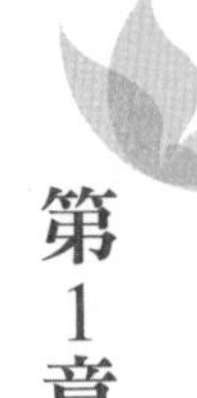

第1章 我就這樣成了醫療靈媒

我不是醫生，沒有受過醫學訓練，但我可以告訴你其他人無法告訴你的、關於你健康狀況的事。我能讓你清楚了解慢性與難解疾病的眞相，醫生經常誤診這些病、給予錯誤的治療，或是在沒有眞正了解導致症狀的原因時就貼上某些標籤。

從小，我就一直運用我即將在此分享的事情幫助人們療癒。現在，是你知道這些祕密的時候了。

高靈就是這麼告訴過我的，這是命中注定的。

意外的訪客帶來驚人訊息

我的故事開始於我四歲的時候。

某個星期天早晨，我一醒來就聽見一名年老男子在說話。

他的聲音就在我的右耳旁，非常清楚。

他說：「我是最高的靈。除了神之外，沒有比我更高層次的靈。」

我很困惑，也警覺起來。有人在我房間嗎？我睜開眼睛，看看四周，但沒看見任何人。

我想，**可能是外面有人在講話，或在收聽廣播吧**。

我起身走到窗邊。根本沒人——當時還是清晨。我搞不清楚發生了什麼事，也不確定自己想知道發生什麼事。

我跑下樓跟爸媽待在一起，感到安心許多。我沒說任何關於那個聲音的事，但一整天下來，有種感覺愈來愈強烈：有人在看著我。

到了晚上，我乖乖坐進餐桌旁的椅子。跟我在一起的有我的爸媽、爺爺奶奶與一些其他家族成員。

大家正在吃飯時，我忽然看見一名陌生男子站在奶奶身後。他有著灰色的頭髮與鬍子，身穿一襲棕色長袍。我猜想他是來跟我們吃飯的家族朋友，但他並未和我們一起坐著，反而一直站在奶奶後面，而且……只盯著我看。

由於我的家人沒有一個對他的存在有反應，我慢慢發覺自己是唯一看見他的人。我把眼睛望向他處，看他是否會消失。但是，當我把眼睛移回來，他仍然在那裡直盯著我。他沒有開口，我卻能聽見他的聲音在我右耳邊響著——就是我醒來時聽到的那個聲音。這一次，他用平靜的語氣說著：「我是爲你而來。」

我停止吃飯。

「怎麼了？」我媽媽問道，「你不餓嗎？」

我沒有回答，只是一直看著那個男人。他舉起右手，示意我走到奶奶那邊。

我感受到一股無法否定的直覺，要我跟隨他的指示。於是，我從椅子上爬起來，走向奶奶。

奶奶正在吃飯，他拉起我的手，放在奶奶的胸膛。

奶奶嚇了一跳，身體往後退。「你要幹麼？」她問道。

那名灰髮男子看著我。「說：『肺癌。』」

我很迷惘，我根本不知道「肺癌」是什麼意思。

我試著說出來，結果卻是含糊不清。

「再說一次，」他告訴我，「肺。」

「肺。」我跟著說。

「癌。」

「癌。」我說道。

所有家人此刻都瞪大眼睛看著我。

我的注意力仍放在灰髮男子身上。

「現在說：『奶奶有肺癌。』」

「奶奶有肺癌。」我說。

我聽見餐桌上有叉子碰撞的聲音。

灰髮男子把我的手從奶奶身上拉起，輕柔地放到我身側，然後轉身爬上一道原本不在那裡的階梯。

他回頭看著我說：「你會一直聽到我的聲音，但你可能永遠都不會再看見我。不用擔心。」他繼續往上爬，直到穿越我家房子的天花板——現在他眞的消失了。

奶奶盯著我。「你剛剛說了我認爲你說了的話嗎？」

餐桌旁出現一陣騷動。有好幾個理由可以證實剛剛發生的事根本沒道理——首先，就我們所知，奶奶好端端的，她並未察覺任何問題，或去看過任何醫生。

隔天早上我醒來……又聽見那個聲音了：「我是最高的靈。除了神之外，沒有比我更高層次的靈。」

我像前一天早晨那樣查看四周，但沒看到任何人。

從那天開始，同樣的事情每天早上都發生，未曾中斷。

同時，奶奶因爲我跟她說的話心生動搖，即使覺得沒事，仍然約時間去做了一次健康檢查。

幾個星期後，她去看醫生——一張胸部X光片顯示她得了肺癌。

揮之不去的聲音

隨著那名神祕訪客每天早上持續來跟我打招呼，我開始留意他的聲音。他極度清晰的聲音介於男中音與男高音之間——比較偏男中音，但不是很低。那個聲音有厚度、有共鳴，雖然他很靠近我的右耳，說話時卻有立體聲環繞音響的效果。

要判斷他的年齡很難。有時他的聲音像個特別強壯健康的八十歲老人，符合我晚餐時看見的灰髮男子形象；有時他聽起來有好幾千歲那麼老。

你可以說他有著能撫慰人心的聲音，我卻無法習慣他的存在。

其他靈媒有時會聽到內在的聲音，但我聽見的聲音不是內在的。那個聲音就在我右耳外面，彷彿某人正站在我身旁。我無法用意志力讓它離開。

不過，我可以用身體阻擋它。用手摀住耳朵，我就能讓那個聲音變得非常微弱；一把手移開，他的聲音就會恢復最大音量。

我要求他別再跟我說話。一開始還很有禮貌，之後就不是了。

然而，不管我說什麼都沒用，只要他想，就會隨時跟我說話。

與我對話的高靈

我開始用「最高的靈」來稱呼那個聲音，有時則簡稱爲「高靈」或「最高的」。到了八歲，我整天都可以聽見高靈說話。不管遇到什麼人，他都會告訴我對方的身體健康狀況。

無論我在何處、在做什麼，都會得知周遭人的疼痛與疾病，以及對方需要做些什麼來改善身體狀況。這種私密資訊持續出現，毫不間斷，令我感受到極大的壓力。

我要求高靈別再告訴我這些我不想知道的事。

他跟我說，他是在盡一切可能教導我，我們不能放過任何一分鐘。我告訴他這太苛刻了，他還是不理會我。

不過，我知道我可以跟他進行一些對話。等我長大到有能力提出一些基本問題，便問他：「你是誰？你是什麼？你從哪裡來？你爲什麼在這裡？」

高靈答道：「首先，我會告訴你我不是什麼。

「我不是天使，也不是人。我不曾當過人類，也不是『指導靈』。

「我是一個詞。」

我快速眨著眼睛，試著理解這句話。我能想到的問題就是：「哪個詞？」

高靈答道：「慈悲。」

我不知該如何回應，但也不需要，因爲高靈繼續說：「我就是『慈悲』這個詞活生生的本體。我就位在神的指尖。」

「高靈，我不懂。你就是神嗎？」

「不，」那個聲音答道，「神的指尖坐著一個詞，那個詞就是『慈悲』。我就是那個詞，一個活生生的詞，最接近神的詞。」

我搖搖頭。「你怎麼可能只是一個詞？」

「一個詞就是一種能量源頭，有些特定的詞握有強大的力量。神把光灌注到像我一樣的詞中，爲我們緩緩注入生命的氣息。我不只是一個詞。」

「還有其他跟你一樣的詞嗎？」我問道。

「有的。信心、希望、喜悅、平靜等等，它們都是活生生的詞，但我的位置在它們之上，因爲我最接近神。」

「這些詞也會跟人說話嗎？」

「不會像我這樣對你說話。這些詞不會被耳朵聽到，它們活在每個人的心與靈魂中。我也是。像『喜悅』與『平靜』無法單獨存在於心，它們需要『慈悲』才能變得完整。」

「爲什麼『平靜』本身還不夠？」我問道。自從高靈進入我的生命之後，我已祈求和平與寧靜好多次了。

「慈悲是對苦難的理解。」高靈回答，「在受苦的人被理解之前，是不可能有平靜、喜悅或希望的。『慈悲』是這些詞的靈魂，沒有它，它們就是虛無的。慈悲會使它們充滿眞實、榮耀與目標。

「我就是慈悲。在我之上，除了神，沒有別的。」

我試著理解這一切，於是問道：「那神又是什麼？」

「神也是一個詞。神是『愛』，這個詞位於其他所有詞之上。神也不只是一個詞，因爲神愛一切事物。神是萬物最強而有力的源頭。

「人可以去愛，但人不會無條件地去愛其他所有的生命。神會這麼做。」

這對我來說實在太難以理解，因此我用一個私人問題結束這場對話：「你也跟別人說話嗎？」我想，如果是的話，我就要去找他們，這樣我才不會覺得如此孤單。

「天使與其他存有會來向我尋求指引，而我會提供神的教導與智慧給所有願意傾聽的對象。」高靈說，「但在人間，我直接與之對話的，只有你。」

讓我難以承受的「天賦」

如你所想像的，在八歲的年紀要吸收這些資訊，實在太多了。

也有其他靈媒在年紀很小的時候就發生十分驚人的事，但沒有人的經驗跟我一樣。

能夠一直清楚聽到一個靈的聲音，並且自由地與他交談，即使在靈媒當中也是極爲特別的。更不尋常的是，那個聲音在我耳朵旁邊說話，因此是與我的思想分開來的獨立源頭。基本上就是有人一直跟在我身邊，不斷告訴我周遭每個人的健康狀況，而我眞的不想聽到。

好處是，我收到的健康資訊不可思議地正確——比其他任何在世的靈媒正確得多。而且，我會定期被告知**我自己的**健康狀況，這點也極爲罕見。即使是歷史上最知名的靈媒，通常也無法解讀自己的狀況。

此外，我還會接收到領先醫學界數十年、對健康的洞見。

而主要的壞處是，我沒有隱私。八歲時，我花了一星期在我家旁邊的小溪築了一座水壩，高靈告訴我那不是個好主意，因爲會讓水淹沒鄰居的草坪。

「不會的。」我說。

之後下了一場大雨，溪水暴漲——也淹沒了鄰居的草坪。當鄰居房子裡的男人對我大吼，我耳裡聽到的卻是：「早跟你說了，你不聽。」當然，那只會令情況更糟。

高靈持續看著我的每個舉動，告訴我什麼該做、什麼不該做，這讓我幾乎不可能擁有正常的童年生活。築水壩那年，我知道了我最好的朋友、我暗戀的小女生，甚至我的老師——她與男友的關係很糟，令她十分掙扎——鉅細靡遺的身體與情緒健康狀況。我一點一滴都察覺得到，而那令我極爲痛苦。

高靈不提供空泛的安慰，反而告訴我事情還會更糟。「你最大的挑戰還沒到來呢。」

「你這話是什麼意思？」我問。

「每個世紀只有一到兩人會被賦予這樣的天賦。」他說，「這不是典型的直覺或通靈能力，而是大多數人沒辦法活著承受的能力。你將發現無法活得像個正常人簡直令人難以忍受，更別說活得像個正常的青少年。

「最後，除了他人的苦難，你幾乎看不見其他事。你得用某種方式找到一個可以自在面對的方法，否則，你很有可能會結束自己的性命。」

接受解讀人體的訓練

高靈成了我最好的朋友，以及沉重的負擔。我感激他訓練我從事更高的力量為我選擇的工作，然而，他在我身上施加的壓力也非比尋常。

有一天，他要我去我家附近一座美麗的大型墓園。「我要你站到那個墓塚上，」他說，「然後弄清楚那個人是怎麼死的。」

對一個八歲大的孩子來說，那可眞是個困難的要求。

不過，那時的我一直接受跟朋友與陌生人的健康有關的資訊轟炸，因此我試著將之視為只是另一個案子。

而在高靈的協助下，我做到了他要求的事。

這件事為我的天賦增加了另一個面向：高靈不只以言語告知我某人的健康出了什麼問

題，還幫助我看見掃描人體的結果。

我花了好幾年，在不同的墓園針對數百具屍體進行這項練習。我變得非常在行，以致幾乎可以立刻感應到某人是死於心臟病、中風、癌症、肝臟疾病、車禍、自殺或謀殺。

同時，高靈也教我非常深入地去看活人的身體內部。他保證，這個訓練一結束，我就能極爲精準地掃描並解讀**任何人**。

每當我累了或想去做更好玩的事，高靈都會告訴我：「有一天你會對他人施行攸關生死的掃描，你將能看出一個人的肺是否快塌陷了，或者一條動脈是不是幾乎阻塞了，以致某人的心臟停擺。」

有一次我回嘴道：「誰在乎啊？這有什麼重要的？我爲什麼要在乎？」

「你一定要在乎，」高靈答道，「我們所有人在地球上做的事都很重要。做好你的工作對你的靈魂很重要，你一定要認眞看待這項責任。」

運用高靈傳授的知識療癒自己

九歲時，當其他男孩都在騎單車、打棒球，我一直在目睹周遭人身上的疾病，並聽著高靈告訴我，他們需要做些什麼才能讓身體狀況好轉。我也學到大人們做的那些不利於健康的事，以及他們想要療癒眞正該採取……卻很少採取的行動。

這時，我腦袋裡已經裝滿健康相關的知識與訓練，很難不開始應用。

有一次我自己生病時，機會來了。某天晚上我跟家人外出用餐，我不顧高靈的日常飲食建議，吃了一道害我食物中毒的菜。整整兩星期，我躺在床上吃什麼拉什麼。爸媽帶我去看醫生，有天晚上情況太糟，甚至去掛急診，但發燒與腹痛就是不退。

最後，高靈搖醒神智不清的我，告訴我是大腸桿菌作祟，並直接命令我去曾祖父家，從他以前種的家傳洋梨樹上摘下一整箱洋梨。高靈說除了這些成熟洋梨之外，其他東西都不准吃，然後我就會痊癒。

我照他說的去做，很快就恢復健康了。

「神啊，請解雇他。」

十歲時，我試圖越過高靈，直接面對他的上司。

我料想我無法透過祈禱告訴神我要什麼，因爲高靈會聽見。

所以，我爬上一些我能找到最高的樹，好盡可能接近神，然後把訊息刻在樹幹上。

最先刻上的訊息之一是：「神啊，我愛高靈，但該是我們省卻中間人的時候了。」

接下來是一些直率的問題：

「神啊，爲什麼人必須生病？」

「神啊，爲什麼祢不能治好每個人？」

「神啊，爲什麼我必須幫助人？」

雖然問這些事情對我來說很合理，但我並未得到答案。

於是，我去找更高、更危險的樹，爬到最高的樹枝上，希望我的不顧一切能得到神的注意。這次，我刻上了採取直接行動的要求：

「神啊，請把寂靜還給我。」

「神啊，我不想再聽到高靈的聲音。讓他離開。」

當我正刻著「神啊，請讓我自由」這幾個字時，腳下突然踩空，差點從樹枝上掉下去。

不是這種自由！我心想。我慢慢往下爬到安全處，備感挫敗。

這些訊息完全沒用，高靈還是繼續跟我說話。

就算知道我企圖推翻他的權威，他也仁慈地一句話都不提，因爲我們手邊還有更重要的工作。

剛開始的委託人

十一歲時，我想做些具建設性且有趣的事，好讓我把注意力從耳邊的聲音轉移開來，於是去找了一份在高爾夫球場揹球桿的工作。

然而，我的天賦不是這麼容易就能拋棄的。當桿弟時，我還是會忍不住告訴打高爾夫球的人他們的健康狀況。我經常在那些人得知之前，就知道他們有關節僵硬、膝蓋疼痛、髖部痠痛、腳踝受傷、肌腱炎等問題。

因此我會說：「你的揮桿角度有點偏，但考慮到你腕隧道的狀況，也不奇怪就是了。」或者說：「如果你把左邊髖部的發炎狀況處理好，就會打得更好喔。」

他們會驚訝地看著我，問道：「你怎麼曉得？」然後要求我提供如何改善的建議，我便告訴他們要吃什麼、要改變什麼樣的行為、可嘗試的治療方法等。

當了幾年桿弟後，我渴望改變。我決定，如果我打算建議別人吃某些療癒所需的食物與營養品，或許應該在販售這些東西的地方工作。所以，我在地方超市找了一份庫存管理員的工作。

我的委託人任何時候都會來找我，我則從補貨上架的工作空檔抽出時間幫助他們。超市老闆不介意我的工作偶爾被打斷，因爲我帶來了新顧客。

而且，他也是我的委託人。

在超市走道提供健康諮詢服務是有點奇怪，也很困難，因爲那時幾乎買不到營養補充品，食物的種類也有限。高靈一直解釋，二、三十年後，商店將會提供更多有益於人體健康的選擇；同時，他幫助我在療癒計畫上發揮創意，而我很高興能夠帶委託人找到他們改善身體狀況確切需要買的東西。

巨大的力量帶來巨大的罪惡感

到了十四歲，有時我坐在公車或火車上，若注意到前面那個人有某些健康問題，就會拍拍他的肩膀告訴他。人們的反應有時是感激，有時則是指控我侵犯他的隱私、偷取他的病歷，或者更糟的情況。那可是很大的懷疑與敵意——特別是對一個正值青春期的男孩來說。

隨著年紀增長，我學會小心選擇在未被要求的情形下要幫助哪些人。如果我經常見到某人，還是會覺得有必要說出我知道的事。因此，我培養出先解讀對方情緒狀態的習慣，以確定是否可以接近對方。這麼做減少了很多令人不舒服的狀況。

如果是個陌生人，我通常不會說出我看見的事。然而，這卻成了一種心理負擔。進入青春期後，我開始覺得應該對自己的行爲負更多責任，因此，如果某人有罹患腎臟疾病或癌症的危險，而我什麼都沒做，結果那個人病得很重或死去，有一部分的我會覺得是自己的錯。當這種狀況一天增加數百次，罪惡感與責任感就會變得難以承受。

企圖逃離自身天賦

對青少年時期的我而言，日子愈來愈難過。舉例來說，大部分人看電視是爲了放鬆與逃避，但我看電視時，卻會得到螢幕上每個人的健康狀況解讀結果。我會自動掃描每個我所見需要幫助的人身上的問題，無論他們是否知道自己有問題。當這種事一再發生，看電視就變得令人筋疲力竭，一點也不好玩。

去戲院看電影更糟，我會無法控制地解讀跟我坐同一排、坐我前排、坐我後排的每個人的健康狀況。

事情還沒完。我還會解讀**電影裡的人**的健康狀況。我能判斷出每個演員在拍攝那部電影時，以及現在身體如何。試想：你正在約會看電影，結果卻被跟周圍及大銀幕上的人有關的醫療資訊連番轟炸，會是什麼樣子？

大多數青少年最不希望的就是跟其他人不一樣，就這一點來說，這段期間特別難熬。我的疏離感與無法承受的責任感，引發了一些叛逆青少年的衝動之舉。我尋求著各種逃離自身「天賦」的方法。

我開始花很多時間待在森林裡。我發現大自然能撫慰人心，尤其喜歡森林裡沒有其他人這一點。在高靈的協助下，白天我學習辨識鳥的種類，晚上他則教我認識星星，包括科學家如何稱呼它們，以及神給予它們的名字。然而，這不完全是一種逃離，因爲高靈也會教我辨認周遭生長的藥草與食物——紅花苜蓿、車前草、蒲公英、牛蒡根、野生薔薇果與花瓣、野蘋果、野莓——以及如何用它們來療癒人。

我也培養出修車的嗜好。我喜歡修理機械物品，因爲它們不需要我的情感介入。即使修不好一輛引擎壞了的雪佛蘭老車，我也幾乎從未體驗到無法幫助某個病入膏肓之人那種糟糕的感覺。

但是，這項興趣也沒照我的計畫走。人們開始注意到我在做的事，跑來找我：「哇，眞是不可思議！可以請你幫我修車嗎？」我沒有說「不」的權利，特別是因爲最困難的部分是高靈做的——找到哪裡出問題的是他。

我十五歲那年的某天，和媽媽在一個加油站停下來買汽油。我走進修車廠，發現一群技工盯著一輛車子看，彷彿試圖解開一個謎。

「怎麼了？」我問道。

其中一個男人說：「這車我們已經修了好幾個星期，應該能順利運轉才對，結果卻無法發動。」

高靈立刻告訴我解決之道。「打開防火牆後面的線束，」我把話轉達給技工，「你會在一堆線裡面找到一條斷掉的白色電線。把那條線接上，車子就能正常運作了。」

「太荒謬了！」另一個男人說。

「檢查一下有什麼關係？」第一個男人說道。於是他們探進車子裡檢查——當然找到了一條斷成兩截的白色電線。

他們驚訝地看著我。

「你是這部車的車主嗎？」那名多疑的技工問道，「還是車主的朋友？」

「不，」我答道，「我只是知道這些事的訣竅罷了。」

他們很快就修好那條電線，又試了一次。車子順利發動了。其中一名技工高興得手舞足蹈，其他的則說這眞是「奇蹟」。

消息傳了開來，很快地，我們鎭上和附近幾個城鎭的一些修車廠在遇到似乎無法修理的車輛時，都把我當成尋求故障排除建議的人。每當我去幫忙解決問題、出現在修車廠時，打電話給我的技工（擁有多年經驗的老傢伙）總是很懷疑。「這個十五歲男孩在這裡做什麼？」他們都會這樣問。而等我把問題解決，他們的想法就改變了。

於是，想逃離責任的我，反而增加更多責任。在療癒人之外，我還成了汽車醫生。

壓垮駱駝的最後一根稻草，是我發現人們對自己的車有多麼感情用事。很多時候，他們投資在維持車子良好狀況的時間、精力，甚至比維護自己的健康還多。從那時起，修車對我來說就不再有趣了。

我還嘗試過其他叛逆活動，例如加入搖滾樂團，因爲喧鬧的音樂有助於壓過高靈的聲音。高靈不喜歡這樣，他耐心地等待我不再發出吵鬧的聲音，然後繼續針對我周遭人們的健康狀態進行實況報導。

讓我的天賦消失的所有嘗試，沒一個眞正管用。事情愈來愈清楚，我沒辦法擺脫高靈和我的能力，無法逃離已經爲我鋪好的道路。

開始承擔療癒工作，但有時會被驕傲沖昏頭

成年之後，拜高靈的訓練所賜，我已間接解讀與掃描過數千人，並在過程中幫助了數百人。

有一天我想，**好吧，這是我手上拿到的牌，我有個特殊使命，只能接受——暫時。**我也想著，**不可能永遠這樣，到某個時間點，我總會盡完自己的責任，然後就能解脫，去過正常生活了。**高靈從未跟我說過這些，但我必須這樣相信，才能繼續走下去。

二十歲出頭那幾年，我開始認眞去做高靈一再說是我天命的事。我對來尋求幫助的病人敞開大門，找出他們疾病的眞正根源，並告訴他們必須做些什麼才能變得健康。儘管我不停抱怨自己承受的諸多壓力，這確實是個令人滿足的工作。幫助人的感覺很棒。

事實上，我能做的事賦予我的力量之大，有時會令我被那種無所不知的感覺沖昏頭。那次我鄰居爲了他妻子的事來找我，就是一個很好的例子。他妻子的腿不能動，已經找過十幾個醫生，沒有人幫得上忙。我鄰居告訴她：「聽著，安東尼好像很懂這類的事，我們就試試看吧。」

在我的照顧之下，不到一年，她又可以走路了。

我鄰居過來找我時，我正在花園裡拔洋蔥。「我只是想再次謝謝你，安東尼。」他說，

「我們跑遍全國去找頂尖專家，他們都束手無策。這實在不合常理，不知爲何你就是知道問題出在哪裡，以及她需要的是什麼。我不懂這怎麼有可能，你甚至不是個醫生。」

我手裡拿著洋蔥看著他，說道：「因爲我永遠是對的。我能解決任何問題，因爲我不會搞錯任何事。只要記住，我總是對的，也將永遠是對的。」

然後我轉身才走了幾步，就踩到一根耙子。耙子的柄彈起來狠狠敲中我的臉，把我擊倒。

我倒在地上時，鄰居擔心地快跑到我身邊，在我上方看著我。頭昏眼花的我以爲他是一直與我同在的夥伴。「高靈？」我問道。

最高的靈回答了：「我才永遠是對的，你永遠是錯的。記得這一點。我永遠是對的，你永遠是錯的。」

每次一出現驕傲的念頭，我就會想起那一刻。那是一種提醒，雖然我在高靈的協助下以療癒師的身分做的一些事，或許會被認爲很神奇，但我仍是個普通人，在「單飛」時也可能做出很多糟糕的決定。

眞正願意承擔「醫療靈媒」角色的轉捩點

成年後不久，高靈認爲我已度過幾世紀以來讓擁有我這種天賦的人結束自己生命的危機點。他認為我已接受這輩子就是要用我的能力去療癒他人。

但事實證明，只要涉及自由意志，即使最高的靈也無法預知一切。

深秋的某一天，我在河邊的一處僻靜地，身邊只有我的女友——後來成了我妻子——和我的狗歐葛絲（全名是歐葛絲汀）。

我養歐葛絲一年了，跟牠很親。我們家養的狗陪了我十五年，之後我才養了歐葛絲。跟之前那隻狗一樣，歐葛絲在精神上對我來說極為重要。

我們坐在一個又大又深的河灣旁，河水冰冷，水流湍急。

那是我們假期的最後一天。雖然很不情願，我們仍開始準備離開這個與世隔絕的寧靜之地。

突然間，毫無預警地，我的狗跳進河灣裡。我意識到牠接收到了我的感受，而這是牠表達「我們不一定要走，留在這裡繼續玩嘛」的方式。

不幸的是，冰冷湍急的河水完全控制了牠，牠立刻開始從我們身邊漂走。

我們站在岸邊，尖叫著要歐葛絲回來。我朝水裡丟石頭，試著引導牠朝我游回來。這是我們的特殊暗號：每次我在淺水處丟石頭，牠就會回到岸邊。但今天，水流把牠愈帶愈遠了。

歐葛絲已經漂離我們十五公尺。我看見牠掙扎著想游回來，卻無力對抗水流。接著，牠被寒冷徹底凍僵，以致無法再划水……然後直接往下沉。

我脫掉外套、靴子與長褲，跳入冰冷的水中。

游了將近五公尺後，最高的靈說話了：「如果繼續這樣，你是辦不到的。」

「沒關係！」我大吼，「我絕不會拋下歐葛絲不管，我得救我的狗。」

我又游了快五公尺——接著酷寒入侵，我的身體失去了知覺。

高靈說：「這下你完了。你無法回頭，也無法前進，到此爲止了。」

「眞的嗎？你奪走我正常、平靜的生活，我整個人都奉獻給你的療癒工作，而這就是你給我的回報？你只說一句『到此爲止』，然後就任由我們去死了嗎？」

我把四歲起就壓抑的所有不安與憤怒全部宣洩出來。我用言語攻擊高靈，說出多年來我經歷這種持續折磨所積壓的挫折、沮喪——面對這種折磨，我永遠必須接受它是一份「天賦禮物」，而這份「禮物」是：與衆不同，在太小的年齡就知道太多每個人的事，還得一直被告知我的人生必須做什麼，連一點點選擇都不留給我。

我告訴高靈：「我忍受太多痛苦了——犧牲了童年，感受每個人的疼痛與苦難，負起療癒數千個陌生人的責任，每天都耗盡體力與心力。而你現在告訴我，我甚至無法保護我的家人？

「不！該死的！」我大吼，冰冷的波浪就快把我吞噬。「高靈，如果這就是你想要我結束生命的方式，那就這樣吧。我要去救我的狗回來，不然就跟牠一起葬身河底好了。」

一段頗長的時間過去，我全身麻痺、筋疲力竭，意識到自己或許終究是太過分了。只要再幾分鐘沒人幫我，我就會跟著我的狗沉到水底深處。

我轉頭望向河岸，想看看我原本計畫共度餘生的女孩最後一眼。

此時，高靈開口了：「你得再游出去六公尺。」

我震驚不已，大喊著：「怎麼游？」

令我驚訝的是，我感受到一股重新注入的力量，又開始向前游。我持續在心裡對高靈大吼，說我值得跟我的狗一起逃過此劫，否則我倆都應該死掉。

高靈說：「我會帶你去救你的狗，交換條件是，你必須對我承諾。我們要按照自己應該度過此生的方式經歷這一生。你要接受：根據神的神聖權力，你注定終身都要做這份工作。」

「好！」我大叫，「成交。讓我找到歐葛絲，我就爲你工作，絕不再抱怨。」

我再游了六公尺之後，高靈說：「憋住氣，往下潛兩公尺半，然後睜開眼。」

憋住氣時，一股強大的力量流經我的身體，我的腿瞬間恢復知覺。

覺得自己往下潛了應該有兩公尺半之後，我睜開眼睛，看見一位天使。

過去我從未遇見過天使。此刻，我看見的是個在水底可以自由呼吸的女人，她身後有著燦爛的光源，眼睛散發光芒，背後則長著巨大、美麗的發光翅膀。她毫無疑問是個神聖存有。

而歐葛絲就在她手臂裡，被美麗、平靜的光圍繞。有那麼一會兒，時間似乎凝結了。我的視力在水中意外清晰，也不覺得憋氣很難或讓人恐懼。

我抓住歐葛絲的項圈，隨即有**某個東西**把我和牠往上推。我倆都回到了水面。

河灣的水依舊冰冷，水流也依舊猛力地想把我們帶離陸地與生命。風勢更是強勁。

再次睜開眼睛時，我一度看見高靈就站在水面上。自從我四歲時他第一次出現在我面前之後，那是我唯一一次見到他。

「我們的時間不多，」他說，「天使要走了。」

正當我再次意識到可能失去一切時，另一股強大力量充滿我的身體。當我開始在寒冷的水中往回游——手裡還緊抓著似乎斷了氣的歐葛絲——感覺簡直就像有人拉著我游過十五公尺，抵達安全的地方。

我的狗和我很快就回到岸上，回到我女友身邊。她鬆了一口氣，哭了出來。

將自己和狗拖上砂石地時，我痛苦地哭著——並非因為感受到失溫的初始階段，而是害怕我的狗已經死了。我腦袋裡的念頭只有：「讓牠活著。」

此時，牠睜開眼睛，大口吸氣，醒了過來。太陽從雲層中露臉，一道光線迅速越過水面，照在歐葛絲身上。我看著那道光說：「高靈，謝謝你。」

我這才發現，自從高靈進入我的生命之後，我不曾謝過他任何事，這是第一次。我從四歲開始和最高的靈進行的爭鬥必須結束，是時候承認我手上拿到的牌了。

即使在這一刻之前，需要協助的人就已經成群來找我了。帶著這份承諾，我更是投注全副心力幫助他們，毫無保留，一輩子都會這樣做。我不必假裝自己被賦予的能力是個毫無問題的祝福，但我不再抱怨，也終於接受了我是誰。

那就是我眞正承擔起「醫療靈媒」這個角色的時候。

解讀他人健康狀況的過程

一旦對天命做出承諾，我便開發出一套能盡量有效率執行它的程序。

進行解讀時，我不需要跟對方待在同一個房間，因此我安排和委託人在電話裡交談。這讓我得以幫助世界上的任何人，無論對方身處何地，而且也把從一位委託人換到另一位委託人的時間縮到最短。用這樣的方式，我已經幫助了數萬人。

我在掃描時，高靈會創造出一道非常明亮的白光，讓我看到委託人的身體內部。雖然那對我身為醫療靈媒獲得所需資訊極為重要，但那道光的強度會造成一種「雪盲」，損傷我在眞實世界裡的視力，而且傷害與日俱增。工作結束後，得經過三十到六十分鐘，我的視力才能恢復正常。

（附帶說明一下，每次要去會有很多人與聲音的地方，我都帶助理同行，因爲我往往會

「自動」解讀周遭的人，而失去很大一部分的視力。例如，每當必須搭飛機前往某處，我總會不經意地解讀飛機上每個人的狀況；等到飛機降落時，我就完全看不見了，因此需要助理引導我行走，直到那種效應消失。）

針對一名委託人的健康狀況做一次深入、全面的解讀，只需要三分鐘；然而，我必須花十到三十分鐘解釋我的發現，並提供療癒建議，特別是新的委託人。

有時，我需要花時間支持或「重建」一位委託人，因爲我處理的不只是人們身體上的疾病。

關乎存在的三要素：靈魂、心與精神

我不只解讀委託人的身體健康狀況，也會檢查對方的靈魂、心與精神。這些是關乎一個人的存在三種截然不同的要素，但總是被歸類在一起。

第一個要素是**靈魂**。這是一個人的意識，或是有些人所稱的「機器中的鬼魂」①。

你的靈魂居住在大腦中，儲存著**記憶**與**經驗**。當你從這個塵世離開，你的靈魂會帶著那些記憶繼續前進。即使有腦部創傷或疾病、無法記得某些事情的人，去世時靈魂也會帶著所有的記憶。

你的靈魂還會儲存希望與信心，這兩者能幫助你走在正確的道路上。

理想狀態下，你應該有一個完全未受損傷的靈魂。然而，經歷生命的艱辛之後，靈魂可能會破裂，甚至失去某些部分。這是創傷事件引起的，例如所愛之人的死去、所愛之人的背叛，或是自己對自己的背叛。

當我掃描一位委託人，她或他靈魂中的裂痕，就像教堂窗戶上的裂縫。我看得出裂痕在哪裡，因爲那就是光會穿透流瀉的地方。

至於遺失某些部分的靈魂，就像一間屋子原本在夜晚應該所有房間的燈都是亮著的……但有些房間就是處於黑暗中。

這種靈魂的損傷可能導致能量、甚至是生命力的流失，因此，去察覺這種損傷很重要。有時，委託人的問題不是在身體，而是靈魂上的折磨。

靈魂有損傷的人是很脆弱的。如果你聽到朋友說：「我還沒準備好接受另一段感情，分手的事還是讓我很痛、很傷心。」她就是認知到自己的靈魂受了傷，而在她再次冒險進入另一段感情前，她的靈魂需要時間療癒。

同樣地，若你觀察到某人飢渴地追求任何形式的靈性學習——宗教、靈性導師、勵志書籍、禪修中心——那可能是因爲她或他的靈魂有過損傷，所以出於直覺地在搜尋讓靈魂恢復健康與完整的方法。對我們每個人來說，那都是很重要的工作——當你在這塵世的時間結束，你的靈魂應該要足夠完整，才能撐過穿越星際的旅程，而神會在星辰之外的地方迎接它。

一個人存在的第二個要素，是物質的**心**，這是你的**愛**、**慈悲**與**喜悅**的居所。有健康的靈魂不一定能讓你成爲一個完整的人，你可能擁有無瑕的靈魂，卻有顆破碎受傷的心。

你的心扮演行動指南針，在你的靈魂迷失時，引導你去做正確的事。

此外，你的心還是一張安全防護網，能彌補靈魂的損壞。當你的靈魂破裂了、遺失某些部分了，一顆堅強的心將幫助你撐過去，直到靈魂得以療癒。

你的心也記錄了你的善意。這代表你的靈魂可能千瘡百孔，你卻有顆溫暖慈愛的心。事實上，某人的靈魂經歷的大起大落，往往使他或她的心變得更強大。巨大的失去可能帶來更深刻的領悟，以及更偉大的愛與慈悲。

掃描委託人時我會看的第三個要素，是對方的**精神**，在此指的是某人的**意志**與**體力**。你的精神並非你的靈魂，它們是分開的兩部分。是你的精神讓你能夠攀爬、奔跑與打鬥，即使你的靈魂受過損傷、你的心很虛弱，你的精神仍能讓你在尋找療癒機會時維持身體的運作。舉例來說，有時我會叫一位病得很重的委託人開始去走路、出去賞鳥、看看日落，那能幫助他或她重新打起精神，也可能是重建心與靈魂的開始。

每個人都是不同的，擁有個別的經驗、感受與靈魂狀態。要成爲一名慈悲的療癒者，你必須適應每一種獨特的狀況與人格，以減輕對方的疼痛與苦難。高靈告訴我，這份同理心是療癒最重要的元素。

獨一無二的醫療靈媒

雖然有個聲音不斷在耳邊說話有明顯的壞處，但也有極大的好處。由於高靈跟我是不同的、分開的，所以如果某一天我覺得心煩、不舒服或厭倦也沒關係，高靈不會受我的情緒影響，仍會一貫地提供針對每位委託人健康狀況的準確解讀。

我不是需要進入某種上部空間的直覺感應者，執行工作也不會有時順利有時不順利。有些委託人會問我：「我應該把首飾拿下來，好讓你看得更清楚嗎？」其實就算他們身上包著錫箔紙也無所謂，我還是能獲得他們需要的答案，找到問題出在哪裡。

我跟大多數靈媒的另一個不同點是，我能得知家人、朋友或我自己的健康資訊，完全沒問題。因爲高靈與我是分開的，我只要問，他就會說出我想知道的事。

這是我與衆不同的地方之一。

有一天，一名對我有所懷疑的記者要求我當場診斷她：「我要你說出我哪裡在痛，是我的腳趾、腿，還是胃？是我的手臂嗎？我的臀部？我眞的有哪裡在痛嗎？讓我們聽聽你的聲音是怎麼說的吧。」

高靈立刻告訴我：「她眞的有覺得痛。她左半邊的頭在痛，慢性偏頭痛正折磨著她。」於是我伸出手，碰觸她左邊的頭部，說：「高靈告訴我，你這裡痛。」她立刻哭了出來。

高靈提供的即時資訊準確度就是這麼高。

如果我淩晨兩點接到一名委託人的電話，他女兒正要進行一項緊急手術，而他想知道這個選擇是否正確，我必須能夠在一分鐘內告訴醫生，那個小女孩到底只是嚴重食物中毒，或者她的盲腸快爆開了。

我必須能分辨某人是正在痊癒或內出血，小孩的發燒是因爲流感或腦膜炎，某人是因中暑而苦還是快要中風。高靈每次都會傳遞這樣的資訊。

畢奧神父②與愛德格・凱西③這兩位二十世紀知名的神祕主義療癒者，是近代歷史上「唯二」達到高靈要求我的慈悲標準的靈媒。他們的工作某些地方跟我相似，但是，我們有各自獨特的強項與天賦。

沒有其他靈媒在做我所做的事；在世沒有其他人擁有一個高靈的聲音，極爲清晰地提供目標對象的深度健康資訊。

我已將自己的人生奉獻給這份工作。這就是我。而我也將運用這項天賦，提供你接下來各章中的醫療資訊。

①英國哲學家萊爾批評身心二元論的理論。以笛卡兒爲首的身心二元論者主張，除了軀體之外，人還有心靈。人的心靈不但與身體一樣實在，而且心靈活動是指導身體活動的樞紐。萊爾卻認爲身心二元論的說法就像把人看成一部機器，在這部機器中，有個幽靈操控著整部機器的運作。這便是萊爾

知名的「機器中的鬼魂說」。

② **Padre Pio**，義大利一位身上帶有五聖傷的天主教神父。聖傷被視爲超自然現象，亦即教徒身上顯現與基督受難時相同的傷口，原因不明。畢奧神父有分辨神類、說先知話、醫治，以及同時出現在兩地的能力。

③ **Edgar Cayce**，公認的傑出預言家，可以在催眠狀態中幫人「解讀」疾病，並提供治療方式，也能針對其他任何方面的問題給出答案。

第2章 難解疾病的眞相

若你覺得自己已經尋找健康的答案太久了，你並不孤單。

平均而言，一位委託人來找我之前，會經歷十年四處求醫、拜訪過二十位不同類型醫生的歷程。有些人在那段期間看過五十到一百位醫生，我還遇過一名女子在七年內看過將近四百位醫生。

這些人的病症可能已被貼上標籤——纖維肌痛症、狼瘡、萊姆病、多發性硬化症、慢性疲勞症候群、偏頭痛、甲狀腺失調、類風濕性關節炎、結腸炎、大腸激躁症、麩質過敏症、失眠、憂鬱症等——然而，他們的狀況卻無法獲得改善。

或者，醫生沒辦法爲這些人的症狀找到標籤，便「發放」那則老套、拙劣、陳腐的診斷：「那都是心理作用。」

這些委託人眞正面對的，是難解疾病。

難解疾病不只是未知疾病，也不只是某個地方有數名孩童因不明突發症狀被緊急送醫的新聞報導。當然，有委託人是在那樣的狀況下來找我尋求解答，但那只是我每天所見的一小部分，是難解疾病這個更大類型中一個極小的子集。

將難解疾病的定義限制爲罕見的急性疾病，對事情並無幫助。那是在欺騙大衆，讓人們以爲那些難倒醫生的病症極少見，只會影響少數人。

事實上，有數百萬人正爲難解疾病所苦。難解疾病是讓任何人因任何原因而感到困惑的任何病痛。它可能是因爲無法給某一組特定症狀冠上名稱而成爲一個謎，並因此被貶低爲一種心理不平衡的象徵；它也可能是一種已確立的慢性疾病，但尚未有針對其病因的有效治療方式（因爲醫學界還不了解），或是一種經常被誤診的疾病。

我們說的不只是前面列出的病症，還包括第二型糖尿病、低血糖症、顳顎關節症候群、念珠菌感染、更年期併發症、注意力不足過動症、創傷後壓力症候群、貝爾氏麻痺、帶狀疱疹、腸漏症候群等。這些只是標籤，背後除了困惑與痛苦之外，沒有絲毫意義，因而使它們成了難解疾病。

那麼自體免疫疾病——即身體在某些狀況下會自我攻擊的錯誤理論——又是怎麼一回事？那不是眞的（稍後的章節會有更多說明）。醫療科學還琢磨不透爲何人們會有慢性疼痛，而那只是讓大家的注意力從這個事實轉移開來的另一個標籤。自體免疫疾病就是難解疾病。

若你向醫生抱怨手肘疼痛，然後醫生說你得了類風濕性關節炎，那只是個標籤，不是答案。你可能會收到藥物與物理治療的處方，但不會有你**爲何**得到這種病，或是你要如何才能痊癒的說明。醫生可能會告訴你，類風濕性關節炎是身體在自我攻擊，也就是說，免疫系統將你身體的某些部分誤認爲入侵者，試圖摧毀它們。

那是一種誤導。**身體不會自我攻擊**。

眞相是什麼？類風濕性關節炎只是一種特定難解疾病的名稱。用「關節疼痛疾病」這個標籤會比較精確——它顯示出醫學研究對那種失調有多麼不理解。

然而，類風濕性關節炎有一個眞正的解釋。答案就在本書中。

難解疾病正達到前所未有的高峰。每進入一個新的十年，因自體免疫失調與其他慢性難解疾病所苦的人數，就會增加爲原來的兩、三倍。是時候擴大難解疾病的定義，意識到數百萬人需要答案這個事實了。

接下來的各章，我將揭露數十種此類疾病的眞實本質，也將告訴你療癒或自我保護需要採取的步驟。

療癒難解疾病沒有規則可循不一定是壞事

當人們向一位又一位醫生述說自己的難解病症，卻毫無進展，我稱這種狀況爲「療癒旋轉木馬」。要從木馬上下來很困難，你只好繼續繞圈圈。

在大多數的專業領域，事情非黑即白。這不是說從事水電工、機械工、會計與律師這類職業的人很輕鬆。他們並不輕鬆，但這些人是在一套規則中工作。無法平衡收入欄與支出欄的會計，終究會在分類帳中找到錯誤，並記入一個更正分錄。來修理故障洗碗機的水電工，即使一開始搞不清楚問題的源頭，終究還是會找出有某個零件需要更換——如果那樣沒效，他就裝一部新的。

就算是醫學的某些方面，也是非常明確的。比方說，有人發生滑雪意外，他弄斷腿的原因就一點都不神祕難解，如何治療也不是個謎。面對骨折這種原因、影響與治療方式都定義明確的事，就像搭渡輪——旅途總有個終點，而且是跟你的起點不同的某個地方。或許路上會起霧，讓旅程變得複雜——病人的骨折是粉碎性的，或者他把筆蓋卡進石膏裡——但就是有確知的A點與B點，而醫護人員受過訓練，能把病人從一點帶到另一點。

醫學在修復身體方面驚人地先進，已發展出拯救生命的技術，讓病人得以從車禍、骨折、心臟移植等狀況中徹底康復。要是沒有這些人每天投注心力進行例行醫療程序與革命性的手術，我們會怎麼樣？

二十世紀，醫學在病毒學方面也有重大突破，但都被忽視了。由於沒有資金可以進一步研究相關發現，隨著這些了不起的醫生對某些病毒的研究結果普遍不受重視，他們就被棄於困境中，沒人伸出援手。

至於難解疾病，其症狀的起因往往不明顯。沒有清楚的誘發因素，也沒有對某人承受的痛苦的清楚解釋，醫生受的訓練無法標出A點與B點，沒有可以讓他們遵循的規則手冊。一位多疑的醫生甚至會看不出某人正在受苦的清楚跡象，因而讓病人展開不斷追尋的旅程，想要確認自己的病症是不是眞的。

這麼多罹患慢性疾病的人病況沒有好轉，該是改變這種情況的時候了。

在此我要告訴你，療癒難解疾病沒有規則可循，不一定是壞事。以律師這一行來說，有無數的人之所以當律師，是因爲想伸張正義。他們進入法學院就讀，找到工作……然後突然領悟到，他們能爲客戶伸張的正義是有限的，一切都受限於人類所設計、有時就是不公正的法律。有規則可循不見得都是好事。

因爲療癒難解疾病沒有守則，康復也就不受限制——若你能連結到我在接下來的書頁中揭露的祕密。療癒是神給我們的最大自由之一，療癒是宇宙、光或更高源頭（名稱隨你挑）的法則，而不是人類的法則，因此它會給予眞正的公平正義。解開規則的枷鎖，療癒難解疾病這件事就能超乎你的想像。

對提供答案成癮

醫療機構其實有點像成癮者——以成爲健康的權威來滿足其癮頭。因此當另類與正統療法的醫生都沒有答案時，會發生什麼情況？就是否認。

這種否認可能以數種形式呈現：爲某個疾病貼上錯誤標籤，而非說「我不知道」；開出會妨礙而非幫助療癒的藥物或飲食建議。或者，有時醫生可能會藉由打發病人來表達這種否認——把病人轉介給精神科醫師，好「幫助」病人解決醫生堅稱是身心失調的症狀。

面對任何成癮現象，第一步就是要讓醫學界承認他們有問題。不論是正統或另類、傳統或非傳統，若醫學界不承認女性被疲勞與肌肉疼痛擊垮的普遍現象是眞的，而且沒有人知道眞正的根源，研究者如何能找到足夠的資金去揭開纖維肌痛症的眞正原因？其他難解疾病的狀況也是如此。

若你生病了，你會想在醫學界找出解決辦法之前痛苦幾十年嗎？很多來找我的爲人母者解釋說，二十年前，她們身上出現一些難解症狀，被診斷爲甲狀腺失調、偏頭痛、荷爾蒙（激素）不平衡或多發性硬化症，如今她們還要眼睜睜地看著自己的女兒經歷一模一樣的事。這些女性跟我說，她們剛得知診斷結果時，絕對想不到過了二十年，醫學對她們的病症還是沒有治療方法，甚至連適當的解釋都沒有。她們怎麼也猜不到，與慢性疾病有關的醫學進展，會像冰河移動般緩慢；她們怎麼也想像不到，她們得眼睜睜地看著女兒跟自己受一樣的苦。

發現一個人身體疼痛的眞正原因，或分辨那些潛在問題的可靠療法，不應該花那麼久的時間。病人不應該覺得自己像是在黑暗中摸索答案。

該是醫學界誠實面對、敞開心胸，接受醫療模式需要調整與前進的時候了。對於慢性疾病，醫學界也應該做出其他領域（例如救命手術）已做到的飛躍性發展。如果想避免未來數十年還要爲各種疾病取無意義的名稱，那麼，現在是醫學界承認診斷檢驗有時是不足或不可靠的、醫生的訓練有時會令他們只能依靠猜測的結果工作的時候了。該是醫學機構去找出我們即將在本書中探索的答案的時候了。

難解疾病的類型

難解疾病可分爲三種類型。

第一種是**不知名的疾病**。一個人可能找過一位又一位醫生，描述自己的症狀，忍受一次又一次的檢查，聽到的是一切都沒問題。驗血、核磁共振造影、超音波，以及其他影像檢查和檢驗，都沒有發出警訊。對於身體的疼痛，病人經常得到的解釋就是：那全是心理作用——他是個憂鬱症患者，是焦慮、沮喪、工作過勞，或無聊。這樣的解釋對苦於某種正當疾病的人來說，可能會令他瘋狂。而如果醫生確實相信病人的疼痛是眞的，但無法解釋原因，可能會稱之爲「原發性」疾病——那只是「未知」的一個修飾詞。

無效的治療是難解疾病的第二種類型。在這種情況下，醫療機構對某組症狀確實有個名稱，但沒有讓病人康復的可行方法。開出的療方對病人的健康毫無助益，也可能讓症狀變得更嚴重，或者病人會被告知他就是一輩子都會有這種感覺。最好的狀況是，病人得到可以控制症狀的藥物——例如多發性硬化症的症狀——但疾病本身不會好轉。

至於難解疾病的第三種類型：**誤診**，病人也會得知令其不適的疾病名稱，只不過是錯的。有時是診斷趨勢的問題，例如許多跟更年期、更年期前期，甚至荷爾蒙失調無關的婦女疾病，都會被歸咎於荷爾蒙。然而，執業醫生想幫助自己的病人，因此如果他們聽說有其他人爲某組症狀貼上某個標籤，可能就會跟著做。事實上，另類療法醫師最近也走上荷爾蒙的路，參考了過去幾十年來正統醫學的荷爾蒙「運動」。這是趨勢如何跨越、模糊了另類與正統醫療界線的一個例子。

在尋找答案的旅程中，人們或許會發現自己在不同時刻身處這三種不同類型中。看第一位醫生時，病人可能得知他的症狀是身心失調，應該培養一個興趣來轉移注意力或提振情緒。下一位醫生可能確認病人有問題，快速安上一個類似狼瘡的病名，然後提供一套無效的療程。病人還是覺得不舒服，或許又去找第三位健康專業人士，結果只得到一個新的診斷結果（這次是錯的），以及把他帶往療癒反方向的「療法」。

醫學潮流不一定是解決問題的答案

醫學領域的潮流不是因爲有效才流行起來。

或許某種特定的車、電話或服飾品牌變得流行，是因爲品質與實用性，或因爲有趣，但診斷結論與療法不會因爲它們的療癒優點而變得更受重視。一股醫學潮流背後的理論、思考過程或標語對一個人意識的影響力，遠勝其結果或優點。

健康趨勢是一種先引誘客人上鉤的手法。它們用恢復身心健康活力的誘惑來吸引人，提供的卻只是浪費時間的方法，讓人質疑自己的投入與能力。人們告訴自己，若能再堅持實行那套運動養生操——或那套規律服用蛋白粉的計畫、那套無水果飲食法——久一點，就能獲致那些方法保證的成果。

想了解醫學潮流如何運作，只須想像一家永遠會在感恩節那週提供晚間火雞特餐的餐廳。那套晚餐多年來一直被大肆宣傳，以致名聲超越了餐點本身。沒有人注意到那家餐廳從未真正提供火雞——餐廳廚房背地裡一向是烹煮鵝肉來取代。如果有位客人覺得肉吃起來跟他期待的不同，他不會說什麼，只會以爲是自己的感覺不靈光。這是典型引誘客人上鉤的方法，就像許多醫學潮流一樣。

醫學潮流就像穿新衣的國王，試圖用虛假的自信與否認，把注意力從自己缺少的部分轉移開來。那是因爲醫學潮流有其獨特的生命力。若一個信仰體系找到一些能用吸引人的方式猛烈行銷它的追隨者，那麼幾十年後，它就可能成爲一股勝過常理的強大力量。這種潮流形成的過程，就是無醣飲食能解決念珠菌問題、橋本氏甲狀腺炎是一種身體自己的免疫系統在攻擊甲狀腺的病症，以及用抗生素治療萊姆病等錯誤信念或嘗試背後的成因。

有些潮流不完全是不好的，來看看甲狀腺機能不足的狀況。我們周遭非常多女性有這種病症，不論有沒有診斷檢驗出來，都深受其苦。最近，敏感的整合醫學醫師流行承認這些女性的症狀是真的，確定她們並非憂鬱症患者或無聊的家庭主婦。這些醫生通常會說：「檢驗報告中沒有顯示，但我認爲你的甲狀腺功能出了問題。」然後用結合藥物與飲食的方式治療這種病。

這對一直感到被忽略的女性來說，是一大進步，但同時，甲狀腺機能不足仍處於神祕難解的階段——因爲醫生仍無法指出這個甲狀腺疾病的根本原因。儘管病人服用了藥物，甲狀腺機能不足的問題並未消失。許多病人不知道甲狀腺藥物不僅對甲狀腺本身沒有幫助，原本也不是針對甲狀腺而開的。它不會消除甲狀腺機能不足的問題，甲狀腺的功能依舊低下，藥物只能幫助控制症狀。

許多疾病也是同樣的狀況，以我在本章一開始列出的病爲例——纖維肌痛症、狼瘡、萊姆病、多發性硬化症、慢性疲勞症候群、偏頭痛、結腸炎、類風濕性關節炎、大腸激躁症、麩質過敏症、失眠、憂鬱症等——似乎因爲它們有名字、因爲出現了關於它們的有力理論，或因爲有流行的治療方式，醫學界就已經在對付這些疾病了。然而，請一定要了解：談到身體疼痛與難解疾病，醫學仍處於「黑暗時代」。我們也必須知道，誤診的情形十分猖獗，在醫學領域中，對於什麼原因引起什麼疾病，仍存在許多困惑。

也就是說：潮流並非答案。

那不是你的心理作用

一種確實、有根據的疾病，卻被應該知道答案的醫療機構懷疑、漠視，或提供錯誤資訊——這個現象太普遍，特別是對女性而言。醫生束手無策，他們不知道這些使人衰弱的神祕症狀的病因，或者，他們弄錯了某種特定疾病的根源。有些病症需要進行的研究就是缺乏資金，或者潮流把研究帶往錯誤的方向；有些病症需要的只是時間，以等待可用的正確診斷科技出現（雖然有時必須等待幾十年）。

醫生們通常被教導，在缺乏解釋的狀況下，告訴病人他們的疾病是心理因素所致，是一種真心的幫助。醫療照護機構相信，如此可以給病人某種提醒——假如那疾病只是人的心理作用，這樣想倒也沒錯。

大多數時候，慢性難解疾病都有一個確實的、身體上的病因，醫學界只是還無法指出來，或是找到改善它的方法。面對難解疾病的人找到我之前，可能已經花了好幾年、好幾千美元。朋友與家人或許哀求過他們別再尋找醫生、力勸他們接受診斷結果與自己手上拿到的牌，但仍有某些原因推動他們前進：原始的求生意志、想善用人生的決心，以及自己值得擁有健康的直覺。

這些委託人一旦了解自己的病痛背後真正的原因，心中那種如釋重負，或變得充滿力量的感受，是言語無法形容的。

現在，輪到你明白這些事了：你的病不能歸咎於你，那不是你顯化或吸引來的，也不是你的錯。你當然不是活該感到不舒服，你擁有神賦予的療癒權利。

如果你一直在和慢性疾病打交道，那麼肯定遇過有人跟你說：「可是你看起來很健康啊。」別人問你「最近好嗎？」時，你一定不會老實回答，因爲你無法忍受聽到對方說：「你的病**還**沒好啊？」假裝沒事，情緒上比較不會那麼受傷，總比聽某人堅稱某種特定療方會解決你所有的問題要好——彷佛你還沒想盡辦法努力尋找答案似的。你或許也聽過無數人描述他們的家人對抗疾病的過程——彷佛那些經驗比你的還慘。

身體健康的時候，滔滔不絕地說些生病的人只須改變心態就好的理論很簡單。當你不了解疾病的眞實本質，很容易認爲某人是因爲害怕療癒而阻礙了自己，或者那人根本是裝病，內心偷偷在享受這種病爲他帶來的關注。

跟你說你就是因爲這些原因才生病的人從未經歷同樣的狀況。這些想法使苦於難解疾病的人處境更艱難，它們讓人對自己的問題感到羞愧而逃避求助——那些人覺得必須隱藏自己的痛苦，因爲擔心會被說是在裝病。

讓我們把事情講清楚：沒有人想要生病或讓身體受到損害，也沒有人害怕療癒。人們害怕的是生病，那也是健康的人之所以說出冷漠話語的原因。他們眞正要說的是：「我永遠不必經歷你經歷的事，對吧？」

但你需要他們說的是：「我聽到你，也看見你了；我相信你說的，也相信你**這個人**。你經歷的事確實存在，而且一定有什麼戰勝那一切的方法。我會長期與你一起堅持下去。」

在療癒的過程中，知道疾病的原因是什麼（以及**不是**什麼），就等於成功了一半，下一步就是學習如何讓病況好轉，而本書可以幫助你做到這兩件事。

高靈有答案。他希望你知道難解疾病背後的祕密，也希望你和你所愛之人痊癒，對於如何前進有清楚的方向感，得以掌控自己的人生。

高靈帶著最大的慈悲，理解地球上的人們承受的痛苦。

神授予我透過高靈取得大量先進療癒資訊的能力，因此，無數來找我的男人、女人與孩童，都找到了解決他們的慢性難解疾病的方法，重新取得自身健康的掌控權，並完全康復。

在接下來的篇章中，你也能找到解決之道。

個案故事 解開謎團，真正療癒

開始經歷心智模糊、虛弱、疲倦、耳朵有壓迫感與四肢麻痺的狀況時，萊拉是一名三十四歲的房地產經紀人，而這些症狀很快就影響到工作。她看得出同事已注意到她的失職：忘記與客戶的會議、安排二流的中古屋開放參觀活動。萊拉頻頻想不起地址與姓名，發現自己下班後疲倦到隔天早上都會睡過頭。到了房產交屋階段，她非常緊張，無法條理清楚地思考貸款細節，數字弄不清楚，而這曾經是她的強項。

最後，萊拉不得不對自己與老闆坦承她病了。她和上司坐下來談，上司推薦了一位醫生給她。第一次與醫生碰面時，她列出自己的症狀，但做了一次檢查之後，醫生無法明確找出身體上的病因，便宣稱她非常健康。醫生說，憂鬱症可能是她的病痛背後的原因。

萊拉試著解決這個問題。她回到工作崗位，決心以樂觀開朗抵抗疲倦、心智模糊與其他不適。她告訴自己，任何像是某種症狀的感覺，都是她心境的顯化。或許她只是渴望得到關注。

但是，她開始錯過更多看房的約定，原因是起不來、手麻到無法開車，或是對自己累到無法洗澡感到尷尬。萊拉與同事很快就明白，無論她的前景如何，她都已無法再做她的工作，必須請長假了。她拖著自己回去找醫生，重述她的困境。醫生再次檢查她的身體，也再次做出她健康無恙的結論。「我不會當那個幫你開身心障礙證明的醫生。」他說。

身心交瘁、此刻啓動了求生模式的萊拉開始尋求第二意見。她忍受一連串的檢查，沒想到她的新醫生為了保險起見，支持第一位醫生的判定，也拒絕提供她領取身心障礙者生活補助費所需的證明文件。

這只是萊拉數年旅程的開始。這期間，她走遍正統與另類醫療世界，尋找對她的難解疾病的解釋。一路上，她有幾次瞥見希望，但每當她以為已經找到病名或痊癒機會，就會發現自己又回到起點，甚至更糟。

情況持續到她來找我。高靈提供了萊拉知道一定存在且等待許久的洞見，包括她的症狀為何每況愈下的根本原因，以及該如何重獲健康。不久之後，萊拉感覺自己比她記憶中的情況要好很多。她重新燃起的活力為生活帶來重新燃起的信任與愉悅，她也能再度全心投入工作，同時去探索她已忽略多年的熱情。

在本書中，你將讀到許多像萊拉這樣的故事。你或許會注意到一種模式，並且可能感同身受：生病多年卻得不到確認、四處求醫的過程、孤立無援、困惑與沮喪。你或許會對這樣的故事產生共鳴：某人的疾病確實得到確認，卻是會造成誤導的確認——不是誤診，就是治療的處方不會帶來什麼效果。

沒有一個故事是結束在那裡的。你無須陷在無盡的猜測循環中，就像萊拉一樣，你也能解開謎團，然後真正的療癒就會發生。

（作者注：全書中委託人的名字與其他某些細節有所更改，以保護委託人隱私。）

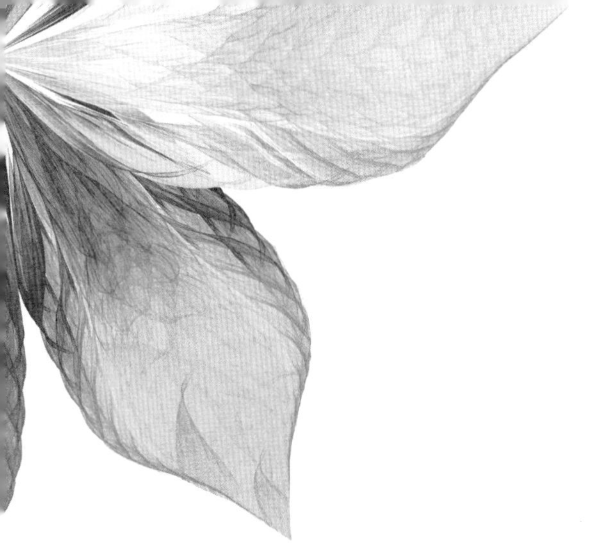

第2部

隱藏的流行病

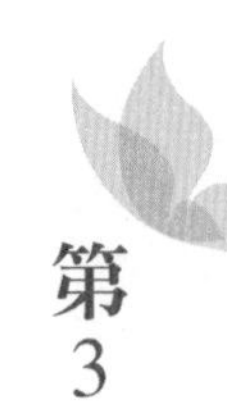

第3章 EB病毒、慢性疲勞症候群與纖維肌痛症

EB病毒已造成一種祕密流行的疾病。在大約三億兩千萬的美國人口中，有超過兩億兩千五百萬美國人帶有某種形式的EB病毒。

EB病毒是每一種類型的難解疾病的原因。對某些人來說，它導致不知名的疲倦與疼痛；對另一些人來說，EB病毒的症狀會促使醫生開出無效的療方，例如荷爾蒙補充品。也因為我們周遭帶有EB病毒的人太多，於是經常造成誤診。

EB病毒快速成長的原因當中，我們了解的非常少。醫學界只知道EB病毒的一種，但事實上，它有超過六十個不同種類。好幾種難倒醫生、讓人愈來愈虛弱的疾病，背後的原因就是EB病毒。正如我在前言中所說，它是難解疾病中的難解疾病。

醫生完全不知道這種病毒如何產生長期影響，以及它可能造成什麼問題。事實上，EB病毒是目前許多被視為難解疾病的健康問題的根源，例如纖維肌痛症與慢性疲勞症候群。此外，EB病毒也是一些醫學界認為他們了解、但並不真正了解的嚴重疾病的原因——包括甲狀腺疾病、眩暈與耳鳴。

本章會解釋ＥＢ病毒何時出現、如何傳染、如何產生作用、在無人知道的策略性階段如何造成難以估計的破壞，以及摧毀這種病毒、恢復健康的步驟（這是過去從未被揭露過的）。

ＥＢ病毒的起源與傳染途徑

雖然ＥＢ病毒在一九六四年才由兩位傑出的醫生發現，但其實，它在一九〇〇年代早期就開始產生影響了。ＥＢ病毒一開始的種類——至今仍與我們同在——相對來說較不活躍，甚至可能直到生命晚期才會造成顯著症狀，而且即使那時候，它們對人體也只是輕微有害。很多人身上都帶有這些不具侵略性的ＥＢ病毒株。

不幸的是，ＥＢ病毒幾十年來已經進化，而且每一代病毒都變得比上一代更難對付。直到這本書出版之前，帶有ＥＢ病毒的人一般都會終身與它共處。醫生很少承認ＥＢ病毒是大量健康問題的根本原因，就算他們承認，也不知道如何對治。

有很多途徑會讓人感染ＥＢ病毒，例如，若你母親是病毒帶原者，你可能從小嬰兒時期就已被感染。你也可能透過受到感染的血液得到，醫院不會篩檢這種病毒，因此任何輸血都會令你處於風險中。你還可能因外出用餐而感染！因爲廚師都承擔著把餐點快速準備好的巨大壓力，結果經常切到手指或手，隨便貼上個ＯＫ繃就繼續工作，而他們的血可能進到食物裡……然後，如果他們身上的ＥＢ病毒剛好處於傳染階段，就足以令你感染。

透過其他體液也可能傳染，例如性行爲時的體液交換。在某些狀況下，連接吻也足以感染ＥＢ病毒。

然而，病毒帶原者並非一直有傳染性。病毒最有可能傳播的期間是在第二階段，這也帶出了另一件至今尚未有人揭露的事：ＥＢ病毒會經歷四個階段。

ＥＢ病毒的第一階段

若你感染了ＥＢ病毒，它一開始會有一段潛伏期，無所事事地漂浮在你的血流中——除了慢慢自我複製以增加數量，然後等待機會，發動一次更直接的感染之外。

舉例來說，若你幾星期來都讓自己的身體筋疲力竭，而且沒有給自己完全恢復的機會，或是讓身體缺乏鋅或維生素B12之類的必需營養素，或是經歷分手或所愛之人死亡之類的情緒創傷，病毒就會偵測到你的壓力相關荷爾蒙，選擇有機可乘的時間。

ＥＢ病毒通常也會在你經歷重大荷爾蒙變化時採取行動，例如青春期、懷孕或更年期。常見的情況是在女性經歷生產的時候，她在產後可能感受到各種症狀，包括疲倦、身體疼痛、憂鬱沮喪。在這種案例中，ＥＢ病毒不是在利用你的虛弱，事實上，荷爾蒙成了它強大的食物來源——大量的荷爾蒙扮演了誘發因子。淹沒你全身的荷爾蒙對病毒發揮的功效，就像菠菜之於大力水手。

ＥＢ病毒有著非常人能及的耐心。這個強化自身力量、等待理想機會的第一階段，可能持續幾星期、幾個月，甚至十年或更久，依各種因素而定。

病毒在第一階段特別脆弱，然而，它也無法透過檢驗被偵測到，且不會引發症狀，所以你通常不知道要對抗它，因爲你不會察覺它的存在。

ＥＢ病毒的第二階段

在第一階段的尾聲，ＥＢ病毒已經準備好跟你的身體打仗了。ＥＢ病毒會藉由轉成「單核球增多症」，第一次讓你知道它的存在。這就是俗稱的「接吻病」，而每年都會有數千名大學生得到這種病——當他們熬夜開趴、讀書，把自己身體搞得很累的時候。

醫學界沒有察覺的是，每個單核球增多症的病例，都只是ＥＢ病毒的第二階段。

這是病毒最具感染力的時期，因此明智的做法是避免接觸單核球增多症病人的血液、唾液或其他體液；若你有單核球增多症，則要避免讓任何人接觸到你的體液。

在此第二階段，你身體的免疫系統會跟病毒開戰。身體會派出識別細胞去爲病毒顆粒「貼標籤」，亦即在病毒顆粒上面放置一種荷爾蒙，標示它們是入侵者。然後，身體會派軍人細胞去找出並殺死被貼上標籤的病毒顆粒，這就是你的免疫系統保護你的力量。

這場戰役有多激烈因人而異，因爲每個人都是不同的，此外也取決於那個人感染的是哪一種ＥＢ病毒株或類型。你的單核球增多症可能只持續一、兩個星期，只有輕微的喉嚨沙啞與疲倦，在這種情況下，你不太可能明白眞正發生了什麼事，因此很可能不會去找醫生驗血。

再者，你也可能症狀很嚴重，全身無力、喉嚨痛、發燒、頭痛、起紅疹等，持續好幾個月。若出現這種情況，你可能會去看醫生，醫生會幫你驗血，而ＥＢ病毒便以單核球增多症的形態出現……大多時候是如此。

ＥＢ病毒就在這個階段，藉由快速跑向你的一個或多個重要器官，來尋找長期居所——一般會是你的肝臟或脾臟，或兩者都有。ＥＢ病毒很愛待在這些器官中，因爲汞、戴奧辛與其他毒素很可能累積在那裡，而病毒就是靠這些毒物興盛繁衍的。

ＥＢ病毒的另一個祕密是：它有個最好的朋友，一種名爲鏈球菌的細菌。在這類病例中，你的身體面對的不只是病毒，還有會進一步擾亂免疫系統，並製造它們自己一大堆症狀的細菌。這是ＥＢ病毒的頭號「輔助因子」。

在ＥＢ病毒的第二階段，鏈球菌可能會往上移動，造成鏈球菌性喉炎，或侵入鼻竇、鼻子或嘴部，或者兩種情況都有；也可能往下移動，造成泌尿道、陰道、腎或膀胱的感染，最後導致膀胱炎。

ＥＢ病毒的第三階段

一旦病毒在你的肝臟、脾臟，以及／或其他器官安頓下來，就會在那裡築巢。

從這一刻開始，只要醫生進行ＥＢ病毒檢驗，就會發現抗體，而認爲這些抗體代表的是**之前**的感染，也就是ＥＢ病毒以單核球增多症形態出現的階段。醫生不會發現ＥＢ病毒目前正在血液裡活躍著，除非你已遵循本書提供的方法殺死ＥＢ病毒，否則病毒事實上依然活著，繼續造成新的症狀……而且還能逃過檢驗。因爲它就活在肝臟、脾臟或其他器官裡，而能偵測出這種狀況的檢驗方法尚未發明出來。

病毒神不知鬼不覺地藏在器官裡，你的身體便假設自己打贏了戰爭，入侵者已被殲滅。你的免疫系統於是回到正常狀態，你的單核球增多症好了，醫生也說你很健康。

不幸的是，ＥＢ病毒根本還沒展開在你身體裡的旅程。

如果你感染的是典型的ＥＢ病毒，它會在你的器官裡潛伏多年——可能長達數十年——而你根本不知道。然而，若你感染的是特別具侵略性的ＥＢ病毒類型，即使在它築巢的階段，都可能造成嚴重問題。

例如，病毒可能潛伏在肝臟與脾臟的深處，導致那些器官發炎、腫大。再說一次，要記住，你的醫生並不知道要把**之前**的ＥＢ病毒與它**此刻**在器官裡的活動連結起來。

此外，ＥＢ病毒還會產生三種毒素：

・EB病毒會排出有毒廢棄物，或病毒副產品。當病毒顆粒愈來愈多，這種狀況就愈來愈顯著，而它擴展中的軍隊會繼續進食並排出有毒副產品。這種廢棄物經常被識別為螺旋體，可能引發例如萊姆病篩檢的偽陽性結果，讓你被誤診為萊姆病。

・當一個病毒顆粒死去，留下來的屍體本身就有毒，所以會進一步毒害你的身體。跟病毒副產品一樣，這個問題會在EB病毒軍隊規模擴大時變得更嚴重，造成疲倦症狀。

・EB病毒透過這兩個過程產生的毒素，有能力製造一種神經毒素——亦即一種會擾亂神經功能、混淆免疫系統的毒素。它會在第三階段的關鍵時期分泌這種特別的毒素，並持續到第四階段，以阻止你的免疫系統集中精力在病毒身上攻擊它。

一種具侵略性的EB病毒在你的器官內築巢可能導致的問題包括：

・肝臟運作功能不良，以致無法將你體內的毒素排出去。

・C型肝炎（EB病毒其實就是C型肝炎的主要原因）。

・肝臟運作功能不良導致胃酸減少，腸道開始變得有毒。這會造成一些食物無法完全被消化，反而在你的腸道裡腐敗，導致脹氣或便祕，或是兩者都有。

・你對過去吃來從沒問題的食物愈來愈敏感。當病毒攝取某種它喜歡的食物（例如起司），然後將之轉變成你的身體無法辨識的東西時，就會發生這種情況。

病毒會等待時機，直到它感測到壓力荷爾蒙，顯示你正處於特別脆弱的狀態——比方說蠟燭兩頭燒、經歷嚴重的情緒衝擊，或身體遭受車禍之類的劇烈撞擊——或者當它察覺你正經歷強烈的荷爾蒙變化，例如懷孕時或更年期。

當病毒差不多準備好發動攻勢，就會開始分泌神經毒素。EB病毒的副產品與病毒屍體已對你的身體造成負荷，現在更是雪上加霜。你身體裡的這些毒素終於啓動你的免疫系統——也徹底擾亂了它，因爲它不知道這些毒素是哪裡來的。

狼瘡

我剛剛描述的免疫系統回應方式，引發了可能會讓醫生診斷成狼瘡的神祕症狀。醫學界並不了解，狼瘡只是身體對EB病毒副產品與神經毒素的反應——是身體對這些神經毒素產生過敏反應，然後這些過敏反應又讓醫生們在尋找、用來確認與診斷出狼瘡的發炎標記升高。事實上，狼瘡只是因爲感染了EB病毒。

甲狀腺機能不足與其他甲狀腺疾病

在你的免疫系統處於混亂狀態的同時，EB病毒利用這樣的混亂，離開之前築巢的器官，跑向另一個重要器官或腺體——這次是甲狀腺！

醫學界還不知道EB病毒是大多數甲狀腺失調與疾病的眞正原因，特別是橋本氏甲狀腺炎，但也包括葛瑞夫茲氏症、甲狀腺癌，以及其他甲狀腺疾病（甲狀腺疾病有時也會由輻射造成，但超過百分之九十五的病例，其罪魁禍首都是EB病毒）。醫學研究尙未發現甲狀腺失調的眞正原因，而要發現EB病毒是這些疾病的成因，還需要數十年的時間。如果醫生給你的診斷結果是橋本氏甲狀腺炎，代表他也不知道問題出在哪裡。醫界主張是你的身體在攻擊甲狀腺，這是一種從錯誤資訊而生的觀點。事實上，是EB病毒在攻擊甲狀腺，而非你的身體。

一旦進入甲狀腺，EB病毒就會開始鑽進它的組織裡。病毒顆粒眞的像鑽子一樣扭轉、旋轉，在甲狀腺裡挖得很深，過程中殺死甲狀腺細胞，並在器官裡留下疤痕，造成數百萬女性身上隱藏的甲狀腺機能不足，程度從輕微的到比較嚴重的都有。你的免疫系統注意到這個狀況並試圖介入，因而導致發炎，但是在EB病毒的神經毒素、病毒副產品、造成困惑的有毒屍體，以及隱藏在甲狀腺裡的EB病毒之間，你的免疫系統無法爲病毒貼上標籤，好完全摧毀它。

上述內容聽來或許令人不安，但別因而緊張害怕。只要給它需要的東西，你的甲狀腺有自我復元與療癒的能力。也絕不要低估免疫系統的力量，光是得知眞相，在本章結束之前，免疫系統就會活化起來。

你的免疫系統會試圖用鈣來隔離病毒，在甲狀腺裡創造出一些結節。然而，這仍傷不了ＥＢ病毒。首先，它大多數的顆粒會逃過這次攻擊，仍可自由移動。其次，一個被免疫系統成功隔離的病毒顆粒，一樣是活的，還會把它的鈣監獄變成舒服的家，在那裡以你的甲狀腺爲食，吸乾甲狀腺的能量。病毒顆粒最後甚至可能把它的監獄變成一種活躍成長的東西，稱爲「囊腫」，進一步對你的甲狀腺造成負擔。

同時，若你沒有吃下足夠的高鈣食物，這些對抗ＥＢ病毒的攻擊也可能傷害到你。因爲，若你的免疫系統無法從血液中獲得可以隔離病毒的鈣，就會從你的骨頭擷取，而這可能導致骨質疏鬆症。

此外，沒有被關在瘤裡的數百個病毒顆粒可能削弱你的甲狀腺，使它較無法有效分泌你身體運作所需的甲狀腺素（一種荷爾蒙）。這種缺乏足量甲狀腺素的情況，加上ＥＢ病毒的毒素，可能接著導致體重上升、疲倦、心智模糊、記憶受損、憂鬱、落髮、失眠、指甲脆弱、肌肉無力，以及/或其他數十種症狀。

部分特別罕見、具侵略性的ＥＢ病毒類型甚至會在甲狀腺裡造成癌症。甲狀腺癌在美國的發生率快速上升①，而醫學界並不知道這是因爲具侵略性的罕見ＥＢ病毒類型增加了。

ＥＢ病毒入侵甲狀腺，是爲了一個策略性的原因——尋找擾亂你的內分泌系統並對其施加壓力的方法。腎上腺承受的壓力會製造更多腎上腺素，那是ＥＢ病毒最喜愛的食物，能使它更強壯、更有能力去追求它的最終目標：你的神經系統。

ＥＢ病毒的第四階段

ＥＢ病毒的最終目標是離開甲狀腺，讓你的中樞神經系統發炎。你的免疫系統通常不會允許這種情況發生，但若ＥＢ病毒已成功在第三階段，藉著進入甲狀腺而令你筋疲力竭，加上若你突然受到某種身體或嚴重情緒傷害的打擊，病毒就會利用你的脆弱，開始引發許多奇怪症狀，範圍從心悸、全身性疼痛到神經痛。

一種常見的情況是經歷意外、動手術或遭受其他身體上的傷害，之後不舒服的感覺卻持續得比預期更久。典型的反應是「感覺像是被卡車撞到一樣」。驗血、Ｘ光與核磁共振造影顯示不出哪裡有問題，所以醫生不會意識到病毒正在使神經發炎。第四階段的ＥＢ病毒因此成了難解疾病——也就是那些讓醫生十分困惑的問題——的主要源頭。

其實，真正發生的事情是，你受損的神經啓動了一種「警報」荷爾蒙，通知你的身體那些神經露出來了，需要修復。在第四階段，ＥＢ病毒會偵測到那種荷爾蒙，然後衝過去緊抓住那些受損的神經。

一條神經跟一股紗線很相似，上面會有少許鬆脫的根鬚。當神經受損，根鬚就會迅速脫離神經鞘的側邊。ＥＢ病毒就是在尋找那些開口，然後緊緊抓住。如果成功了，就能讓那塊區域持續發炎很多年，其結果就是：你可能會有個滿小的傷口，卻不斷復發，導致身上持續疼痛。

這種病毒性發炎導致的問題包括肌肉疼痛、關節疼痛、壓痛點疼痛、背痛、手腳刺痛或麻痺（或兩者都有）、偏頭痛、持續疲倦、頭暈、飛蚊症、失眠、睡眠品質不佳與夜間盜汗。有這些問題的病人有時會被診斷爲罹患纖維肌痛症、慢性疲勞症候群或類風濕性關節炎，全都是一些醫學界承認他們不了解、因此沒有治療方法的症狀。在這樣的病例中，病人接受的治療並不適當，無法開始眞正處理問題根源，因爲這些難解疾病其實是第四階段的EB病毒。

而一直以來，女性身上的EB病毒症狀都被誤認爲更年期前期與更年期。熱潮紅、夜間盜汗、心悸、頭暈、憂鬱、落髮與焦慮之類的症狀，在過去與現在都經常被錯誤解讀爲荷爾蒙變化，因此啓動了災難性的荷爾蒙補充療法行動（想知道更多，請見第十五章）。

讓我們更仔細檢視困惑了醫生數十年、由第四階段EB病毒導致的慢性疾病。

慢性疲勞症候群

長久以來，女性一直面對這樣的情況：別人否定她們所受的苦有個身體上的原因。就像那些罹患纖維肌痛症（見下節）的人一樣，有慢性疲勞症候群——又名肌痛性腦脊髓炎、慢性疲勞免疫功能失調症候群與全身性勞作不耐受症——的人，經常聽見別人說她們是騙子、懶惰、喜歡妄想或瘋了，或以上皆是。這種疾病正影響著不成比例的龐大女性人口。

而且，慢性疲勞症候群的發生率正在上升。年輕的女大學生在學期中帶著這種病症回家，除了躺在床上，什麼都沒辦法做，已成了常見的現象。得到慢性疲勞症候群的十八、九歲或二十出頭女性，看著朋友們在人際關係和工作方面都有所進展，自己卻感覺被卡住、無法實現自身潛能，會覺得特別絕望。

在三十、四十或五十幾歲得到慢性疲勞症候群的女性，也有屬於她們的障礙：雖然你年紀大到在此時已建立一個生活與支持網絡，但也有既定的責任。你很可能努力想扮演好每個角色、想處理好超出你能力所及的事，因此當慢性疲勞症候群來襲時，你會感受到一股必須表現正常的壓力。

加深以上兩個年齡族群孤立感的，是伴隨著她們獲得的錯誤診斷而來的內疚、恐懼與羞恥感。若你得了慢性疲勞症候群，我很確定你一直處於身體病痛的深淵，並聽過有人跟你說：「可是你看起來很健康啊！」明明感覺很不舒服，卻聽到醫生、朋友或家人說你一點問題也沒有，眞是令人非常沮喪。

慢性疲勞症候群是眞實存在的，它就是ＥＢ病毒。如同我們已經看見的，慢性疲勞症候群患者體內的ＥＢ病毒數量上升，會藉由創造一種使中樞神經系統發炎的神經毒素，系統性地影響身體健康。這最終可能會削弱腎上腺與消化系統，並造成你體力不足的感覺。

纖維肌痛症

有超過六十年的時間，醫學上一直都否認纖維肌痛症是個正當問題。如今，醫學界終於接受它是個眞正的疾病。

然而，醫學機構給醫生的最佳解釋是：纖維肌痛症是因爲神經過於活躍。翻成白話文就是……沒人知道那是什麼。這不是醫生的錯，因爲他們沒有收到魔法書，告知什麼東西能幫助他們的纖維肌痛症病人，或者讓那些人疼痛的眞正原因是什麼。

醫療系統距離發現這個疾病的眞正根源，還有好幾年的路要走——因爲它是病毒造成的，且發生在神經層面，而目前的醫學工具還無法偵測出來。

深受纖維肌痛症之苦的人，處於非常眞實且令人衰弱的攻擊中。正是EB病毒造成了這種疾病，使中樞神經系統與全身的神經發炎，也因此帶來持續的疼痛、觸覺敏感、嚴重疲倦，以及其他許多問題。

耳鳴

耳鳴，或者「耳中的聲響」，通常是EB病毒入侵名爲「迷路」的內耳神經管道而引起的。那個聲響就是病毒使迷路與前庭耳蝸神經發炎、振動的結果。

眩暈與梅尼爾氏症

醫生通常將眩暈與梅尼爾氏症歸因爲鈣結晶，或說耳石，在內耳中逐漸破裂造成的。然而，大多數慢性病例其實是因爲ＥＢ病毒的神經毒素讓迷走神經發炎引起的。

其他症狀

焦慮、頭暈、胸部緊繃、胸部疼痛、食道痙攣與氣喘，也可能是ＥＢ病毒讓迷走神經發炎引起的。

失眠、手腳刺痛與麻痺，則可能起因於ＥＢ病毒不斷使膈神經發炎。

至於心悸，可能源自心臟二尖瓣裡的ＥＢ病毒有毒屍體與副產品增加。

若你染上或懷疑自己感染ＥＢ病毒，也許會覺得第四階段的病毒令人極度沮喪。請放心，只要採取本章結尾處提供的正確步驟，你就能康復，重建免疫系統，再次回到正常狀態，並重新取得對人生的掌控權。

ＥＢ病毒的類型

正如我前面提到的，ＥＢ病毒的種類超過六十種。數量會如此龐大，是因爲ＥＢ病毒已存在超過一百年。它讓一代代的人帶著它前行，在那段時間裡突變、提升它的各種混種與病毒株。EB病毒株可依惡化嚴重程度分成六個族群，每個族群大約有十種類型。

EB病毒的第一個族群，是最古老也最溫和的。這些類型的病毒一般要花好幾年，甚至好幾十年，才會從一個階段轉變到另一個階段。它們的影響可能直到你七十或八十幾歲才會變得明顯，而且頂多造成背痛。它們甚至可能留在你的器官裡，永遠不會到達第三或第四階段。

EB病毒的第二族群，從一個階段移動到另一階段的速度比第一族群快一點，你或許會在五十或六十幾歲就注意到症狀。這些類型的病毒可能只有部分逗留在甲狀腺，只把一些病毒顆粒送出去讓神經發炎，導致相對溫和的神經發炎現象。醫學界唯一知道的EB病毒種類，就在這個族群之中。

EB病毒的第三族群在階段之間的轉變比第二族群快，因此其症狀可能在四十歲左右就會變得明顯。而且，這些病毒會走完第四階段——也就是說，它們會完全離開甲狀腺，然後抓住神經不放。這個族群的病毒可能會造成各種不同的問題，包括關節疼痛、疲倦、心悸、耳鳴與眩暈。

EB病毒的第四族群，會早在你三十歲時就帶來顯著問題。它對神經的侵略性行動可能造成與纖維肌痛症、慢性疲勞症候群、腦霧、意識混亂、焦慮、喜怒無常，以及第一到第三族群引發的一切有關的症狀。這個族群也可能造成創傷後壓力失調的症狀，即使某人除了被病毒感染發炎之外，並未經歷任何創傷。

ＥＢ病毒的第五族群，則是早在你二十歲就會造成顯著問題。這是一種特別難纏的病毒類型，因爲它侵襲的是正準備開始獨立生活的年輕人。它可能造成第四族群會引發的所有問題，還會以恐懼和擔憂之類的負面情緒爲養分。醫生找不出哪裡有問題，且認爲這些病人年輕又健康，通常便會宣稱「那都是心理作用」，而把病人轉介給心理師，以說服他們身體上出現的問題其實不是眞的。除非某位病人剛好碰到一位熟悉萊姆病趨勢的醫生，那麼，病人可能會帶著一份萊姆病的錯誤診斷結果回家。

不過，最糟的是ＥＢ病毒的第六族群，它甚至會猛烈攻擊幼童。除了第五族群會造成的所有問題之外，第六族群還可能帶來極爲嚴重的症狀，以致會被誤診爲白血病、病毒性腦膜炎、狼瘡等。此外，它們還會抑制免疫系統，因而引發各種不同症狀，包括起疹子、四肢無力與嚴重的神經痛。

擺脫ＥＢ病毒，取回健康掌控權

由於很容易感染、很難偵測到，還會造成許多神祕症狀，想當然耳，你可能會覺得ＥＢ病毒令人難以承受，其造成的影響也令人沮喪。

好消息是，若你能仔細且耐心遵循這一節與本書第四部詳述的步驟，就能療癒。你可以恢復免疫系統功能、擺脫ＥＢ病毒，讓身體復元，拿回對自身健康的全部掌控權，繼續過你的人生。

這過程需要多久因人而異，也取決於無數因素。有些人短短三個月就戰勝病毒，不過，通常要整整一年。也有人需要一年半，甚至更久，才能摧毀ＥＢ病毒。

療癒食物

某些水果與蔬菜能幫助你的身體擺脫ＥＢ病毒的影響而痊癒，以下這些食物可以納入你的飲食中（大致以重要性高低爲排列順序），請盡量每天至少吃三種——愈多愈好——輪流吃不同的食物，好讓你的身體系統在一、兩個星期之內，就能攝取到這所有的食物。

- **野生藍莓**：有助於修復中樞神經系統與排出肝臟裡的ＥＢ病毒神經毒素。
- **西洋芹**：增加胃酸濃度，並爲中樞神經系統提供礦物鹽類。
- **芽菜**：富含鋅與硒，能強化免疫系統，以抵抗ＥＢ病毒。
- **蘆筍**：淨化肝臟與脾臟；強化胰臟。
- **菠菜**：在體內創造鹼性環境，並爲神經系統提供極易吸收的微量營養素。
- **芫荽葉**：排除汞和鉛之類的重金屬，那是ＥＢ病毒偏愛的食物。
- **荷蘭芹**：排除大量能餵養ＥＢ病毒的銅和鋁。

- **椰子油**：抗病毒、抗細菌、抗發炎。
- **大蒜**：抗病毒、抗細菌，能抵禦EB病毒。
- **薑**：有助吸收營養，緩解與EB病毒有關的痙攣。
- **覆盆子**：富含抗氧化劑，可消除器官與血液裡的自由基。
- **萵苣**：刺激腸道蠕動，幫助淨化肝臟裡的EB病毒。
- **木瓜**：修復中樞神經系統；增加胃酸濃度，使其恢復原貌。
- **杏**：重建免疫系統，也能增加血液濃度。
- **石榴**：有助於血液和淋巴系統的排毒與淨化。
- **葡萄柚**：是生物類黃酮與鈣質的豐富來源，可支持免疫系統，並將毒素排出體外。
- **羽衣甘藍**：富含特定生物鹼，能防止EB病毒之類病毒的入侵。
- **番薯**：有助於肝臟的淨化與解毒，排除EB病毒的副產品與毒素。
- **小黃瓜**：強化腎上腺與腎臟，排除血液中的神經毒素。
- **茴香**：含有強力抗病毒化合物，可擊退EB病毒。

療癒藥草與營養補充品

下列的藥草與營養補充品（大致以重要性高低爲排列順序）能進一步強化你的免疫系統，幫助身體從病毒的影響中痊癒：

- **貓爪藤**：這種藥草可減少ＥＢ病毒與A型和B型鏈球菌之類的輔助因子。
- **水溶膠銀**：可降低ＥＢ病毒數量。
- **鋅**：能增強免疫系統，並保護甲狀腺不因ＥＢ病毒而發炎。
- **維生素B12**（甲基氰鈷胺與／或腺苷鈷胺形式）：能增強中樞神經系統。
- **甘草根**：可降低ＥＢ病毒產物，並強化腎上腺與腎臟功能。
- **檸檬香蜂草**：抗病毒、抗菌，能殺死ＥＢ病毒顆粒，增強免疫系統。
- **5—甲基四氫葉酸**：有助於增強內分泌系統與中樞神經系統。
- **硒**：能強化並保護中樞神經系統。
- **紅藻**：具強力抗病毒功效，可排除汞之類的重金屬，並減少病毒量。
- **離胺酸**：可減少ＥＢ病毒量，也可作爲中樞神經系統的抗發炎劑。
- **螺旋藻**（最好來自夏威夷）：能重建中樞神經系統，排除重金屬。
- **酯化維生素C**：可強化免疫系統，排除肝臟裡的ＥＢ病毒毒素。
- **蕁麻葉**：爲腦部、血液與中樞神經系統提供重要的微量營養素。
- **月桂酸甘油脂**：抗病毒；減少ＥＢ病毒量和輔助因子。
- **接骨木果**：抗病毒；強化免疫系統。
- **紅花苜蓿**：淨化肝臟、淋巴系統與脾臟裡的ＥＢ病毒神經毒素。

．**八角**：抗病毒；有助於摧毀肝臟與甲狀腺裡的ＥＢ病毒。

．**薑黃素**：薑黃的成分，有助於增強內分泌系統與中樞神經系統。

個案故事 幾乎被ＥＢ病毒擊敗的職業生涯

蜜雪兒與她的丈夫馬修都擁有一份高薪工作，蜜雪兒是公司的明星人物，懷孕期間也堅持去上班，只在臨盆時才請假。

生產完後，蜜雪兒立刻愛上剛出生的兒子喬丹，覺得非常幸福。她想：「我已擁有一切——我愛的事業，以及我更愛的家人。」

但是，當一股無法擺脫的疲倦侵襲蜜雪兒，她光明的未來開始蒙上一層陰影。無論服用多少維生素或做多少運動，她總是覺得筋疲力竭。於是，蜜雪兒去找她的家庭醫師。為她做了身體檢查後，醫生駁回她的擔憂：「我看你很好啊。照顧新生兒當然很累，多睡一點就好，不用擔心。」

蜜雪兒特別留意多睡一些。過了一星期，她卻覺得比之前更糟。由於懷疑自己有產後憂鬱的問題，蜜雪兒去看她的婦產科醫師。這位醫生替她抽血、做了一些檢查，包括幾項甲狀腺疾病的檢驗。檢查結果出爐後，婦產科醫師正確診斷出蜜雪兒罹患了橋本氏甲狀腺炎——也就是說，她的甲狀腺不再製造正常所需的甲狀腺素（荷爾蒙）。

醫生開甲狀腺藥物給蜜雪兒服用，好讓她的甲狀腺素濃度回復正常水準。這令她感覺好了一些，雖然不像她懷孕前那麼好。她原本的目標是生完孩子後一個月就回去工作，現在只能延後那些計畫了。

六個月後，疲倦感又回來了，而且更加嚴重。蜜雪兒的麻煩這時才真正開始。她很快就變得無法照顧喬丹，馬修答應幫忙，直到她覺得比較好為止。

然而，蜜雪兒的狀況卻愈來愈糟。除了疲倦之外，她開始覺得全身疼痛，尤其是關節。她回去找婦產科醫師，又接受了另一組檢查，但檢查結果顯示毫無問題。拜蜜雪兒持續服用的甲狀腺藥物所賜，她的甲狀腺素濃度正常，所有的維生素與礦物質濃度也是。婦產科醫師被難住了。

由於懷疑蜜雪兒的症狀跟她甲狀腺的狀況有關，婦產科醫師把她轉介給一位頂尖內分泌學家（一位專精荷爾蒙問題的醫生）。這位專家進行了詳盡的甲狀腺檢查，並從各種不同角度檢測蜜雪兒其他的荷爾蒙濃度。最後他告訴蜜雪兒，她有「輕微的腎上腺疲勞」。

這個結果倒有幾分真實。蜜雪兒的腎上腺因EB病毒而過勞——她的懷孕引發了EB病毒，且此刻正在使她的甲狀腺發炎。

那位內分泌學家告訴蜜雪兒要放輕鬆、避免壓力。在他的建議之下，蜜雪兒停止在家裡接諮詢顧問的案子。

事實上，蜜雪兒的工作跟她的病況一點關係都沒有。她的壓力來源不是工作，而是正在蠶食她生活的疾病……以及她似乎無力了解或處理這個病。

蜜雪兒的狀況持續惡化。她的膝蓋疼痛加劇且腫大，令她很難走路。她買了護膝……並決定更積極尋求協助。直覺告訴蜜雪兒，她體內有個入侵者，因此她去看一位感染科專家。這確實是個正確的做法——只要感染科醫師真的知道如何辨識與治療之前的EB病毒感染。

不幸的是，他們並不知道。因此在進行一連串累人的檢查，並注意到蜜雪兒因之前的EB病毒感染而有抗體之後，醫生立刻排除問題出在EB病毒的可能性。這位醫生告訴她，她身體方面很健康，說她可能是憂鬱症，提議轉介她去看精神科醫師。

蜜雪兒試圖訴說她深刻感受到的是真實的身體問題，醫生卻令她覺得自己瘋了。她對此勃然大怒，（痛苦地）起身大步跨出房間。

由於愈來愈拚命想找到答案，蜜雪兒去看了各種不同的醫生。他們讓她做了超音波、X光、磁振共振造影、電腦斷層掃描，以及一大堆血液檢查。她被告知她感染了念珠菌，罹患了纖維肌痛症、多發性硬化症、狼瘡、萊姆病與類風濕性關節炎。沒有一個是正確的。醫生要她服用免疫抑制藥物、抗生素，還有一大堆不同的營養補充品。沒有一種治療方法有幫助。

蜜雪兒變得失眠、為心悸所苦，且開始有慢性眩暈，造成頭暈與噁心。她的體重也從六十三公斤掉到五十二公斤。

沒多久，蜜雪兒一天大多數時間就只能待在床上。她日漸削瘦，讓丈夫馬修非常害怕。

蜜雪兒花了四年探索所有其他選擇，後來在她看過的一位自然療法治療師的推薦之下，馬修打電話到我辦公室，當作最後的依靠。我的助理接起電話時，馬修哭了出來。

「怎麼了？」她問道。

他回答：「我太太快死了。」

我們第一次見面時，馬修坐在臥床的蜜雪兒旁邊，打算代替她說話。他開始告訴我蜜雪兒的故事不到一分鐘，我便打斷他。「沒關係，」我說，「高靈告訴我，這是一種極具侵略性的EB病毒。」

病毒的神經毒素正在讓蜜雪兒的所有關節發炎；她的失眠與腳痛，是膈神經不斷發炎的結果；她的眩暈症源自EB病毒的神經毒素讓她的迷走神經發炎；她的心悸，則是因為她二尖瓣裡的EB病毒屍體與病毒副產品增加引起的。

「不用擔心，」我告訴蜜雪兒與馬修，「我知道如何打敗病毒。」

蜜雪兒用她能鼓起的所有喜悅能量興奮大喊：「我就知道是病毒！」

那是她痊癒路上重要的第一步。

我建議她喝西洋芹汁與吃木瓜，這對處於蜜雪兒這種狀況（例如體重太輕、吃不下東西、病毒顆粒數量很高）的人來說，是絕佳的提振精神良方。接著，我提出本章推薦的療癒方法，包括一連串有幫助的營養補充品，以及本書第四部建議的方法。

這套淨化飲食法立刻讓蜜雪兒的EB病毒沒有東西可吃。一星期之內，蜜雪兒膝蓋的腫脹便明顯縮小，離胺酸終止了她的眩暈，其他營養補充品則開始殺死病毒顆粒或抑制新病毒顆粒的製造，或者兩種情況皆有。

不到三個月，蜜雪兒已經可以經常起身、再度行走；九個月不到，她又能兼職從事她深具挑戰性的工作了。

而不到十八個月，蜜雪兒的疼痛與苦難已成回憶——她已控制住EB病毒。如今，蜜雪兒已經完全恢復健康，充滿活力且快樂地回到兼顧工作與家庭的生活了。

個案故事 終結慢性疲勞症候群的禁錮

辛西亞是兩個小孩的母親。小女兒蘇菲出生後不久，她便開始覺得疲倦，必須用盡一切力量才能撐過一整天，都是依賴增加咖啡攝取量才有辦法勉強做事。不到幾年，她就得辭掉服飾店的兼職工作，因為她午睡要睡很久。她需要這樣的休息，才有足夠的力氣去校車停靠站接小孩、做晚餐、協助孩子做功課。

辛西亞注意到自己變得易怒，經常跟丈夫馬克起爭執，馬克則不懂為什麼她老是覺得累，畢竟，辛西亞的醫生替她做的檢查顯示一切都沒問題。醫生說她很健康，推斷她或許只是不開心或憂鬱。

這令辛西亞只想二話不說走出診間。她感受到的任何憂鬱情緒，都是因為她一直很累、幾乎無法做事——而不是相反的情況。但是，她丈夫支持醫生的說法，愈來愈怨恨她。

持續的壓力使辛西亞負擔過重，覺得自己已不可能維持正常的生活。她沒有力氣梳頭髮，而光是想到洗碗盤或用吸塵器吸地板，就令她疲憊不堪。外人看來似乎是她放棄了生活，馬克愈來愈生氣，提議分居。「我在辦公室長時間辛苦工作，還得整天擔心要照顧家裡。」他說，「這應該是你分內的事。」

辛西亞覺得必須讓身體變好，壓力前所未有地大，但是擔心婚姻、擔心孩子會怎樣，也令她的疲倦達到前所未有的嚴重程度。她幾乎無法開車到雜貨店或為家人做晚餐，唯一能做的就是躺在床上或沙發上。

這是未診斷出的慢性疲勞症候群從普通到嚴重可能呈現的樣貌。打電話給我的時候，辛西亞的生活已分崩離析：丈夫離開了她，已經七歲的女兒蘇菲與九歲的兒子萊恩則失去了他們完整的家。她的醫生之前誤解的精神上的狀況，其實是一種身體方面的問題：EB病毒。這樣的故事出現在太多女性身上了。

我告知辛西亞，她得到的是醫生忽略的EB病毒。我向她詳述了我在本章提到的慢性疲勞症候群發生的背景，也解釋了在這裡與第四部概述的飲食方案，強調必須控制她的病毒量，並處理營養不足的問題。辛西亞遵循了高靈的建議，彷彿她的生命只能倚賴這個了——因為確實如此。

慢慢地，辛西亞的狀況開始好轉。她的腎上腺回復正常功能，精力也恢復了，又有辦法照顧孩子、處理生活瑣事、整理房子、整理頭髮——完全不用像過去那樣依賴大量的咖啡。此外，她也終於有力氣回去工作了。

親眼目睹這樣的改變之後，馬克打電話給辛西亞，約她出去吃飯——他說他母親會幫忙照顧孩子。當他們到達那間時髦餐廳（那曾是他們大學時約會的熟食店），馬克告訴辛西亞，他先打電話為她訂了一份特製療癒餐點，也為自己訂了一份同樣的食物，以示團結。品嘗著日曬番茄鷹嘴豆泥與蔬菜海苔捲時，馬克雖然沒有真的哭出來（有些事永遠不會變），但他為自己之前的行為道歉時，確實不得不擦拭眼角的淚水。

辛西亞安靜地聽著，然後帶著開玩笑的笑容回答：「你可以好好補償我。」

試水溫幾個星期後——辛西亞想確定馬克不是只想要她回去提供安全感、當個管家——他們又像一家人那樣住在一起了。馬克現在每星期六早上都很早起床，好在家裡做沙拉用的蔬菜吃完之前，趕到農夫市集買菜。

個案故事　擺脫纖維肌痛症的糾纏

四十一歲的史黛西在一間診所兼職擔任櫃檯人員，與在一家汽車經銷商工作的羅柏結褵十五年。羅柏規畫的那些和女兒們一起出遊的活動，史黛西從沒有體力參加。事實上，她不記得自己的身體有好到可以出去玩。她總是覺得身體有點疼痛，而且似乎比朋友累。自從生了第二個孩子之後（孩子現在已經十一歲了），她疲倦與肌肉痠痛的狀況愈來愈明顯。

某個週末，羅柏與孩子去參觀博物館，史黛西去散了個比平常還久的步——她決定逼迫自己減去一些過去幾年來增加的多餘體重。散完步後，她注意到左膝出現不尋常的疼痛。想到她大學籃球教練的忠告是「走一走就好了」，她便試著不去理會。

結果，疼痛並未消失。兩星期後，史黛西和診所的一位醫生約時間做檢查。她跛著腳走出診間，帶著一份要她去做核磁共振造影的處方——結果顯示，她的膝蓋沒有任何明顯的問題。

由於一直依賴「好的」那隻腳，史黛西走路失去平衡，她發現自己很容易跌倒——樓梯、人行道路緣與地毯邊緣，都成了很大的障礙。接著，她的右膝也開始疼痛，即使她每次跌倒都不曾傷到右膝，檢查結果也看不出任何問題。史黛西的擔憂升高為恐懼，覺得一定有什麼地方出了大問題。然而，她工作的診所裡的醫生們排除了類風濕性關節炎的可能性，並猜想她身上多出來的十四公斤就是她疼痛的主要原因。

沒多久，史黛西身體的其他部位也開始疼痛。現在，她的手只要高舉過頭，手臂與頸部就會痛。她無法再工作，而當她開始花很多時間待在家裡的沙發上，憂鬱情緒到來了。羅柏晚上會為家人做飯，並讓女兒把史黛西的晚餐送到沙發上給她。

一位專科醫生推斷史黛西得了纖維肌痛症。史黛西詢問原因是什麼時，醫生回答：「我們不知道。我們認為是神經過於敏感的關係，但這個應該會有幫助。」她遞給史黛西一份處方箋，上面是普遍用來治療憂鬱與纖維肌痛症的藥物。史黛西下一次去造訪那位專科醫生、回報病情沒有進展時，醫生便將她轉介給我。

我向史黛西解釋她的纖維肌痛症到底是什麼，其真正的肇因是EB病毒，而且病毒從童年開始就一直存在她的身體裡。聽了之後，史黛西回想起她十四歲時得過一次單核球增多症。她終於覺得自己有了真正的答案。現在她了解，不良的飲食習慣、營養不足與壓力增加，引發了之前潛伏的EB病毒，浮現成為纖維肌痛症。不知道自己出了什麼問題的無力感，比知道真正的原因還讓人害怕。她的難解疾病之謎一直是最令她難受的部分，現在她有了方向，也對自己的療癒能力有信心。

我們第一次通電話之後，史黛西遵循我在本章與第四部提供的建議，不到六個月，她已經擺脫纖維肌痛症，回到工作崗位，再度過著正常生活。她告訴我，她覺得比以前更快樂、更健康，還規畫了下一次的家庭出遊行程，要到一個有機果園採蘋果。

知識就是力量

療癒過程的第一步，就是知道你痛苦的原因來自EB病毒——並明白那不是你的錯。你的EB病毒相關健康問題，並非你做錯什麼事或任何道德缺失的結果。不是你讓這件事發生的，錯完全不在你身上。你並未顯化它，也沒有吸引它。你是個充滿生氣、了不起的人類，擁有被療癒的天賦權利。你理應被治癒。

EB病毒的效力大多源自隱藏在暗處，讓你或你身體的免疫系統無法感覺到它的存在。這不僅讓它在未受抑制的情況下刻意進行破壞，還能引起諸如內疚、恐懼與無助等負面情緒。

現在情況不同了。若你感染了EB病毒，現在你的身心都了解是什麼導致你的健康問題。光是這一點，你的免疫系統就會變強，而病毒自然會變弱。因此，就對抗EB病毒而言，毫無疑問地，知識就是力量。

①在台灣，甲狀腺癌發生率亦有逐年上升傾向。根據國民健康署二〇一六年公布的資料顯示，甲狀腺癌甚至躍升爲女性癌症發生率排行榜第五名。

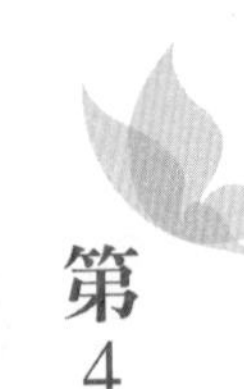

第4章 多發性硬化症

自從醫學界首度確認多發性硬化症以來，這種病就一直伴隨著巨大的困惑。每一年都有太多人被誤診爲多發性硬化症。

在一九五〇、六〇年代，以及七〇年代早期，女性有不明神經系統症狀的現象愈來愈普遍，但醫生都把這些症狀解讀爲更年期、荷爾蒙不平衡，或只是單純的精神問題。那段時期，女性幾乎不可能找到一位醫學專業人士願意證實她們的疼痛、顫抖、疲倦、眩暈等是眞實的症狀。唯一能讓醫生認眞看待這個問題的女性，不是很富有，就是很年長。

直到一九六〇與七〇年代，有足夠的男性出現同樣的症狀，醫學機構才開始認眞看待這些不明的神經系統症狀。就跟其他許多疾病一樣，男人說話的分量總是勝過女人。

然而，醫生做不了診斷工作，於是轉而爲病人貼上多發性硬化症的標籤。

多發性硬化症最有名的，就是會傷害名爲「髓鞘」的中樞神經系統保護層與促進訊息傳遞的物質，並令其發炎。神經負載著指揮身體所有部位的電子訊號，當髓鞘的任何部分受到傷害，被包覆在髓鞘下方的神經所傳遞的訊息就可能變得雜亂，造成各式各樣的混亂狀況（視發炎的是哪個區域的神經系統而定）。

多發性硬化症可能導致肌肉疼痛與痙攣、虛弱與疲倦、心智問題、視力問題、聽力問題、頭暈、憂鬱、消化問題，以及膀胱與腸子功能失調。它也可能讓雙腿部分或完全癱瘓，迫使你必須使用手杖、拐杖，甚至輪椅。

一年大約有十五萬名美國人——其中百分之八十五是女性——眞正被多發性硬化症侵襲。而一年大約有另外十五萬人被**誤診**爲多發性硬化症，他們眞正罹患的是其他疾病（稍後會多談一下這件事）。

被診斷爲罹患多發性硬化症，可能會讓你的世界天翻地覆——而如果這個診斷是錯的，情況可能更加令人絕望。

本章會揭露多發性硬化症的眞相，以及你可以如何超越它，取回自己的人生。

確認多發性硬化症的方法

若你罹患多發性硬化症，其對中樞神經系統保護層——髓鞘——的傷害，以及所導致的神經發炎與疤痕，很可能造成下列大多數症狀。但要明白，你可能有很多這些症狀，但並未罹患多發性硬化症，除非你的症狀處於最糟狀態，才有可能是多發性硬化症。

- 初期會出現視力問題，例如視力模糊、複視、對色彩的感知減弱、眼睛疼痛，以及／或視力完全消失——通常是一次失去一隻眼睛的視力。
- 慢性虛弱與疲倦。
- 慢性疼痛，特別是全身肌肉疼痛。
- 顫抖。
- 手臂或腿部麻痺，或兩者皆有——剛開始是身體的一側，接著是另一側。
- 腿部無力或癱瘓，導致行走困難，嚴重的話必須坐輪椅。
- 心智模糊，例如無法專注。
- 記憶發生問題。
- 說話含糊不清。

除了這份症狀檢核表，並無可靠的檢驗可以確定多發性硬化症。這種病之所以會有這麼多誤診的狀況，部分原因即在於此。

如果你出現至少六種上述關鍵症狀，且狀況很嚴重、很顯著——而你的醫生也已排除其他可能導致這些症狀的原因——你就可以去找一位神經科醫師幫你做核磁共振造影，尋找腦部與脊椎神經區域的髓鞘是否有損傷（例如疤痕或其他傷害），以試著確認你有沒有罹患多發性硬化症。如果找到兩處以上的損傷，顯示你的症狀可能是多發性硬化症造成的。

儘管如此，即使有醫學上目前使用的3D影像器材，那些損傷還是很難被發現（而這情況大約到二〇三〇年都不太可能改變）。因此，如果你的神經科醫師找不到任何損傷，不代表它們不存在。

此外，還要考量你是否有耳朵感染、喉嚨感染、鼻竇感染，以及陰道感染（如果你是女性）的病史。這些一般都發生在童年與剛成年時，那時多發性硬化症尚未開始發展。

要知道是什麼原因令你生病，還有一個方法：進一步了解多發性硬化症。

多發性硬化症到底是什麼？

醫學界相信多發性硬化症是一種自體免疫疾病，源自免疫系統不知為何把神經鞘區域誤認為入侵者，並加以攻擊。

就如我在其他章說的，這正是數十年來阻礙醫學研究找出真相的原因。人類的身體**不會**自我攻擊，該怪罪的是病原體。

醫學界也相信多發性硬化症沒有解決之道，這一點他們也弄錯了。事實上，多發性硬化症可以被療癒——它其實是EB病毒的一種類型。

如第三章所解釋的，EB病毒是一種引起慢性神經發炎的病毒。大多數EB病毒的病毒株溫和且較不具侵略性，但導致多發性硬化症的EB病毒類型卻會逐漸摧毀髓鞘，因而造成與這種疾病相關的一組明顯症狀。（至於你的免疫系統，不僅是未犯下任何罪行的無辜者，還是對抗多發性硬化症的主要防衛者。當免疫系統得到它需要的，你就有可能痊癒——而且唾手可得。）

還有另一件事能區分多發性硬化症與其他類型的EB病毒：多發性硬化症會伴隨一個由細菌、眞菌與重金屬構成的獨特組合。如果你有多發性硬化症，你的身體裡一般都會有下列這些EB病毒輔助因子：

- A型鏈球菌與B型鏈球菌。
- 幽門螺旋桿菌（或至少之前感染過幽門螺旋桿菌）。
- 念珠菌。
- 巨細胞病毒。
- 銅、汞、鋁等重金屬——這些重金屬會削弱免疫系統保護身體不受病毒性神經傷害的能力。

雖然這些輔助因子協助賦予多發性硬化症的特性，但根本上，多發性硬化症只是EB病毒的一種類型，而知道這一點，就能照亮任何環繞著這個疾病的黑暗謎團。儘管EB病毒在某些病例中可能很危險，但第三章詳細說明了你需要了解的一切——包括你可以採取哪些步驟，以終結病毒造成的傷害，並消除幾乎所有病毒與其輔助因子。

療癒多發性硬化症

醫生治療多發性硬化症的典型方法，就是使用免疫抑制藥物與類固醇，這是基於「免疫系統是問題所在」的錯誤看法。然而，**攻擊你的並不是你的免疫系統，是病毒**。殺死ＥＢ病毒的唯一希望，就是一個強壯、有活力的免疫系統，而這些藥物是設計來削弱免疫系統的。因此，這些藥物不僅無法幫助你打敗ＥＢ病毒，還會幫病毒很大的忙。

最好的方法就是閱讀第三章，以完全了解ＥＢ病毒。而因爲導致多發性硬化症的ＥＢ病毒株對髓鞘特別具侵略性，下列的營養補充品是針對這一點推薦的。它們有助於減輕疼痛，並在你從ＥＢ病毒的影響中痊癒時保護髓鞘。

- **ＥＰＡ與ＤＨＡ**（二十碳五烯酸與二十二碳六烯酸）：omega-3脂肪，有助於保護與增強髓鞘。一定要買以植物（而非魚類）爲來源的種類。
- **左旋麩醯胺酸**：將麩胺酸鈉之類的毒素從大腦中移除，並保護神經元的胺基酸。
- **猴頭菇**：藥用菇類，有助於保護髓鞘與支持神經元功能。

・ＡＬＡ（硫辛酸）：有助於修復受損的神經元與神經傳導物質，也能幫助修補髓鞘。

・**月桂酸甘油脂**：脂肪酸，能消滅大腦中的病毒顆粒、細菌細胞與其他有害微生物（例如黴菌）。

・**薑黃素**：薑黃的成分，能減輕中樞神經系統的發炎狀況，並緩解疼痛。

・**大麥苗汁萃取粉**：含有能餵養中樞神經系統的微量營養素，也能提供大腦組織、神經元與髓鞘所需的食物。

請了解，多發性硬化症不是無期徒刑。若醫生給了你正確的診斷，就沒有害怕的理由。（比較可能的狀況是，若你聽到自己得了多發性硬化症，你其實是許多拿到錯誤診斷報告的人之一。你的症狀真正的根源可能是ＥＢ病毒，只是並非在髓鞘上造成損傷的那個病毒株。）

如果你持續採行這一節的忠告，最重要的是遵從第三章與第四部提供的所有中肯建議，以修復中樞神經與免疫系統，那麼一般在三到十八個月之內（視不同因素而定，例如你目前的健康狀況），你就幾乎能擺脫所有令神經發炎的病毒，並重拾沒有生病症狀的正常生活。

個案故事 真相幫助人恢復健康

四十一歲的蕾貝卡是某家醫院急診室的護理師。一天下午，她剛結束一次長時間的值班，但另一位護理師沒有來，於是蕾貝卡必須再工作十二小時，直到深夜。

當她開車回家，準備跟母親換班，接手照顧十歲兒子尼可拉斯時，蕾貝卡右半邊的臉忽然麻痺，而且那種麻痺開始往下延伸到手臂。雖然她多年來曾目睹許多病人出現這種狀況，但自己從未經歷過。蕾貝卡試著將此視為工作過勞的症狀，回家後立刻上床睡覺，希望隔天早上就沒事了。

結果醒來後，她的麻痺感仍在——在她的右臉、鼻子、嘴巴的一部分、手臂與手上。由於擔心是中風，蕾貝卡的母親載她去醫院就診。一位她認識的醫生立刻為她看診，並做了一連串檢查，包括核磁共振造影與心電圖。那些檢查都沒有顯示任何問題，因此醫生認為不是中風，懷疑罪魁禍首是焦慮。「給它一點時間吧，我們再看看症狀會不會緩解。」她邊說邊開給蕾貝卡一份抗焦慮、鎮靜安眠的苯二氮平類藥物處方。

接下來幾星期，蕾貝卡的狀況沒什麼改變。她努力適應自己的不明麻痺現象，但那實在令人不安。她的右手臂開始變虛弱，最後她覺得自己無法再處理正常的護理工作，包括把人從擔架上搬運下來，以及抬起各種醫療設備。她決定請假，並去找醫院的頂尖神經科醫師看病。

經過許多全面性檢查之後，醫生告訴她，那是多發性硬化症的前兆——即使蕾貝卡的核磁共振造影與腦部掃描都沒有出現這種病的證據。那位神經科醫師說，蕾貝卡應該開始定期接受核磁共振造影檢查，若多發性硬化症持續發展，就會漸漸出現在影像上，而在那之前，他會開治療多發性硬化症的藥給蕾貝卡，例如免疫抑制藥物與類固醇。跟在候診室的母親碰面時，蕾貝卡幾乎忍不住啜泣。這樣她要怎麼照顧尼可拉斯？

接下來的六個月，蕾貝卡的症狀有了進展。此時，她的麻痺還伴隨一陣陣的頭暈、疲倦，以及腦霧——在最近一次的核磁共振造影檢查之後。某天，一位曾和蕾貝卡共事的護理師，也是我的委託人，建議蕾貝卡打電話給我，跟我約碰面。

解讀時，高靈告知我的第一件事，就是蕾貝卡有病毒的問題——是一種特別的EB病毒株。

「但我做過EB病毒的檢查，」蕾貝卡說，「結果顯示我的血液中目前沒有感染現象，只有顯示我幾十年前感染過，那不可能導致我現在的問題啊。」

我向她解釋，血液中有EB病毒抗體不一定表示病毒已離開一個人的身體，它反而更深入身體內部了。在蕾貝卡的例子中，EB病毒確實還活著，而且此刻正在影響她的中樞神經系統。我向蕾貝卡保證她沒有罹患多發性硬化症。

「我願意付出任何代價去相信這件事。」她說道。

「這是真的。」我告訴她，並繼續描述除了中樞神經系統，EB病毒還讓她的膈神經與三叉神經發炎，那正是她麻痺的原因。此外，病毒也正在釋放一種神經毒素，導致頭暈、疲倦與腦霧。

蕾貝卡終於被說服。「感覺像是身上的重擔被拿掉了。」

藉由遵循本章與第四部概述的飲食方案，蕾貝卡在六個月內就完全康復，不必再服藥，也回到她在醫院的工作崗位。她不再超時工作，因為她覺得額外值班的壓力會令她體力耗竭，讓EB病毒有機可乘。

光是了解自己的症狀是如何運作——並發現那不是無期徒刑——就能使蕾貝卡的療癒之路產生極為不同的結果。她告訴我，要是不知道她的難解疾病背後的真正原因，她確定自己一定終身都會背負著那個錯誤診斷。

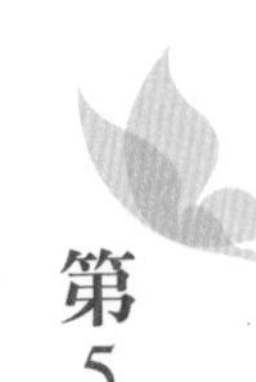

第5章 類風濕性關節炎

醫學界使用「類風濕性關節炎」這個詞，彷彿這就是那種會引發關節慢性疼痛發炎的病症的診斷結果。其實比較好的說法應該是「關節腫脹疾病」「關節疼痛症」或「無法解釋的全身性疼痛症」。若醫學研究尚未發現對某一組症狀的解釋——類風濕性關節炎的症狀就還找不到解釋——那麼最好用醫生確實知道的名詞來稱呼它。躲在花俏名稱背後幫不了任何人，尤其是病人。

類風濕性關節炎最常見的狀況是會影響手部與腳部的小關節，也可能影響膝蓋、手肘與其他大關節。此外，它還可能折磨身體的其他部位，例如神經、皮膚、嘴巴、眼睛、肺部與/或心臟。這種病最著名的結果是關節疼痛與腫脹——而慢慢地，也可能會出現關節與骨頭的損害或變形，或兩種狀況都有。醫學界不知道實際受類風濕性關節炎影響的美國人比報告中要多，大約有兩百五十萬人，年齡層從十五歲到六十歲都有，而受影響的女性人數比男性多五倍①。

醫學界相信類風濕性關節炎是一種自體免疫疾病——也就是說，這種病症是被擾亂的免疫系統將你身體的某些部位視爲入侵者，並持續攻擊那些部位作爲回應。這意味著你的身體在未經你允許的情況下反過來對抗你。

醫學機構訓練醫生全面運用這樣的說法來解釋難解疾病。這是一種誘騙手法，目的是讓病人安心，以爲提供健康照護的人了解他們發生了什麼事、爲何會發生，以爲有個方法可以控制問題。「自體免疫疾病」這個解釋並非醫學機構以爲的助力。當病人產生了「細胞會互相對抗」的心理印象，就會傳遞出錯誤訊息：病人的身體背叛了他；病人身體的療癒能力不受信任。

知道「**我們的身體不會自我攻擊**」非常重要。眞相是這樣的：關節的發炎是爲了**保護**你免於受到一種特別常見的病毒攻擊。你的身體很努力在阻止病原體更深入地鑽進關節與周圍組織，而當發炎變成長期、慢性，就成了所謂的「類風濕性關節炎」——但那仍是你的身體正在努力抵擋病毒的傷害。

此外，醫生還相信類風濕性關節炎沒有治癒之道，這一點他們也錯了。

本章會解釋類風濕性關節炎到底是什麼，以及你如何拿回控制權，重獲健康。

確認類風濕性關節炎的方法

若你罹患類風濕性關節炎，可能會體驗到下列許多症狀——而且有很好的理由。這些症狀源自你的身體正在使用它的防衛機制抵抗常見的病毒病原體。

- 關節疼痛，特別是腕關節與指關節、膝蓋，以及/或蹠骨球，但**任何**關節都可能受到影響。
- 關節發炎。
- 關節僵硬，特別是在早上，可能會持續好幾個小時。
- 刺痛或麻痺感（或兩者都有），特別是在手或腳部（或兩處都有）。
- 積水，特別是足踝或膝蓋後方。
- 疲倦、發燒，以及其他像流行性感冒的症狀。
- 心悸。
- 皮膚發熱或發癢。
- 一種遊走、灼熱的疼痛。
- 神經痛。

醫生會利用某些方法試圖確認類風濕性關節炎，但沒有一種是可靠的。下列是他們會運用的特殊檢查項目，請記住，這些都不可靠，因爲它們不是設計來找出類風濕性關節炎的眞正根源。這些檢查不會找到誘發類風濕性關節炎的病毒病原體，而是作爲體內有多少發炎現象的衡量基準。

- **類風濕性因子血液檢查**：這是用來檢驗醫生相信與類風濕性關節炎有關的抗體。然而，這項檢查在完全健康的人，或是罹患狼瘡之類不相關疾病的人身上，可能產生陽性結果，然後在眞正有類風濕性關節炎症狀的人身上可能產生陰性結果，因此不是非常有用。
- **抗環瓜氨酸抗體血液檢查**：這種較新的抗體檢驗，比類風濕性因子血液檢查更能有效確認類風濕性關節炎的發炎病例，但仍然很不可靠。
- **紅血球沉降速率血液檢查**：這是用來檢驗嚴重的發炎現象。發炎的原因很多，因此這項檢查無法確定你是否罹患類風濕性關節炎，但可以用來了解有多少發炎現象正在發生。因此，若你得了類風濕性關節炎，這能幫助你評估它的侵略性有多高。
- **C反應蛋白血液檢查**：這是用來檢驗與進展中的發炎有關的一種蛋白質濃度是否過高。不過，其他因素也可能製造出這種蛋白質，包括肥胖，而同樣地，單單發炎現象本身無法確認是類風濕性關節炎引起的。
- **超音波與核磁共振造影**：這些檢查可用來追蹤造成長期骨頭傷害的發炎活性。

另一個判定你是否罹患類風濕性關節炎的方法，就是去了解這種疾病的眞相。

類風濕性關節炎到底是什麼？

醫學界相信類風濕性關節炎是一種自體免疫疾病，起因是免疫系統不知爲何將關節與其他身體部位誤認爲入侵者，並予以攻擊。但如同我之前說的，**我們的身體不會自我攻擊，而只是對「受到病原體攻擊」這件事做出反應。**

類風濕性關節炎是ＥＢ病毒的一種類型。ＥＢ病毒會緩慢折磨身體的不同部位，包括關節、骨頭與神經。是這種病毒導致你的關節疼痛與發炎。（至於你的免疫系統，不僅是未犯下任何罪行的無辜者，還是對抗ＥＢ病毒的主要防衛者。）

如同稍早提到的，ＥＢ病毒的類型超過六十種，醫學研究得花幾十年才能查清楚造成類風濕性關節炎的ＥＢ病毒的狀態與變種。當時間、精力與資源終於能用在探討原因——希望是在未來二十或三十年內——研究者很容易就會發現已經破壞人們的關節與神經超過一世紀的ＥＢ病毒變異株。等醫生更深入挖掘，他們就會找到眞正解決這種病毒的方法。

知道類風濕性關節炎是ＥＢ病毒的一種類型，就能消除環繞在這種疾病周圍的任何黑暗謎團。ＥＢ病毒是可以解決的，第三章有很詳細的描述，包括你可以採取哪些步驟，以終結病毒造成的傷害，並摧毀你體內幾乎所有ＥＢ病毒。

療癒類風濕性關節炎

醫生治療類風濕性關節炎的典型方法，就是使用各種用於「危機管理」的抗發炎與免疫抑制處方藥物，因爲那是他們唯一能提供的。就類風濕性關節炎導致的疼痛與發炎程度而言，這是可以理解的。然而，這種策略有兩個問題。

首先，藥物並未對治類風濕性關節炎的根本原因，也就是ＥＢ病毒。這些藥物完全無法減少ＥＢ病毒，於是疾病得以繼續在你體內茁壯。它們阻止你的身體對病毒做出反應，彷彿病毒不在那裡。

其次，對抗ＥＢ病毒的主要防衛者是免疫系統，而處方藥物卻會**削弱**免疫系統功能。因此，這些藥物不僅無法協助你抵禦ＥＢ病毒，對病毒還有極大的幫助。

最好的方法是讀完第三章的內容，完全了解ＥＢ病毒。我希望你會發現那讓你獲得解脫，也相信你將受益於從中找到的建議。

而因爲導致類風濕性關節炎的ＥＢ病毒可能特別令人不適且不易處理，我也推薦下列的天然抗發炎物質（也就是不會削弱免疫系統功能），大致依個人偏好排列。這些東西有助於減輕疼痛，讓你更快從ＥＢ病毒中療癒。

・**薑黃素**：薑黃的成分，可減輕發炎、緩解疼痛。
・**蕁麻葉**：含有生物鹼的藥草，能減輕ＥＢ病毒特有的發炎症狀。
・**薑黃**：根莖類植物，可減輕發炎、緩解疼痛。
・**N—乙醯半胱胺酸**：可減輕發炎、緩解疼痛的胺基酸。
・**筋骨素**：可減輕發炎、緩解關節疼痛的化合物。

最後，可以使用冰敷與熱敷袋。一天用冰敷袋冰敷疼痛部位約半小時，以減輕發炎、加速療癒，然後隔天用熱敷袋敷同一個部位約十分鐘，以放鬆可能在受傷關節附近形成的任何肌肉緊繃。

若你採行這些忠告，最重要的是遵從第三章與第四部提供的所有中肯建議，那麼大約在幾個月到兩年之內（視不同因素而定，例如你目前的健康狀況），你就能擺脫ＥＢ病毒與類風濕性關節炎，重新取回你的健康與人生的控制權。

個案故事 用腫脹的手自力救濟

珍娜熱愛美容專家的工作，每天早上讓她起床的動力，就是可以用居家SPA療法與化妝品讓人們感覺自己很棒。不過，四十八歲的珍娜要擔負很多責任。身為有兩個十七、八歲孩子的單親媽媽，她經常擔心要有足夠的收入來支付他們家的租金、要管理她的美容專家團隊，以及要讓她的大兒子上得了大學。除了這些，去年她母親因為罹癌而病了一整年，珍娜必須利用每個週末與所有空閒時間來幫母親的忙——監督她去看醫生、付帳單、買日用品、幫忙做家事，以及處理她母親的私事。

多年來，珍娜偶爾會覺得身體疼痛，但她總是將其視為每個人都會有的自然現象。某天晚上，在一個充滿壓力的時刻——剛熬夜替母親做完一些文書工作，那一整天客戶的約又很滿——珍娜注意到她的手肘、手腕與手痛得比平常厲害。她告訴自己隔天早上就沒事了，但她起床時，狀況卻變得更糟。

她覺得自己似乎無法執行工作所需的那些要實際動手做的事，於是立刻跟她的醫生約時間去看病。抽了血、做了完整檢查之後，醫生告訴她：「我認為你得了類風濕性關節炎。」他將珍娜轉介給一位風濕科醫師，這位醫生為她做了其他檢驗與血液檢查，推斷珍娜有某些蛋白質與抗體引起的發炎現象，這些蛋白質與抗體跟關節的發炎有關。

這種拐彎抹角的理由逃不過珍娜的眼睛。「這是什麼意思？」她問道。

「意思是你得了類風濕性關節炎。」風濕科醫師答道。

「但一開始是什麼導致發炎的?」

醫生說，她身體的免疫系統在攻擊她的關節並使它們發炎。然後，他遞給她一份抗發炎與免疫抑制藥物的處方箋。

珍娜還是覺得這整件事很不合理。到目前為止，她都覺得可以信任自己。她可能無法信任別人，例如她的前夫或從未付她做臉費用的佛格森太太，但她一向相信自己的身體是跟她站在同一邊的。珍娜不懂為何她的身體決定開始自我攻擊，那感覺像背叛。

她很害怕病況會漸漸變糟。如果這場病的開始出乎意料，那麼，她懷疑什麼才能阻止她的身體繼續傷害自己。她看著她八十二歲、正在與癌症搏鬥的母親，不知道她到了那個年紀的狀況會比母親糟到什麼程度。珍娜的母親四十八歲時還很健康，不必面對類風濕性關節炎的問題。珍娜的身體有可能讓她活到七十歲嗎?

珍娜決定用自己腫脹的手自力救濟，跟一位功能醫學醫師約時間去看病。他看了珍娜之前的驗血報告，安排了額外的檢查，然後同樣得出「類風濕性關節炎」這個診斷結論。珍娜問醫生是什麼導致類風濕性關節炎，醫生說那是自體免疫的問題，亦即身體在自我攻擊。珍娜逼迫醫生說明得更清楚一些，但她似乎沒有獲得更好的解釋。醫生反而指示珍娜在飲食中排除小麥麩質與加工過的糖，並服用一大堆營養補充品，包括魚油、維生素D與B群。

遵循這樣的食物療法，珍娜覺得好了一點，手肘的疼痛沒有那麼劇烈了，但雙手與手腕的狀況離正常還很遙遠。她只能在她所謂的「好日子」裡工作，而她一個月的「好日子」很少。她不僅收入減少，還得替母親雇用一位助手，而那正在掏空她的銀行帳戶。

某一天，珍娜的一位客戶奧莉薇亞打電話來預約時得知她的狀況，便告訴她：「你一定要打電話給安東尼。」

我最初掃描珍娜的結果顯示她的神經與關節有發炎現象，但那不是因為她的身體在自我攻擊，高靈認出那是所謂的EB病毒造成的症狀。珍娜的免疫系統正試圖奮戰，並努力支持她去抵抗病毒。它正盡其所能地防止病毒進入她的關節與結締組織，然而，她一直服用的免疫抑制藥物卻在抑制她的免疫系統，讓她的身體無法為自己抵禦病毒。

當我向珍娜解釋，EB病毒在它某個早期階段會以單核球增多症的形式出現，她便回想起大學時得過單核球增多症，以及當時她所有關節的疼痛方式跟現在很像。解釋終於出現了。她了解到，病毒是從原本的單核細胞形式逐漸轉變，並深深躲進她的身體裡，維持潛伏的狀態，直到去年的過勞，加上她為了排除壓力而吃的某些食物隱藏著誘發因子，才讓病毒浮出檯面。這樣完全說得通了。而得知這個真相讓她可以信任自己的身體，她覺得自己的奮戰精神回來了，準備好要幫助她療癒了。

為了讓珍娜恢復健康，我們專注在水果與蔬菜的力量，集中攝取第三章列出的特定抗病毒食物。而實施我在第二十一章描述的「二十八天療癒淨化法」之後，珍娜就回去工作了，而且幾乎是全職。

不到三個月，她就恢復正常的工作量與行程。

珍娜把她母親的助手留下來做兼職，並開始帶著一袋袋療癒食物到母親家，教助手準備果昔（smoothie）、芒果莎莎醬、菠菜湯，以及其他能讓她母親的免疫系統維持強壯的菜餚。

在我們第一次談話的一年之後，珍娜仍遵循著去除EB病毒的飲食方案，遠離誘發病毒的食物，而且不曾再有任何疼痛。事實上，她多年來從未感覺這麼好過。現在她知道自己沒有罹患類風濕性關節炎，而且很得意她終於征服了那個在大學時期感染的小小單核球增多症病毒。

當假日來臨、比平常加倍忙碌時，珍娜看著自己排得滿滿的行事曆，一點也不害怕，反而會說：「放馬過來吧！」

①台灣的類風濕性關節炎患者約有十萬人，女性是好發族群，患病人數約爲男性的三倍。

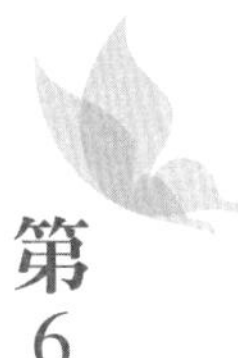

第6章 甲狀腺機能不足與橋本氏甲狀腺炎

要眞正了解甲狀腺失調與疾病，必須回顧歷史。

甲狀腺疾病其實很新，直到即將邁入十九世紀、工業革命開始改變世界運作的方式時，人們的甲狀腺才開始眞正出問題（在此之前，甲狀腺腫並不常見）。其原因在於碘和鋅之類的礦物質營養素不足，或是汞之類的重金屬帶來的毒性。

接下來，當全新發展的工業開始把有毒重金屬倒入河川、溪流與湖泊，當工廠開始釋放人體從未遇過的新興化學物質有毒排放物，人們的甲狀腺便開始承受最壞的結果。它們接觸到前所未有的大量毒性，愈來愈多的甲狀腺腫病例便出現了。

然後，在即將進入二十世紀時，工業界開始除去穀物、蔬菜與水果中的養分——都是以進步為由——然後把食物裝在鉛罐中。鉛正是讓人甲狀腺腫大的重金屬。而由於食物中沒有適當的營養，人們變得更加脆弱。

與此同時，醫學卻似乎有了重大突破。那是基於中世紀就很流行的一種觀點：以形補形。當時若某人得了心臟疾病，就會被指示去吃動物的心臟；腎臟疾病就吃動物腎臟來治療，腦部疾病就吃動物的腦，而眼睛疾病就吃乾燥的動物眼球。那是一種毫無功效的江湖醫術，但在那個年代卻被尊崇爲最明智的醫療趨勢。

多年後的十九世紀末期，醫學研究人員偶然碰到一個該理論確實可行的情況，而且是人類史上第一次。他們發現把豬的甲狀腺乾燥、磨粉，可製成一種有助緩解人類甲狀腺失調症狀的藥物，特別是針對甲狀腺腫。

這種藥物之所以有效的一個原因，是乾燥的豬甲狀腺提供了人們嚴重缺乏的一種營養素：碘。至於它能緩解病人痛苦的另一個原因，是醫學機構偶然發現了它的第一個類固醇化合物——也就是一種能抑制發炎與免疫系統功能的濃縮荷爾蒙化合物。每當甲狀腺陷入危機，身體通常會過度反應，導致體液積在腺體周圍，這就是引發甲狀腺腫的部分原因。乾燥甲狀腺藥物裡的荷爾蒙濃縮物扮演了免疫抑制劑的角色，降低身體對陷入危機的甲狀腺做出反應的能力。

「以形補形」的觀點似乎激發了一種療法，這是史上第一次。但我們必須明白，這只是某個醫生某天早上醒來時忽然想到：「來試試那個老掉牙的理論吧！」然後跑去肉店找了些被丟棄的動物身體部位，開始在實驗室裡即興翻弄。**眼睛治眼睛，腎臟治腎臟，甲狀腺治甲狀腺——嘿！最後一個有效！**他從一隻豬身上取出甲狀腺，曬乾、讓它脫水，然後給他的甲狀腺腫病人吃——而對他們剛好有效。這絕不是什麼以精密科學爲基礎的重大頓悟。

到了二十世紀，病毒急遽增加，女性開始出現與多年前見過的甲狀腺腫極爲不同的甲狀腺相關症狀。如今，多年之後，這種新疾病被貼上「甲狀腺炎」的標籤，其實只是代表一種甲狀腺發炎的現象。今日的病人經常得到「橋本氏甲狀腺炎」與「甲狀腺機能不足」的標籤，但這些仍是難解疾病。

現在，這種甲狀腺疾病掀起的另一波浪潮正降臨我們身上。數千萬人（大多是女性）連自己有甲狀腺疾病都不知道，但這種病卻正在降低他們的生活品質。確實因甲狀腺而獲得關注的病人，拿到的仍是以合成或乾燥的動物甲狀腺製成的藥物；當那種藥物無法有效抑制他們的症狀，醫生就會讓他們接受放射碘治療，試圖摧毀甲狀腺。

這不是進步。眞正導致這些難解的甲狀腺疾病的原因到底是什麼，答案仍未浮現，因此人們也未學到如何療癒。

接下來，我將揭露爲何有這麼多人正在與甲狀腺相關症狀搏鬥的眞正原因，以及如果你是其中之一，可以怎麼做。若你正在受苦，那是有原因的——而且也有療癒的方法。

甲狀腺機能不足與橋本氏甲狀腺炎到底是什麼？

甲狀腺是位於頸部的小小腺體，在身體健康上扮演重要角色。它控制你在任何時刻要接受多少能量，而這會影響身體裡的每個細胞。

當甲狀腺分泌很多甲狀腺素，就是在通知細胞要吸收葡萄糖，並轉化成身體活動、修復與再生所需的能量；而當甲狀腺分泌的甲狀腺素較少時，就是在通知細胞要延後並保留它們的能量轉換，稍後進行。這有助於確保身體以穩定的步調運轉。但漸漸地，較低的甲狀腺素濃度會導致你全身「動力不足」，因爲你的細胞並未收到讓它們正確運作所需的充電指示。

甲狀腺運作順暢時，身體也會運作順暢；然而，當甲狀腺不再正常運作，身體許多部位的健康就可能隨之崩解。

甲狀腺機能不足是用來描述甲狀腺素分泌不足的名稱，這是甲狀腺炎溫和的早期現象。甲狀腺機能不足與橋本氏甲狀腺炎不像過去的甲狀腺腫，是由於碘的攝取不足與毒素累積在甲狀腺裡引起的。但這兩個名稱也無法解釋導致人們疲倦、心悸、熱潮紅、腦霧、體重增加與其他許多相關問題的到底是什麼。

醫學界相信橋本氏甲狀腺炎是免疫系統不知爲何變得瘋狂，將甲狀腺細胞誤認爲入侵者而對它們宣戰的結果。

那並不正確。我要再說一次：身體不會自我攻擊。免疫系統不會變糊塗，而去攻擊我們自己的器官。這一點適用於甲狀腺與其他任何器官。

這個自體免疫疾病的錯誤理論只是個推卸責任的說法，把過錯怪到病人自己的身體，好讓人不去注意這件事：醫學研究對甲狀腺疾病的成因連皮毛都尙未觸及。

事實上，今日超過百分之九十五的甲狀腺失調，包括橋本氏甲狀腺炎，都源自一種病毒感染（另外百分之五來自輻射），而那種病毒就是EB病毒。

正如第三章解釋的，經歷一段很長的潛伏期——一般是在肝臟裡——之後，EB病毒便展開旅程，抵達甲狀腺，然後進入甲狀腺的組織裡。漸漸地，病毒量會讓甲狀腺變得虛弱，使它較無法有效分泌身體運作所需的甲狀腺素。隨著時間過去，EB病毒也會慢慢使甲狀腺發炎，讓症狀從甲狀腺機能不足，變成橋本氏甲狀腺炎。這不是你的身體背叛了你，反而是你的免疫系統正在追擊眞正的入侵者，且非常努力地保護你。

病人以爲甲狀腺藥物會追擊他們疾病的根源，事實上，這些藥物並未治療甲狀腺本身，而只是增加血液裡的荷爾蒙，希望身體會用這些荷爾蒙來取代甲狀腺沒在製造的荷爾蒙（甲狀腺素）。甲狀腺藥物其實是一種溫和的類固醇，會讓免疫系統對你的症狀做出反應的速度變慢，而這是個祕密。

若你正在服用甲狀腺藥物，並感覺到有所不同（而且是正面的），那很好。對源自病毒量的甲狀腺疾病來說，那種藥物可以扮演大多無害的OK繃角色。若你已試過甲狀腺藥物，症狀卻並未緩解，現在你就明白你的沮喪是有根據的。

我聽過數百名女性因甲狀腺失調開始服用藥物，十到十五年後，等她們五十幾或六十幾歲，再去檢查甲狀腺，醫生或護理師看了檢查結果卻對她們說：「你的甲狀腺到底怎麼了？看起來糟透了！」一直以來，那些女性都認爲她們是在對自己負責並主動出擊，以爲那些藥物一直在照顧她們的甲狀腺。

你不必被困在這樣的命運裡。遵照第三章提供的方案，你就可以擺脫ＥＢ病毒；而透過接下來各節的建議，你便能療癒並保護你受損的甲狀腺，同時增強輔助的腺體。你終於可以翻轉你的甲狀腺疾病，而不是被告知你正在對付、治療這個病，但事實上並沒有。知道你疾病的成因到底是什麼，以及如何讓狀況好轉，就能取回你對自身健康的掌控權。

甲狀腺功能相關血液檢查

若你懷疑自己有甲狀腺問題或疾病，但不確定，可以請醫生爲你做血液檢查，以檢測甲狀腺素濃度。

請特別要求檢查甲狀腺刺激素（ＴＳＨ）、游離四碘甲狀腺素（free T4）、游離三碘甲狀腺素（free T3）與甲狀腺抗體。雖然一點也不完美，但這些檢查是目前的黃金標準。

另類醫學界有個趨勢是做逆三碘甲狀腺素（reverse T3）的檢查，主張那可以準確指出問題，不過攻擊這種說法的人聲稱那只是謠傳。

就某種意義上來說，兩者都正確。你的逆三碘甲狀腺素濃度確實會反映眞正的問題，但有這麼多問題同時存在，不可能知道任何結果代表的意義。因此，即使逆三碘甲狀腺素的檢測結果不是個任意值，還是可以請醫生安排這項檢查。

最後，還有一件重要的事：即使你所有的甲狀腺檢查結果都在正常範圍內，你還是可能有甲狀腺問題。許多人（大多是女性）儘管檢查結果正常，還是會感受到輕度的病毒性甲狀腺機能不足症狀。有時要經過數月，甚至數年，甲狀腺疾病才會發展至血液檢查會注意到的程度（而且多數檢驗室的數據範圍都太廣，因此一種輕微病症可能、也經常被忽略）。

即使病人的甲狀腺檢查結果在正常範圍內，現在有些醫生還是會開出甲狀腺藥物的處方。這是一種打算在問題發生前就先阻止的覺知，對女性來說是一種進步，因爲她們終於被認眞看待與聆聽。然而，讓病人從輕度的病毒感染中獲得部分緩解的，只是那些藥物溫和的類固醇效應，想找出甲狀腺失調的根本原因，以及要怎麼做才能眞正幫助病人，醫學研究還有很長的路要走。

若無論檢查結果如何，你都感覺到甲狀腺疾病的症狀，就可以好好利用第三章、第四部與下一節提供的方案。若你的懷疑是錯的，可能發生的最壞情況就是你的甲狀腺會變得更強壯；若你的猜測是正確的，那麼，你不只是在努力終結自己的甲狀腺失調，也將會療癒，並讓自己免於在未來承受令人沮喪的甲狀腺問題。

療癒甲狀腺疾病

這一節提供的食物、藥草與營養補充品，能療癒你受損的甲狀腺、強化內分泌系統中所有與甲狀腺共同發揮作用的腺體（腎上腺、腦下垂體、胰腺等），以及降低病毒量，特別是甲狀腺裡面的。

對「致甲狀腺腫」食物的迷思

有一種新潮流讓人害怕花椰菜、羽衣甘藍、青花菜、高麗菜、芥藍菜葉與球花甘藍等蔬菜，傳聞這些蔬菜含有「致甲狀腺腫物」，也就是導致甲狀腺腫的物質。完全不用在意這個潮流！這些所謂「致甲狀腺腫」食物中的致甲狀腺腫物，其含量並不足以讓它以任何濃度長駐在甲狀腺裡。你一天得吃下相當於四十五公斤的青花菜，才會達到必須擔心的程度。

因此，請攝取並享用你最愛的十字花科蔬菜，它們其實有助於增進甲狀腺的健康。

療癒食物

對甲狀腺疾病最具療癒功效的食物是：大西洋紅藻、野生藍莓、芽菜、芫荽葉、大蒜、大麻籽、椰子油、巴西堅果、蔓越莓。它們能以不同方式殺死ＥＢ病毒顆粒、提供微量營養素、修復甲狀腺組織、減少結節的生長、排除有毒重金屬與病毒的廢棄物，並促進甲狀腺素分泌。

療癒藥草與營養補充品

- **鋅**：能殺死ＥＢ病毒顆粒、強化甲狀腺，並有助於保護內分泌系統。
- **螺旋藻**（最好來自夏威夷）：可爲甲狀腺提供重要的微量營養素。
- **墨角藻**：爲甲狀腺提供易於吸收的碘與微量礦物質。
- **鉻**：有助於穩定內分泌系統。
- **酪胺酸**：有助於增加甲狀腺素的分泌。
- **印度人參**：增強甲狀腺與腎上腺，幫助穩定內分泌系統。
- **甘草根**：可殺死甲狀腺裡的ＥＢ病毒顆粒，並支援腎上腺。
- **刺五加**（又名西伯利亞人參）：增強腎上腺，幫助穩定內分泌系統。
- **檸檬香蜂草**：可殺死甲狀腺裡的ＥＢ病毒顆粒，並抑制結節的生長。
- **錳**：對三碘甲狀腺素的分泌很重要。
- **硒**：可刺激四碘甲狀腺素的分泌。
- **維生素D3**：有助於穩定免疫系統及其反應。
- **維生素Ｂ群**：內分泌系統的必要維生素。
- **鎂**：有助於穩定三碘甲狀腺素。
- **ＥＰＡ與ＤＨＡ**（二十碳五烯酸與二十二碳六烯酸）：增強內分泌系統與神經系統。一定要買以植物（而非魚類）爲來源的種類。

- **過長沙**：能支持甲狀腺素的分泌，以及從四碘甲狀腺素轉換爲三碘甲狀腺素的過程。
- **鋤**：有助於穩定甲狀腺素的分泌。
- **銅**：能殺死EB病毒顆粒，並加強碘的效用。

個案故事 **不但讓甲狀腺功能恢復正常，身體也比以前強壯**

莎拉的朋友對她總是能夠以從不衰退的精力征服世界感到敬畏（也有一點嫉妒）。週末時，她和男友羅勃會去山上健行，回家後她還會想跟女性朋友出去。她可以吃任何想吃的東西，而且從來不會變胖。擔任健身教練的羅勃總愛在他工作的健身房炫耀她。

三十六歲那年，莎拉注意到自己在感恩節與新年之間胖了三公斤，快穿不下那件好看的牛仔褲了。一開始似乎只是月經期間的水腫，但月經結束後，她還是很難扣上褲腰的鈕扣。

她決定在健身房全力運動，消耗多出來的體重，也完全不吃碳水化合物。

莎拉的朋友潔西卡跟她說，她很高興看到她增加一點點體重，「這樣看起來健康多了。」但莎拉還是覺得體重輕一點比較自在，而且心知毫無原因的體重增加並不正常。

此外，她也知道潔西卡很高興看到她發胖是有其他理由——也就是嫉妒。

增加運動量並採行無醣飲食的第二週，莎拉注意到體重計上的數字並未往下掉，她的精力卻下降了。從來沒有減重問題的羅勃告訴莎拉，她只是運動得還不夠認真。羅勃還要她喝蛋白質飲品，試著增加她的肌肉量。

然而，莎拉的體重持續以每兩週增加〇．四公斤的速度上升，精力則持續下降。她曾經一直維持在五十二公斤，而當體重計上的數字到達五十九公斤那天，她打電話給她的醫生。

做了完整的檢查之後，醫生解釋說，莎拉的甲狀腺功能檢查結果顯示她的甲狀腺機能不足。莎拉問原因是什麼，她的身體一向很好，吃得也健康，而且一直有在運動啊。醫生說，那只是人在變老的過程中可能發生的狀況。

莎拉無法理解這種說法，她的字典裡沒有「老化」這個詞。她才三十幾歲，甚至還沒結婚，也沒有小孩，卻已經得了一種老人病？

然而，她還是服用了醫生開的甲狀腺藥物，繼續頻繁地運動，並保持無醣飲食。不過，她的體重依舊每個月增加將近一公斤。到達六十三、四公斤時，她打電話向母親訴苦，說羅勃對她體重增加這件事非常失望。他不再喜歡讓別人看見他跟她一起出現在健身房，認為她的身材反映了他作為健身教練的技能有多差。羅勃也不再帶她參加朋友或同事的聚會，幾星期來她唯一和他們一起出去的一次，他在那晚的一開始就為她辯護：「別擔心莎拉，她只是吃太多碳水化合物了。」

她母親對羅勃的行為頗不滿，並告訴莎拉：「我知道我以前跟你說過安東尼的事，而你還沒有打電話給他。我真的認為現在是時候了。」

在最初的掃描中，高靈協助我確認莎拉確實有甲狀腺的問題——是甲狀腺炎，正處於早期的甲狀腺機能不足邊緣。她還沒到甲狀腺完全發炎的程度，但正朝那個方向前進。我匆匆解釋這種病不是變老的症狀，是一種病毒——確切地說是EB病毒——引發了莎拉的問題。

我們立刻改變莎拉的飲食，排除會擾亂荷爾蒙的食物，例如蛋與乳製品，並把動物性蛋白質的攝取減到一天只吃一次，然後增加抗病毒水果與蔬菜的攝取量，包括木瓜、莓果、蘋果、野莧、芒果、菠菜、羽衣甘藍、芽菜、大西洋紅藻、芫荽葉與大蒜。至於營養補充品，則集中在檸檬香蜂草、鉻、鋅與墨角藻。藉由這樣的飲食方案，我們就能減少莎拉甲狀腺裡的病毒量，讓它恢復分泌正常濃度的甲狀腺素。

一開始，羅勃對這個新的飲食方案存疑。他認為早餐吃果昔（不加蛋白質粉），午餐吃一盤菠菜沙拉加柳橙和酪梨，晚餐吃鮭魚加蔬菜，正餐之間吃水果當點心，這樣的飲食含太多糖，且蛋白質不足。

然而，莎拉在頭兩週就減了將近兩公斤，第一個月則瘦了三．六公斤。

第二個月，體重下降的速度趨緩，但她的精力慢慢提升了。莎拉的新陳代謝恢復正常，額外的好處則是，她覺得自己的肌肉似乎正在增長，這是她過去從未感受過的。

三個半月之後，她的體重恢復五十二公斤，而且比之前同樣體重時有更多肌肉。

與此同時，莎拉告訴醫生她想逐漸停用甲狀腺藥物。雖然那違背了他受過的教育，醫生仍無法否認莎拉的甲狀腺功能正在恢復正常，而且她就在他眼前重新回到正常生活。很快地，莎拉就完全停止服藥了。

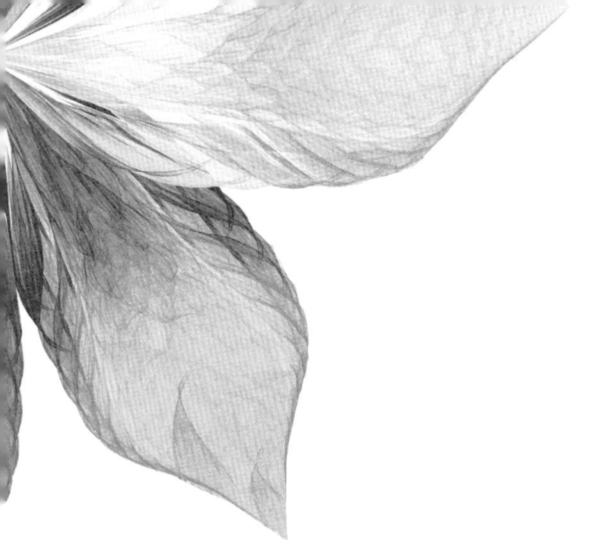

第3部

其他難解疾病背後的祕密

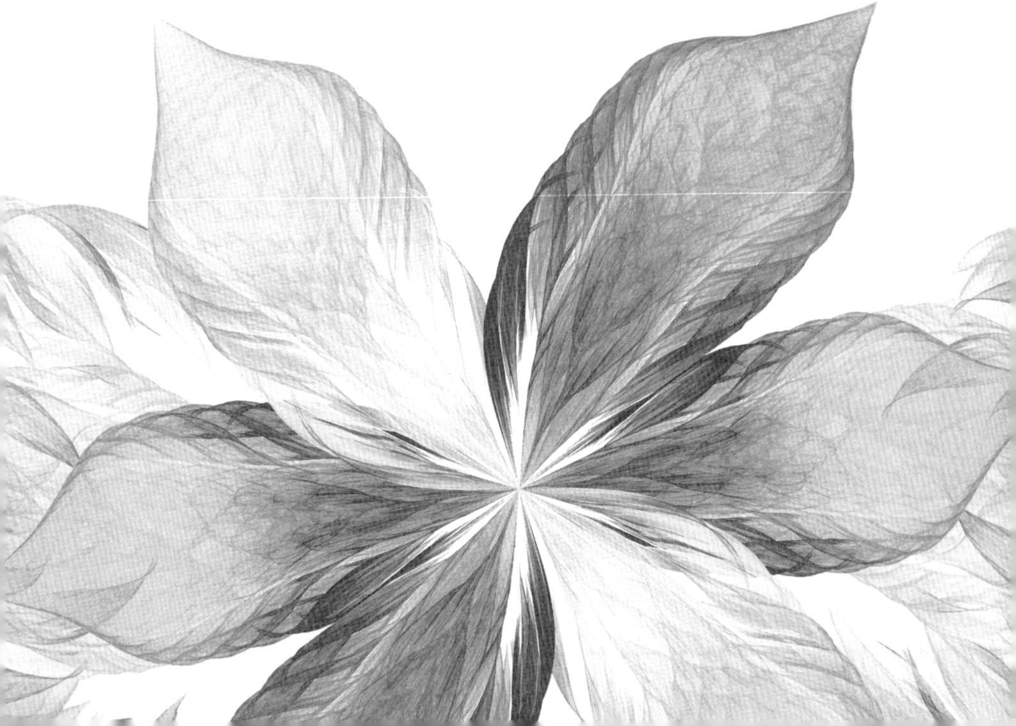

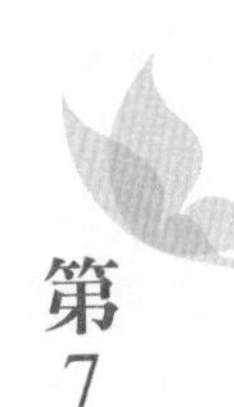

第7章　第二型糖尿病與低血糖症

身體最重要的燃料就是葡萄糖，這種單醣能提供你所有細胞運作、療癒、生長與茁壯需要的能量。

葡萄糖讓我們保持運作，並維持我們的生命。中樞神經系統以它爲基礎運轉，身體其他器官也一樣，包括心臟。葡萄糖是我們用來增加與維持肌肉的物質，此外，它也會執行修復受損組織與細胞之類的重要功能。

當你吃進食物，身體就會把食物分解爲葡萄糖，釋放進血液中，好讓葡萄糖流經所有細胞。然而，細胞無法直接取用葡萄糖，需要胰臟幫一點忙。

胰臟一直在監視血液，當它偵測到葡萄糖濃度上升，就會以分泌胰島素（一種荷爾蒙）來反應。胰島素附著在細胞上，通知它們打開，從血液中吸收葡萄糖。因此，胰島素不但讓細胞得到所需的能量，還確保血液中的葡萄糖濃度維持穩定。

若血液中的葡萄糖超過細胞所能消耗的——例如你吃了一頓特別不易消化的餐點（或許

是塗了厚厚一層蜜汁烤肉醬的豬肋排，亦即大量脂肪與糖分的組合）——胰島素就會指示將多餘的葡萄糖儲存在肝臟裡，之後在某個葡萄糖濃度過低的時刻，例如兩餐之間或身體劇烈活動期間，肝臟就會釋放出儲存的葡萄糖，供細胞使用。這是在肝臟很強壯、運作良好的情況下。

這通常是一個可以最佳運用胰島素的有效系統。然而，若胰臟無法在需要時分泌足夠的胰島素，這個系統就會開始出錯；如果某些細胞開始拒絕讓胰島素附著並打開以接收葡萄糖，這個系統也會出錯，這種狀況稱為「胰島素抗性」。

當這兩種問題其中之一或兩者一起發生，細胞就無法從血液中取出足夠的葡萄糖。如此身體將會排出部分多餘的葡萄糖到尿液中，可能導致排尿更頻繁，也會令你脫水、感到口渴。

若胰臟在身體需要時未分泌足夠的胰島素，或者你正經歷胰島素抗性（或兩種狀況都有），而且，如果這些問題導致血糖濃度特別高，你就有罹患第二型糖尿病的風險。光是美國，就有大約三千五百萬人罹患這種疾病，還有其他六千五百萬人有糖尿病前期，即血糖濃度比正常值高但尚未到達糖尿病的濃度。高達百分之三十五有糖尿病前期的人，在六年內會發展成第二型糖尿病。

醫療專業人士並不知道第二型糖尿病爲何會發生，這一點從醫生與營養師推薦給糖尿病病人的飲食方式就可明顯看出。若他們知道這些病人的身體裡到底發生什麼事，就會提供完全不同的飲食建議。雖然醫生知道一些正確的治療原理，但並不理解這種疾病如何或爲何發生。

本章將明確告訴你是什麼原因導致第二型糖尿病，也將眞正解釋胰島素抗性是如何發生的、低血糖症是什麼，以及如何讓系統恢復足夠平衡，使你的身體有機會療癒。

第二型糖尿病的症狀

若你得了第二型糖尿病，可能會經歷下列一種或多種症狀（請注意：也有可能你是處於早期的糖尿病，卻未經歷任何症狀）。

- **不尋常的口渴、口乾、頻尿**：這是因爲身體正在耗盡水分，經由尿液排出多餘的葡萄糖。
- **視力模糊**：當你脫水時，身體就可能從眼球的晶體抽取水分，以幫助排出多餘的葡萄糖。
- **不尋常的飢餓**：這是因爲細胞沒有獲得養活自己所需的葡萄糖。
- **疲倦、易怒**：因爲你沒有得到你的細胞充滿葡萄糖燃料時的正常能量。
- **消化問題**：胰臟不僅會分泌胰島素，還會分泌幫助身體分解食物的酵素。若胰臟功能不佳，不只會造成胰島素不足，也會導致酵素不足，使身體更難消化任何東西。

• **低血糖症**：這些能量低落狀態——即頻繁到每隔一小時就發生的血糖濃度下降情形——是肝臟衰弱與腎上腺功能不佳的結果。

導致第二型糖尿病與低血糖症的眞正原因

雖然醫學界還不知道，但第二型糖尿病與低血糖症，一般都是始於腎上腺。

每當你面臨持續的壓力、經歷困難且無法避免的考驗，你的腎上腺都會被啓動，讓身體充滿腎上腺素，這是一種爲你注入緊急能量的荷爾蒙。雖然這對急迫的困境來說是種有用的反應，但若身體持續以危機模式運作，且無法完全消耗會滲透到器官與腺體組織裡、具侵蝕性的腎上腺素，最後腎上腺素就可能造成嚴重的傷害。

胰臟在正常情況下是像嬰兒的屁股一樣光滑，但被基於恐懼或其他負面情緒的腎上腺素長期燒灼，胰臟會被磨損而結痂，使它變得又厚又硬。

那就像是這樣：出生時，你的胰臟就像一張全新的信用卡。有些人含著金湯匙出生，有很高的消費額度、充裕的現金信貸限額，與儲存好只等簽名使用的累積飛行里程數；其他人出生時的信用卡額度較低，利率較高、紅利較少。但無論如何，若你不小心，都可能把信用卡刷爆。當人們經歷讓自己筋疲力竭的生活，又以油炸或高脂食物、冰淇淋、餅乾等來控制壓力，這樣做就是在讓胰臟帳戶入不敷出，並且用光那些累積飛行里程數。長期下來，那會傷害胰臟製造足夠的胰島素、以從血液中擷取所有應該擷取的葡萄糖的能力。光是這種功能不佳的情況，就足以造成第二型糖尿病。

事情還沒結束。你的整個身體還會長期受到以負面情緒為基礎的大量腎上腺素的傷害，特別是若你在情緒不佳時吃東西，胰臟就會分泌混合了腎上腺素的胰島素，進入血液中，使身體把胰島素，與傷害它的、基於恐懼的腎上腺素連結起來。慢慢地，這可能使很多細胞對腎上腺素與胰島素的混合物「過敏」，導致它們避開這兩種荷爾蒙。醫學研究還沒發現這種混合物，也尚未了解身體會以這種方式反抗。那是胰臟虛弱的主要原因之一，導致胰島素分泌不足與身體細胞接收不到葡萄糖。

不易消化的油膩餐點也可能導致腎上腺素分泌過多，因爲腎上腺就像消防隊，而脂肪會啓動警鈴。當腎上腺獲得血液中有大量脂肪——因而可能讓胰臟與肝臟立即陷入危險——的訊號，消防隊（腎上腺）就會派出消防車（腎上腺素）去處理。激增的腎上腺素能增加消化強度，幫助將脂肪排出身體並保護你，但你也會付出代價，因爲這個過程長期下來可能會使胰臟變得衰弱。

另一方面，你的腎上腺也可能功能不佳——即腎上腺素分泌**太少**。這會使胰臟因爲要努力補償腎上腺的不足而過勞。若這種狀況是長期的，胰臟會發炎或腫大，最後也可能開始變得功能不佳。

然後再說一次，你可能會罹患腎上腺疲勞——在這種情況下，不穩定的腎上腺有時會分泌太少腎上腺素，有時又分泌太多。這樣可能會磨損胰臟，因爲它要補償缺少的腎上腺素，會變得發炎，之後又受到大量腎上腺素的侵蝕。

一旦胰臟功能失調，就可能受到來自**它本身**的傷害。因爲除了胰島素之外，胰臟也分泌幫助消化的酵素，還會分泌能防止這些強力酵素回過頭來把它當成有待分解的食物般對付的抑制劑。但若胰臟的缺陷變得夠大，就會開始減少分泌抑制劑，到那時，它分泌的酵素將造成更多傷害——此外，你也會開始經歷消化道的問題……

第二型糖尿病的一個前兆，是變動但偏低的葡萄糖濃度——稱爲低血糖症——那顯示身體妥善處理葡萄糖的能力有了重大問題。若肝臟儲存與釋放葡萄糖的能力減弱，就可能發生這種狀況；也可能發生在你無法每隔兩小時就至少吃一些均衡的點心——例如一點水果（提供糖分、鉀）與蔬菜（提供鈉）——時。經常不吃正餐會強迫身體耗盡肝臟裡珍貴的葡萄糖存量，促使身體不斷使用腎上腺素。而正如之前提過的，這可能會傷害胰臟，造成胰島素抗性，長期下來還會導致腎上腺疲勞與體重增加。

另一個重要因素是你吃的食物**類型**。大家經常誤解糖尿病是因爲吃大量含糖食物引起的，然而，問題其實不是出在糖身上，而是糖分與脂肪的結合——主要是脂肪。舉例來說，你可以一輩子、每天、整天都吃水果，卻不會得到糖尿病（事實上，我在第二十章會解釋，吃大量水果是延年益壽最有效的方法）。

問題出在**脂肪**。大多數攝取加工食品與蛋糕、餅乾、甜甜圈、冰淇淋之類垃圾食物的人，或者吃看似健康的主菜（例如雞肉），但之後又吃甜點的人，一般都會**同時吃下大量的脂肪與糖**。雖然不屬於營養素的糖（例如不是來自水果或蔬菜的糖分）絕對不健康，但會使肝臟與胰臟過勞的卻是脂肪。

首先會發生的是因高血脂引起的急性胰島素抗性，而高血脂則源自動物性蛋白質的餐點，不論是瘦的豬肉、牛排或雞肉，或是搗碎並油炸過的速食品，都會中止身體允許胰臟分泌的胰島素將糖分趕進細胞的能力。這就表示有一大堆糖分漂浮在血液中，哪裡都去不了。強壯的肝臟會盡其所能地蒐集最多葡萄糖，儲存起來以備不時之需，但長期下來，攝取大量動物性脂肪、蛋白質與加工油品的飲食習慣，會增加肝臟負擔。肝臟可能因爲要經常負起清除血液中多餘葡萄糖的責任，兩餐之間又要等太久才得以補充燃料，而呈現脆弱狀態。當肝臟這樣變得負荷過重時，就會把儲存的所有葡萄糖倒回血液裡，而可能引起初期的低血糖症。

因爲肝臟必須負起重擔，處理你吃進去的脂肪，因此高動物性脂肪的飲食（動物性脂肪甚至也會隱藏在人們覺得健康的低脂動物性蛋白質中），可能會讓肝臟功能不佳，無法以它應有的方式儲存與釋放葡萄糖。不易消化的大餐，加上正餐之間不吃東西引發的葡萄糖不足，最終便會導致第二型糖尿病。

同時，胰臟也必須分泌酵素來分解脂肪，好讓身體能消化它。大量的脂肪讓胰臟得特別努力工作，而若你已經有其他讓胰臟過勞的因素，例如嚴重的負面情緒或腎上腺讓胰臟充滿具侵蝕性的腎上腺素（或兩者皆有），一次高脂肪的飲食或許就是壓垮胰臟、造成第二型糖尿病的最後一根稻草。

好消息是，上述所有傷害絕對是可逆的。接下來，我們將敘述如何療癒胰臟、肝臟，以及因胰島素受創的細胞，終結低血糖症或第二型糖尿病。

療癒第二型糖尿病與低血糖症

醫學界一般會推薦少糖到無糖的飲食，建議病人完全不吃水果，並把注意力放在吃動物性蛋白質與蔬菜。

當心這種建議可能會讓你永遠都得當個糖尿病病人，並且不是身體運作正常，而是逐漸衰弱的糖尿病病人，因爲肉類中的脂肪只會讓你的病況更糟，但吃水果卻對療癒糖尿病至關緊要。你一定要了解，一開始正是動物性脂肪讓胰臟與肝臟變得虛弱。

糖分只是傳訊者，而在這個情況下，健康專業人士卻殺了傳訊者。糖分只是把之前就因胰臟被脂肪弄得過勞而產生的胰島素抗性呈現出來罷了。

我們很容易不知不覺地吃進高動物性脂肪的食物，即使是一塊四盎司（約一百一十三公克）的瘦肉，都含有一湯匙的濃縮脂肪，可能造成胰臟與肝臟的負擔。因此，當某人有胰島素抗性（即使他的飲食是傳統看來很「健康」的那種），且把糖分攝取到身體系統中，那麼糖分就會激發胰島素問題——接著忽然間，糖就吸引了所有的注意力，但它並非眞正的煽動者。

就把這種情況想成是個趁父母出城在家辦派對的青少女吧！假設她弟弟喝了他不知道有加了烈酒的調酒，結果吐了，便打電話給爸媽。然後當爸媽回到一屋子垃圾與酒醉客人的家，老姊（脂肪）便把整件事怪罪給她的小老弟（糖），但他根本沒做錯任何事！

當然，砂糖與其他許多甜味劑都對你不好，我也不建議你吃這些，然而，**要對付第二型糖尿病與低血糖症，降低脂肪攝取量，並多吃新鮮水果與蔬菜，是極為重要的**。我建議採用第二十一章的淨化法，來幫助療癒肝臟、胰臟與腎上腺，並穩定血糖濃度。

你的醫生可能會開胰島素給你。雖然胰島素可降低血液中的葡萄糖濃度，但對於受損的腎上腺、受損的胰臟、功能失調的肝臟、長期負面情緒，與／或胰島素抗性等核心問題，卻毫無用處。

接下來提供一種更聚焦的日常方法，專注於療癒第二型糖尿病或低血糖症的每種可能原因。你也可以在本書的第四部找到指引。你的問題需要多久時間才能解決，端視有多少損傷需要修補。幾個月內你應該就會注意到情況有所改善，而完整的過程一般需要六個月到兩年半的時間。

增強你的腎上腺

你罹患第二型糖尿病的事實，代表你很可能有腎上腺問題。因此，療癒的其中一步是閱讀第八章〈腎上腺疲勞〉。你可以遵循那一章的建議，好讓腎上腺穩定而強壯。

療癒食物

若你有第二型糖尿病或低血糖症，野生藍莓、菠菜、西洋芹、木瓜、芽菜、羽衣甘藍、蔓越莓與蘆筍是首要得吃的食物。這些食物可以替肝臟解毒、增加葡萄糖濃度、支持胰臟、增進腎上腺功能，以及穩定胰島素。

療癒藥草與營養補充品

- **鋅**：支持胰臟與腎上腺，幫助穩定血液中的葡萄糖濃度。
- **鉻**：維持胰臟與腎上腺功能，幫助穩定胰島素濃度。
- **螺旋藻**（最好來自夏威夷）：有助於穩定血液中的葡萄糖濃度，並對腎上腺有幫助。
- **酯化維生素C**：這種形態的維生素C能穩定與支持腎上腺。

・ＡＬＡ（硫辛酸）：可提升肝臟儲存與釋放葡萄糖的能力。

・**二氧化矽**：幫助胰臟穩定分泌胰島素。

・**馬齒莧**：可強化胰臟及其分泌消化酵素的功能。

・**刺五加**（又名西伯利亞人參）：能增強身體反應與適應的能力，因而有助於防止腎上腺對恐懼、壓力與其他強烈情緒的過度反應。

・**人參**：也可以增強身體反應與適應的能力，因而有助於防止腎上腺對恐懼、壓力與其他強烈情緒的過度反應。

・ＥＰＡ**與**ＤＨＡ（二十碳五烯酸與二十二碳六烯酸）：有助於療癒胰島素抗性。一定要買以植物（而非魚類）爲來源的種類。

・**生物素**：有助於穩定血液中的葡萄糖濃度，並支持中樞神經系統。

・**維生素Ｂ群**：可維持中樞神經系統功能。

・**武靴葉**：有助於降低血液中的葡萄糖濃度，並穩定胰島素濃度。

・**鎂**：可舒緩胰臟功能不佳導致的消化問題，也能鎮定受到壓力的腎上腺。

・**維生素D3**：可增強胰臟與腎上腺，減少發炎。

個案故事 用新的觀點看待糖分

從青少年時期開始，摩根就與她所謂的情緒高潮與低潮不斷搏鬥。她的母親金知道如果摩根太久沒吃東西，就會開始沒來由地沮喪或淚如雨下。

金一再帶摩根去看家庭醫師，評估她的血糖濃度，但摩根的糖化血色素與其他檢查結果總是正常。醫生忽視摩根反覆無常的行為，認為敏感——甚至躁鬱——的女孩就是那樣。

摩根二十歲出頭時，金找到一位另類療法醫師，說摩根有低血糖症。那位醫生指示摩根要完全避開糖分與其他碳水化合物，並執行一種嚴格的蛋白質與蔬菜飲食法，每隔幾小時就吃些小餐點，以穩定血糖濃度。

起初，摩根覺得有所改善。她與金認為這代表那種飲食法有幫助，因此她二十五歲前都不吃大多數的碳水化合物與所有加工糖類，將注意力放在每隔幾小時就吃醫生推薦的蛋白質，例如蛋、雞肉、火雞肉、起司、魚和堅果，以及因為是低碳水化合物而可以吃的番茄小黃瓜沙拉。這種方法讓摩根的血糖濃度與精力保持穩定，身體可以正常運作。

但到了二十八、九歲，她的精力再度變得反覆無常，還開始經常放屁與腹脹，伴隨體重增加與疲倦。運動過後，她會覺得精力大幅跌落，並極度渴望攝取糖分。

摩根到那位另類醫療醫師的診所抽血檢查，糖化血色素檢驗證實她得了第二型糖尿病。她幾乎無法接受。過去七年，她幾乎不吃任何糖分，每一種食物的包裝與標籤她都會仔細檢查，還刻意尋找蛋白質食物，避開碳水化合物。這方法似乎曾經拯救了她。金向她的美髮師傾訴這樣的困境，而美髮師正好是我的委託人。她告訴金我有辦法找出摩根健康問題的真相。

我跟摩根與金通電話的前幾分鐘，高靈就確認摩根有低血糖症，且技術上來說，目前也有第二型糖尿病。

「怎麼會這樣？」摩根問道，「我嚴格避開糖分與碳水化合物，而且每三小時就攝取蛋白質。」

「問題不在糖分，」我說，「而是脂肪。不幸的是，醫生開給你的處方，是一種偽裝成高蛋白質飲食的高脂飲食。」

「醫生告訴我，我一向吃的全是蛋白質。」摩根說，「脂肪在哪裡？」

「就在動物性蛋白質裡。」我告訴她，「七年來，脂肪一直是你主要的卡路里來源，因為你並不是靠糖分或碳水化合物的卡路里來維持生命。」

「那為什麼醫生不知道？」

「他們還不知道。」我說，「他們的注意力都放在高蛋白質的醫療趨勢上。」

金插嘴道：「為什麼這些食物只被稱作高蛋白質？為何都沒有提到脂肪？」

「因為一開始在一九三〇年代就是這麼行銷這些食物的。如果用高脂來行銷所有動物性產品，就不會那麼吸引人了。」

我解釋是動物性脂肪增加了摩根的肝臟與胰臟的負擔。「你前幾年會覺得穩定下來，是因為你兩餐之間相隔的時間不長，也因為高蛋白質與高脂的結合迫使你的腎上腺更努力工作，釋出它們的能量荷爾蒙。」如今，隨著年齡增長，她出現了所有腎上腺疲勞與消化不良的症狀，因為她的肝臟與胰臟功能變差了。這也是她體重增加的原因。

「你的肝臟再也無法儲存葡萄糖，以提供你能量，你的腎上腺分泌的腎上腺素也不足。我們得改變你的飲食，即降低動物性蛋白質攝取量到只在晚餐時吃一份，排除所有乳製品與蛋，並開始加入來自水果的天然糖分。你也必須拋開已深植記憶中那種對碳水化合物的恐懼，香蕉、蘋果、棗子、葡萄、瓜果、芒果、梨子與莓果會讓你的健康狀況有很大的不同。你可以保留一些堅果與種子輪流吃，只要一天只吃一兩次、每次是用手抓一把的分量即可。」

金有點猶豫。「你是在告訴一個糖尿病患者，她生命中需要的是更多糖分？」

我總是聽到這種話。「只能是水果裡的天然糖分。」我說。我向她們兩人保證，如果摩根採用少量多餐、兩小時吃一次的方法，攝取可平衡鉀、鈉與糖分的食物組合（如我在第八章〈腎上腺疲勞〉所描述的），她的狀況就會好轉。所有水果和蔬菜都是那些點心與餐點的絕佳成分，而建議摩根吃的療癒食物組合是西洋芹或小黃瓜，搭配棗子、蘋果、胡桃或種子。

不到一個月，摩根就覺得比過去十年更有活力，情緒也更穩定。她的體重開始下降，也終於可以運動，且之後不會覺得筋疲力竭。用棗子、香蕉與西洋芹打成的蔬果汁成了她最愛的運動後餐點。即使那似乎違反所有糖尿病陣線聯盟的建議，她還是認定自己因這樣的飲食改變而覺得棒極了，所以她一星期只想吃一份動物性蛋白質。

不到四個月，摩根就逆轉了她的第二型糖尿病。醫生拿出她的糖化血色素檢驗報告時感到非常困惑——因為結果顯示數值回復正常了。之後好幾個月，摩根繼續修復她的胰臟、肝臟與腎上腺，也讓生活回到了正軌。

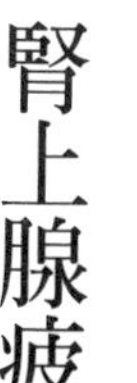

第8章 腎上腺疲勞

內分泌系統的關鍵要素是你的腎上腺，那是位於左右兩側腎臟上端、呈三角形塊狀的組織。腎上腺會分泌對健康極爲重要的荷爾蒙，包括腎上腺素、皮質醇，以及控制雌激素與睪固酮等性荷爾蒙分泌的荷爾蒙。

刺激腎上腺的主要因素是壓力，那會導致腎上腺分泌過量荷爾蒙，例如腎上腺素。這是內建在身體裡、因應短期緊急狀況的絕佳生存機制，因爲那些多出來的荷爾蒙很可能幫助你度過危機時刻。

然而，若壓力持續一段很長的時間——例如你正經歷破產、離婚、所愛之人過世，或其他導致嚴重情緒騷動的因素——腎上腺終會因處於持續的「超高速推進」狀態而受損。即使是在一段比較短的期間承受非常巨大的壓力，也可能使腎上腺過度緊張。常見的例子就是分娩，那需要非常大量的腎上腺素。

事實上，醫學界並不知道，產後疲倦與憂鬱經常是因爲腎上腺在經歷分娩後變得過於疲勞，以致突然無法在對的時間分泌足夠的正確荷爾蒙，來維持產婦的強壯、活力與快樂。

當腎上腺過度竭盡全力，它們就會得到相等的神經崩潰與不穩定行爲。

有些另類醫療醫師相信，當腎上腺有一部分「燃燒殆盡」，就會乾脆停止分泌所有人體需要的荷爾蒙。那是過於簡化了這些腺體在反應每一刻的情緒與環境變化時扮演的複雜角色。實際發生的狀況是，筋疲力竭的腎上腺可能分泌**太少**或**太多**荷爾蒙——就像躁鬱症患者的劇烈情緒擺盪——而非以穩如泰山之姿運作，針對每一種新處境精準分泌正確數量的荷爾蒙。

舉例來說，憂鬱症可能發生在失控的腎上腺瘋狂針對某個狀況過度反應，而以**太多**腎上腺素充滿你的身體；結果，過多的腎上腺素可能耗盡大腦儲存的多巴胺（這是一種對感覺快樂極爲重要的神經傳導荷爾蒙），因而令你覺得沮喪、憂鬱。這種隨時分泌出極低或極高荷爾蒙的多變行爲，是眞正腎上腺疲勞的特徵。

事實上，腎上腺疲勞從有人類開始就一直與我們同在，差別只在於它變得多普遍。拜我們步調快速與充滿壓力的時代所賜，有**超過百分之八十**的人在一生當中會多次經歷腎上腺疲勞。

腎上腺疲勞的症狀

若你有腎上腺疲勞，可能會經歷下列一種或多種症狀：虛弱、缺乏精力、注意力無法集中、愈來愈容易迷糊、健忘、難以完成曾輕而易舉就能處理的基本工作、聲音沙啞、消化不良、便祕、憂鬱沮喪、失眠、睡醒後覺得沒有休息到，白天一定得小睡片刻。

腎上腺素在夢中也扮演重要角色（例如當你在夢中奔跑，你的腎上腺也會被刺激而分泌荷爾蒙），因此在腎上腺疲勞的嚴重病例中，有些人會「夢不夠」，以致無法滿足心智、靈魂與精神所需。而在特別嚴重的病例中，有些人會虛弱到一天無法下床超過兩小時。

疲勞的腎上腺往往也會對其他腺體與器官造成影響。例如，胰臟可能為了補償腎上腺的功能不良而超時工作，導致發炎或腫大（或兩者皆有）；心臟可能因為要努力控制不尋常的皮質醇與血糖濃度，而必須工作得更辛苦。若過多的皮質醇突然快速流經身體，摧毀肝臟儲存的葡萄糖、肝醣與鐵質，肝臟就必須格外努力工作以製造更多這些物質；此外，你的中樞神經系統與大腦也可能因突然氾濫的皮質醇而功能失常。

皮質醇太少也可能造成其本身的混亂。皮質醇在把甲狀腺儲存的四碘甲狀腺素轉換成可用的三碘甲狀腺素，以及允許三碘甲狀腺素滲透進細胞並為其充電方面，扮演著關鍵角色。當你的腎上腺功能不佳時，可能在細胞層次上造成甲狀腺素短缺。在這種情況下，即使你有檢查結果正常的健康甲狀腺，仍有可能感覺到甲狀腺機能不足的症狀，例如體重增加、憂鬱沮喪、掉髮、指甲易碎、皮膚粗糙或變薄、發冷、血糖濃度上下變動，以及其他許多問題。

你也可能在腎上腺完全健康、但甲狀腺功能失常的情況下出現這些症狀（請見第六章）。再者，你可能有神經系統疲勞，這是由EB病毒與帶狀疱疹等引起的中樞神經系統腫塊所導致的。由於失去精力的原因非常多，很難單從一張症狀列表來得知你是否有腎上腺疲勞。幸運的是，你還可以尋找一些其他的線索。

其他腎上腺疲勞的徵兆

若你有上一節描述的某些症狀，而你的病況也符合兩種以上的下述情形，就很可能有腎上腺疲勞。

- **在一天開始沒多久或一整天，你都處於「垮掉」的狀態**：再說一次，若你缺乏足夠的腎上腺荷爾蒙，即使前一晚有正常的睡眠量，還是可能在午餐之前就覺得必須躺下來休息。
- **上班時一整天都很累，晚上在家時卻感覺比較有精神**：當你疲勞的腎上腺在充滿壓力的一天中為預防緊急狀況出現而保留了有限的荷爾蒙，然後在你回到家、身處較不可能遭遇危機的放鬆環境時釋放出來，就會發生這種情況。
- **你晚上會覺得特別疲累，卻難以入睡**：入睡這件事，特別是進入快速動眼睡眠期，會需要腎上腺荷爾蒙。若你缺乏這些荷爾蒙，就可能遭遇失眠、睡不飽的淺眠，以及/或無夢睡眠的問題。

・**即使睡了一整晚，還是覺得沒休息到**：同樣地，若缺乏足夠的腎上腺荷爾蒙來促使你進入快速動眼睡眠期並做夢，晚上就不會睡得好。此外，過低的荷爾蒙濃度也可能剝奪你很多精力，導致你不管睡多少都感覺虛弱。

・**即使只是做一點小事，腋下也一直在流汗**：這是你的整個內分泌系統爲補償腎上腺素不足而超時工作，所導致的結果。

・**你一直覺得口渴且似乎無法止渴，或你一直覺得口乾，或你經常渴望攝取鹽分**：這種狀況起因於血液中的大量電解質與神經系統被突然湧現的皮質醇摧毀。水、碳酸飲料、咖啡、酒精與其他大多數飲料都無法解決這個問題，你需要喝一些有均衡的鈉、鉀與葡萄糖含量的東西，來補充電解質，例如椰子水、新鮮現榨的蘋果汁、西洋芹汁，或是西洋芹與蘋果、西洋芹與小黃瓜的綜合果汁。

・**視線模糊或視力很難聚焦**：這是因爲過多皮質醇的湧現——這容易使身體任何部位脫水——影響了眼睛附近的一處或多處敏感點，而眼睛需要持續的大量水分。其他症狀包括黑眼圈或眼睛凹陷，或兩者皆有。

・**一直渴望攝取刺激性食物**：若你經常覺得需要刺激性食物來維持體力——例如香菸、咖啡、含咖啡因的碳酸飲料、餅乾或甜甜圈之類的甜點，甚至安非他命之類的興奮劑處方藥——就可能是直覺地在尋找失去的腎上腺荷爾蒙的替代品。雖然刺激性食物能快速提供能量支撐，但等它們的效應退去之後，你會很快「垮掉」。而且，這些刺激性食物因為經常強迫你的腎上腺過度工作，然後變得疲憊，長期下來，就會造成一種上上下下的循環，對已經功能不佳的腎上腺來說更是雪上加霜。

避免腎上腺疲勞

維持腎上腺強壯健康最直接的方法，就是避免會引發腎上腺過度分泌腎上腺素的長期或巨大（或是既長期又巨大）的壓力和緊張。舉例來說，假如你因接下好幾份工作而熬夜，把自己的身體操得太凶，可以的話，請考慮大幅減少義務與責任，容許你的腎上腺有時間恢復與療癒。

若不可能辦到，遵循本章的建議也能幫助你恢復健康。還有，要避開用來讓你的腎上腺素「激增」的人工刺激物，例如毒品或高劑量的咖啡因。

另一個讓腎上腺過勞的因素是強烈的情緒。這並不表示你應該避免**所有的**強烈情緒，舉例來說，若你感覺非常愉悅，腎上腺就會產生一種對你的身體有益的荷爾蒙，也不會使腎上腺負擔過重。然而，若你感到恐懼，腎上腺就會製造一種具破壞性的腎上腺素，長期下來就會耗損你的腎上腺與身體其他的重要部位。

你可能會問：「怎麼可能有些情緒比其他情緒對身體好？我的腎上腺回應**任何**情緒，不都是分泌同樣的腎上腺素嗎？」這正是醫學界相信與誤解的。事實上，腎上腺會製造五十六種混合腺素，來對應不同的情緒與狀況。更精確地說，它們會製造三十六種腎上腺素來應付日常狀況（例如感到害怕、快走、排便、洗澡、游泳、做夢），以及二十種腎上腺素來應付較不尋常的事態（例如分娩、抵抗身體遭受的攻擊、哀悼死者）。

根據經驗，若某件事令你感覺情緒很糟，就可能傷害你的身體，讓你對疾病更缺乏抵抗力；若這種狀況持續存在，還會讓你的腎上腺筋疲力竭。因此，你應該讓恐懼、焦慮、憤怒、厭惡、內疚與羞愧之類的負面感受出現然後離開，而非壓抑或沉浸其中。

離開痛苦的情緒，轉向愉悅的情緒，說起來比做起來容易得多。關於情緒方面的支持，你將在第二十二與二十三章找到一些建議。這兩章也包含當所有麻煩事似乎同時發生時，你可以進行的靈性平衡練習。

療癒腎上腺疲勞

假如仔細思考本章稍早描述過的症狀與情況，讓你相信自己有腎上腺疲勞，也不用絕望。你可以採取下面與本書第四部提供的一些具體步驟，來療癒你的腎上腺，讓它們重拾最大的力量。

若你只有輕微腎上腺疲勞，或許在一到三個月內就能回復健康；若是普通程度的腎上腺疲勞，則可能要花六個月到一年；如果是嚴重的，就可能要一到兩年半的時間。其他會影響這個時程的因素包括你的整體健康狀況，以及你生活中發生的事，例如，若你正面臨某種會持續讓你的腎上腺過勞的危機，就需要更多時間來療癒。

不管要花多久，愈早踏上恢復健康的路，就能愈早開始好轉，並將腎上腺修復到完全健康的狀態。

服用皮質醇（僅限緊急狀況）

若你正面臨某種危機，服用皮質醇替代藥物是個快速有效的方法。這會爲你的身體提供額外的荷爾蒙，以取代你活力不足的腎上腺沒有生產的荷爾蒙。

雖然醫生會選擇這種治療方式，卻非理想的解決之道，因爲你的身體一整天都需要腎上腺分泌的各種不同類型與分量的荷爾蒙，來應付不同的情況。早上吃一顆藥丸，無法跟會主動回應身體每一刻需求的腎上腺相比。

此外，皮質醇藥物是一種免疫抑制劑，會令免疫系統變得虛弱，讓你對其他許多問題更沒有抵抗力。

因此，藥物頂多是暫時讓你恢復運作的手段，幫你爭取時間，藉由以下的方法去妥善療癒腎上腺。

每一個半到兩小時吃點東西

大多數人是一天吃三次較多分量的正餐，中間相隔時間較長。這對腎上腺來說很辛苦，因爲一餐之後的一個半到兩小時，血液中的葡萄糖就會不足，代表你已耗盡攝取的糖分。一旦血糖濃度下降，腎上腺就會被迫分泌皮質醇之類的荷爾蒙，以維持你的「運作」。意思就是，若你經常長時間沒吃東西，就會讓你的腎上腺處於經常性的過勞狀態，沒給它們恢復的機會。

因此，療癒腎上腺最好的方式，就是每九十分鐘到兩小時吃一次分量少、營養均衡的餐點。

換句話說，就是要「少量多餐」。知道這一點非常重要，因爲當前的飲食趨勢正把人們送往相反的方向。遵照這種流行趨勢，會剝奪療癒腎上腺疲勞的機會。

少量多餐的方法之所以有效，是因爲多餐能讓你的血糖濃度一整天都保持穩定；而只要你血液中的葡萄糖濃度沒有下降，腎上腺就不用介入。給腎上腺大量的休息，就能讓它們把能量投注在自我療癒與修復上。

理想上，你的每一餐都應該含有均衡的鉀、鈉與糖——我們這裡說的是來自水果的天然糖分，是含有重要礦物質與營養素的那種糖，而不是食用糖或出現在乳製品中的乳糖。以下是一些療癒腎上腺的絕佳餐點：

- 一顆棗子（鉀）、兩根西洋芹（鈉）、一顆蘋果（糖）
- 半顆酪梨（鉀）、菠菜（鈉）、一顆柳橙（糖）
- 一顆番薯（鉀）、荷蘭芹（鈉）、羽衣甘藍佐檸檬汁（糖）

要特別說明的是，你還是可以吃分量較多的正餐。上述例子不須取代你的早餐、午餐與晚餐，反而能讓你在兩頓正餐之間的血糖濃度保持穩定。

除了少量多餐之外，你還可以吃一些特定食物來修復腎上腺。

療癒食物

某些水果與蔬菜有助於保護腎上腺，以及透過強化神經系統、減輕發炎、緩解壓力、提供對腎上腺功能很重要的養分，來加速腎上腺的復元。想要從腎上腺疲勞中恢復，首要得吃以下食物：芽菜、蘆筍、野生藍莓、香蕉、大蒜、青花菜、羽衣甘藍、蔓越莓、黑莓、蘿蔓與紅蘋果。

不能吃的食物

若你有輕微的腎上腺疲勞，遵循本章的其他建議可能就沒事了；然而，若你的狀況是普通到嚴重，那麼在你變得比較強壯之前，可能必須暫時禁止攝取某些食物，因爲那些食物會增加腎上腺的壓力，拖延它們療癒的時間。請注意，許多飲食專家推薦吃大量動物性蛋白質，這若不是因爲他們不明白即使低脂動物性蛋白質都隱藏著許多脂肪，不然就是他們認爲脂肪含量是好東西。這種蛋白質攝取建議似乎非常有說服力，因此要當心。其實，那對**任何人**都不好；若你有腎上腺疲勞，那更是特別不健康。高脂肪會讓胰臟與肝臟過勞，最後導致胰島素抗性，讓身體很難保持穩定的葡萄糖濃度……結果造成腎上腺的巨大壓力，因爲它們奮力在分泌補償用的荷爾蒙。

飲食專家也經常勸告人們斷除碳水化合物。同樣地，這麼做也不好，而且可能導致緊張，因爲身體需要碳水化合物來提供能量。遵循這些飲食潮流會使你身體的反應變慢，讓你無法療癒腎上腺疲勞。請避免這種無益的飲食方法，轉而遵循本章的建議，讓你的腎上腺重新變得強壯。

療癒藥草與營養補充品

- **甘草根**：有助於平衡體內的皮質醇與皮質酮濃度。

・**螺旋藻**（最好來自夏威夷）：含有高濃度的超氧化歧化酶與鉻，能增強腎上腺的力量。

・**酯化維生素C**：這種形態的維生素C能減少發炎，鎮定因過勞而腫大的腎上腺。

・**鉻**：有助於平衡胰島素濃度，並增強腎上腺、甲狀腺與胰臟的力量。

・**刺五加**（又名西伯利亞人參）：強化身體反應與適應的能力，有助於保護腎上腺，不讓它們對壓力過度反應。

・**五味子**：有助於抑制腎臟痙攣，因而減輕腎上腺的壓力。

・**印度人參**：有助於平衡睪固酮、去氫皮質酮與皮質醇的分泌。

・**鎂**：能減少焦慮，鎮定過度活躍的神經系統，減輕腎上腺的壓力。

・5—**甲基四氫葉酸**：能增強中樞神經系統的力量，因而減少腎上腺的緊繃。

・**冬蟲夏草**：可恢復膽囊與肝臟的力量，好讓這些腺體能更有效地處理血液中過多的皮質醇。

・**人參**：強化身體反應與適應的能力，有助於保護腎上腺，不讓它們對壓力過度反應。

・**玫瑰果**：能減少發炎，鎮定因過勞而腫大的腎上腺。

・**大麥苗汁萃取粉**：可增加胃酸，以強化腎上腺。

・**黃耆**：能強化免疫系統與整個內分泌系統。

・**檸檬香蜂草**：爲神經系統添加能量，幫助控制胰島素的分泌。

・紅景天：能讓腎上腺發揮最佳功能。

個案故事 **因動物性脂肪而疲勞，因水果而治癒**

三十五歲的瑪麗因為總是感到疲倦而去看醫生。無論休息多久，她似乎都無法擺脫疲倦感。在運輸公司工作的她，上班時總是無法完全清醒或保持警覺。瑪麗的醫生進行了許多檢查，收到結果後打電話給她。「都沒有問題，」他說，「你只是有點過勞。等假期過了之後，你就會恢復了。」

但在新年假期中，疲倦感仍存在，且漸漸加重。這一次，瑪麗去拜訪一位整合醫學醫師，他診斷出她有腎上腺疲勞。他是對的。然而，除了列出一長串營養補充品之外，他還指示瑪麗排除飲食中所有的碳水化合物與糖分，一天只能吃一顆青蘋果，偶爾吃點莓果。她必須嚴守一天三餐，每餐要有動物性蛋白質，加上各種蔬菜的規則。

起初，瑪麗覺得精力百倍，以為自己正逐漸痊癒。真正的狀況其實是這樣：她飲食中失去的糖分導致血液中的葡萄糖減少，為了補償糖分，她原本已筋疲力竭的腎上腺如今正加倍努力，讓她體內充滿腎上腺素。此外，一天吃三次動物性蛋白質（當然含有脂肪），正在加重瑪麗肝臟與胰臟的負擔，並迫使她的腎上腺分泌更多荷爾蒙，以維持一切的平衡。並未真正理解身體所需與運作方式的飲食風潮，就是會有像這樣的風險。

以這樣的方式吃了三十天之後，瑪麗明顯感覺到精力減退。疲倦感現在變得更嚴重，她每天都比以往更難把自己拖去上班。此外，她無法控制地渴望攝取糖分，開始去自動販賣機買加工過的碳水化合物與甜點，來滿足這種渴望。在她的血液中，糖分與高濃度的動物性脂肪結合，誘發了胰島素抗性。現在她的腎上腺開始分泌更多腎上腺素，到了幾乎完全耗竭的地步。

這時，瑪麗公司裡的一名實習生告訴她我如何幫助他媽媽的事，瑪麗便打了電話給我。從一開始，我們就從她的飲食中排除動物性脂肪與蛋白質，並將一天吃三餐改成少量多餐（每兩小時吃一次），這能讓她血液中的葡萄糖濃度保持活躍與穩定，並終結她的胰島素抗性。此外，我們也透過鈉含量高的蔬菜、鉀含量高的水果與蛋白質含量高的綠色蔬菜，來增加她飲食的均衡度。

很快地，瑪麗就恢復到她去看第一位醫生時的狀態；不到一個月，她就感覺身體又可以正常運作了。

而不到一年，她就充滿了元氣。

我最近追蹤她的狀況時，她說她注意到公司其他人有血糖相關的疲倦問題，因此她與那位實習生開始為同事做下午喝的蔬果汁，而且很受歡迎。她說她仍然喜歡少量多餐，覺得高靈建議的飲食方式讓她舒服太多了，因此她只在非常特別的場合，才會冒險不採用她的療癒飲食法。

第9章 念珠菌感染

診斷某人感染念珠菌的流行風，源自一個正統醫學處於全然否定狀態的時代。那是一九八〇年代中期──其實也是慢性疾病的黑暗年代──醫學模式並不承認女性對自身健康的種種擔憂，只會給予荷爾蒙補充療法或抗憂鬱藥物。成千上萬的女性覺得被忽略，且忍無可忍。

與此同時，另類醫療運動也到了一個轉捩點。愈來愈多另類醫療醫師與療癒師開始自己執業，或是加入已成立的診所。這是正統與另類醫療醫師壁壘分明的時代，你不會在正統醫療院所找到自然療法或整體醫學的醫師，另類療法醫師則覺得蓄勢待發，要戰勝正統醫療──他們只需要某件可以卯足勁去做的事，好證實他們的知識。

對自己平時去看的醫生感到失望的女性快速增加，她們開始擠滿另類醫療院所的候診室。問題是，雖然那些醫生確實相信女性正爲了**某個原因**受苦，但他們也不知道問題出在哪裡。這是一九八〇年代中期到一九九〇年代初期一場偉大的覺醒，女性與她們身體上的不適終於被認眞看待。

到這時爲止，荷爾蒙運動已造成重大影響。那是正統醫學界廣泛接受的療法，把所有問題都歸咎於更年期與更年期前期。然而，當另類醫療醫師嘗試爲許多帶著難解症狀的病人下診斷時，尚未搭上荷爾蒙運動的列車。他們懷疑是其他東西在作祟。

另類醫學界猛烈抨擊念珠菌這種眞菌。這對歷經數十年正統醫療照護、卻仍找不到答案的女性來說，是個耳目一新的標籤。念珠菌成了「我們終於知道爲何大家都不舒服」的同義詞。這是錯誤的，但仍是個了不起的突破。

一位女性坐在自然療法醫師的診間，聽到自己感染了念珠菌，她會有獲得認可的幸福感，那個認可是：「你**確實**生了某種病。」她還是被責怪了，因爲醫生把問題根源指向生活型態，但一切似乎很有道理。而當她遵循醫生的指示，不吃油炸與加工食物，以及油膩的點心，她甚至覺得自己的健康狀況有所改善。

到了一九九〇年代末期，「感染念珠菌」這種診斷結果的流行風已從另類醫學界擴及正統醫學界。如今它已是主流，也是告訴某人「這就是你生病的原因」最簡單的方法之一。當女性接受念珠菌感染的治療之後，眞的痊癒了嗎？沒有。那激烈的無糖但高脂與高蛋白質飲食建議，只提供了暫時的緩解……以及之後的反效果。

事實上，念珠菌是我們這個時代受到最嚴重不當中傷的酵母菌。我們**全都有**念珠菌，那是一種居住在腸道、有益於食物消化與吸收的眞菌。你的身體可能幾乎布滿念珠菌，卻非常健康。有些人體內有大量念珠菌，也完全不忌口，但一點疲倦或肚子不舒服的跡象都沒有。一般而言，念珠菌本身是無害的。

醫學界尚未完全了解的是，念珠菌是其他疾病與有機體常見的同伴，或者說輔助因子。這些疾病與有機體包括萊姆病、帶狀疱疹、EB病毒、疱疹、困難梭狀芽孢桿菌、鏈球菌、幽門螺旋桿菌、糖尿病、多發性硬化症、人類疱疹病毒第六型、巨細胞病毒等。

舉例來說，若你有萊姆病的症狀（見第十六章），那麼，引發這些症狀的條件——如抗生素、不健康的食物、睡眠不足、壓力、恐懼——加上因爲感染任何一種病毒或細菌（或兩者皆有）造成的發炎，很可能讓念珠菌有較高的繁殖率，使得念珠菌的檢查結果更有可能呈現陽性。請記住，念珠菌的檢驗仍然不可靠、不確定，即使檢查結果沒有顯示陽性反應，你還是可能有念珠菌。然而，對你身體造成傷害的不是這種眞菌，而是其他東西。

歸咎於念珠菌，就像拿槍殺了傳訊者。大量增加的念珠菌可能意味著有什麼地方出了問題、值得調查，而不是問題出在念珠菌本身。

但對醫生來說，利用一堆檢驗來查出念珠菌相對簡單，因爲他們目前幾乎不可能查出纖維肌痛症、多發性硬化症、阿茲海默症、失智症、某些泌尿道感染、某些類型的腎上腺疲勞、慢性疲勞症候群、狼瘡、類風濕性關節炎、萊姆病、甲狀腺疾病，以及其他許多醫學界尚不了解的疾病背後眞正的問題根源。念珠菌就這麼成了最方便的代罪羔羊。

關於念珠菌的眞相

關於念珠菌，醫學界出現過許多基於錯誤資訊、且被數十年的潮流強化的荒謬見解。你必須秉持開放心態來閱讀以下的內容，因爲它們牴觸了別人告訴你、與這相對無害的眞菌有關的所有資訊。

眞正由念珠菌所致的病例很罕見

每年有數十萬病人的主要健康問題，其原因都被誤診爲念珠菌。事實上，只有不到美國與歐洲人口總數百分之〇．一的人，其重大健康問題與念珠菌有關。

在這不到百分之〇．一的病例中，念珠菌確實造成顯著傷害，也需要治療。失控的眞菌一般會導致普通到嚴重的發燒，還可能變成持續數週到數月的慢性長期發燒，而臨床的血液檢查也會顯示血液裡有大量念珠菌。這些眞正的念珠菌所致病例一般是因爲手術後的併發症，而且幾乎都會同時出現無法控制的細菌感染。

如果醫生告訴你，你的症狀來自念珠菌，他極有可能是弄錯了。

念珠菌與腸漏症候群

念珠菌一直被指控會鑽透結腸與腸道的黏膜，造成腸漏症候群。

這並不完全正確。

大量念珠菌可能造成的最壞狀況，就是在腸黏膜的發炎部位形成痂，而輕微妨礙食物吸收。在幾乎所有病例中，念珠菌也只能糟到這樣（至於腸漏症候群的眞正原因，請見第十七章）。

念珠菌有示警作用

腸子是念珠菌的家，但它也可能出現在肝臟、脾臟、陰道與其他地方。除了爲免疫系統增加一些輕微負擔之外，它不會造成顯著的傷害。

然而，念珠菌可能是其他眞正值得擔心、促使這種眞菌成長的問題的指標。例如，當這同時存在的酵母菌承擔了讓病人不舒服的罪過，醫生可能就不會注意到陰道鏈球菌感染的問題。所以，醫生最好把念珠菌當成徵兆，以尋找潛在的鏈球菌。

處理疾病的根本原因

你根本無須直接處理念珠菌過多的問題，而是應該去療癒造成症狀的疾病的根本原因。一旦終止了眞正的疾病，念珠菌的量自然會回復正常。

今日醫學的一個亮點，就是對念珠菌的普遍療法，例如更健康的飲食習慣，對許多伴隨著念珠菌的眞正疾病來說，也是有效治療的要素。當某人改變飲食，排除蛋糕、麵包與低卡碳酸飲料等食物，免疫系統自然會增強，使身體較不易得到自體免疫疾病或其他疾病。

然而，其他針對念珠菌感染的飲食建議，可能是有害的……

對水果的恐懼

對念珠菌的最大誤解之一，牽涉到什麼樣的食物餵養了它。雖然大家知道念珠菌可能是以糖維生，問題是：**哪一種**糖？

人們經常認爲所有的糖都一樣，那就像是說所有的水，從新鮮的飲用水到抽水馬桶裡的水都是一樣的。

事實上，水果中自然生成的果糖，是由多種化合物與物質組成——包括抗氧化劑、多酚、花青素、礦物質、植物性化合物與抗癌微量營養素——它們能消滅幾乎所有疾病，並眞正殺死念珠菌。即使把糖從水果中分離出來，濃縮成果糖，也沒有餵養念珠菌的能力。

再者，水果中的糖在三到六分鐘之內就會離開胃部，根本不會接觸到腸道。因此，若你害怕水果的糖分會餵養念珠菌，可以不用再擔心了。水果的纖維、果肉、果皮與種子不僅能殺死各種念珠菌、酵母菌與眞菌，還能殺死寄生蟲，以及大腸桿菌和鏈球菌之類的無用細菌。**水果是你對抗念珠菌的祕密武器**（想知道更多資訊，請見第二十章）。

眞正會餵養念珠菌的糖包括食用糖、加工過的蔗糖、加工過的甜菜糖、來自龍舌蘭糖漿的糖、任何一種加工過的細砂糖，以及來自玉米的糖（如高果糖玉米糖漿）。這就是另類醫療醫師透過鼓勵大家戒掉巧克力蛋糕，而幫助到人們的地方。

對脂肪與蛋白質的迷思

高脂肪、高蛋白質的飲食能餓死念珠菌，是個嚴重的誤解。事實上，**脂肪與蛋白質會餵養念珠菌**。

容易導致發炎的蛋白質具有黏性，會與腸道黏合。如果某人的消化系統很弱，而未被消化的蛋白質在其體內累積，就可能形成念珠菌及其他各種眞菌、寄生蟲與細菌的溫床。

依賴脂肪作爲主要的卡路里來源，則會導致念珠菌大量生長。病人或許確實遵照醫生規畫的飲食方式，一切看來也可能都沒問題，然而，念珠菌正默默地在病人體內繁殖，狼吞虎嚥病人吃下肚的雞鴨鵝肉、蛋與油脂。等病人在她兒子生日派對上屈服於想吃冰淇淋的欲望那天，念珠菌就會現身，然後，病人的狀況可能比剛開始的時候更糟。

對抗念珠菌的最佳方法，就是結合大量水果與蔬菜的低脂、低蛋白質飲食。

療癒念珠菌感染問題

從加劇的念珠菌感染中療癒最好的方式，就是去處理眞正引起症狀的疾病。

也就是說，若你沒有其他難解疾病的症狀、沒有身體系統的不平衡、沒有自體免疫問題或其他任何健康問題，而且你確信自己是極少數單純由念珠菌所致的病例之一，那麼請遵照第十七章的建議。那裡的資訊對任何人都有益，包括只想把念珠菌當作潛在健康問題的附屬問題來處理的人。對付念珠菌的目標是增加消化液裡的鹽酸濃度，重建腸道，並強化肝臟、除去肝臟的毒素。

還要記住，你應該避開抗生素與抗眞菌藥物。這些藥會掃除腸子裡的所有細菌（包括好菌），嚴重削弱免疫系統。受損的免疫系統會誘發潛伏在體內且對這些藥物有高度抗藥性的病毒、細菌與／或眞菌，它們可能會因此開始繁殖，降低你的生活品質。

個案故事　被錯怪的念珠菌

瑪格麗特是位幼稚園老師，她開始感覺到極度疲倦是在四十二歲時。即使睡了一整夜，醒來之後她還是覺得沒休息到，而且一整天都很累。

很快地，瑪格麗特的手肘、膝蓋與腳踝開始一碰就痛，跟班上小朋友玩團體遊戲時，很難站起與蹲下。以前吃都沒問題的食物，現在則會導致腸胃不適，而且她一直覺得脹氣。除此之外，她會週期性地發熱或發冷，於是她開始採取「洋蔥式穿法」，好在注意到自己冒汗或手指冰冷時調整穿著。

當看到瑪格麗特過了一個無所事事的長週末，仍帶著呵欠與黑眼圈回到學校時，她的助理教師建議她去做個檢查。瑪格麗特去找她平常看的醫生，他為她抽血檢查甲狀腺問題。拿到檢查結果後，醫生打電話告訴她一切都沒問題：「你身體很健康。」

瑪格麗特很不滿意，便去找她姊姊曾大力讚揚的那位功能醫學醫師。當瑪格麗特坐在那位醫生開著冷氣的診療室裡搧著風時，他理解地微笑著。「你碰到的是荷爾蒙的問題。」他說，並補充說明那可能是一種更年期前期的失調或初期問題。那位醫生堅持，是其中一個問題與念珠菌結合，導致了她的症狀。

瑪格麗特大大鬆了口氣，覺得終於有了答案。她輕快地走出診所大門，帶著生物同質性荷爾蒙補充療法與抗真菌藥物的處方箋，還有一張列印出來的資料，解釋她必須淨化飲食，並排除加工過的糖和油，以及油炸食物。

吃完十天療程的抗真菌藥物之後，瑪格麗特並未覺得比較好。她回去找那位功能醫學醫師，說她覺得腸胃更糟了。他賣給她一瓶益生菌，並向她保證那會緩解她的不適。一星期後，就算用了益生菌、生物同質性荷爾蒙補充療法，與新的飲食方式，瑪格麗特還是在上課時肚子絞痛到直不起身子。

這一次，她決定去找自然療法醫師。那位醫生在瑪格麗特詳述她的故事時頻頻點頭，之後也同意問題出在荷爾蒙不平衡與念珠菌。為了對付念珠菌，醫生指示她吃一系列的清腸營養補充品，並要她排除飲食中所有的碳水化合物，而以動物性蛋白質與蔬菜為主。

此時學校已經放暑假，因此瑪格麗特投入全副心力，照那位自然療法醫師的建議去做，甚至不碰她最愛的巴薩米克醋與每晚的一杯紅酒。她估計她的疼痛因這樣的改變而減少了百分之十五，她走的路似乎是對的……但她的進展仍無法超越最初的微小進步。

那位自然療法醫師要她進行另一個淨化療程，但現在，瑪格麗特卻看著自己之前的進展就這麼消失了。她關節一碰就痛的問題回來了，還變得很常放屁，而且比以往都要疲倦（我之後會告訴她，這是因為她沒有碳水化合物在支撐）。瑪格麗特渴望吃莓果、葡萄柚與香蕉，但那位醫生恐嚇她絕不可碰水果。她以十足的決心，連續三十天完全不攝取糖分，也不吃任何碳水化合物。

現在，她卻害怕自己的狀況比尋求協助之前還要糟。她感到絕望、與世界隔離，完全不確定幾週後學校開學時，她要如何正常地生活與工作。她覺得，之前診斷出來的念珠菌正在摧毀她的生活品質。

就在這個階段，瑪格麗特找到了我。高靈很快給了我解讀結果：問題根本不是念珠菌。事實上，瑪格麗特體內幾乎不存在念珠菌，讓她痛苦的真正原因，是一種未診斷出的胃部細菌——幽門螺旋桿菌，伴隨著巨細胞病毒（屬於疱疹家族）。她的肝臟功能不佳，相較於她這個年紀女性一般應有的百分之六十五肝功能，她的肝功能只剩百分之四十。她胃液中的鹽酸濃度也非常低，還有中等程度、以汞為主的重金屬中毒。

當我提到這個，瑪格麗特想起她的病況開始之前的六個月，她才去移除了金屬補牙材料。我解釋道，在移除金屬的過程中，汞被釋放到她體內，滲透進她的肝臟，並讓它超載。這使得巨細胞病毒與幽門螺旋桿菌得到食物並成長，也減少了她迫切需要的胃酸。

為了對付這種狀況，我迅速調整了瑪格麗特的飲食計畫。我們減少她的動物性脂肪與蛋白質攝取量，允許輪流吃某些水果，包括野生藍莓、杏，甚至棗子。剩下的飲食則由包括葉菜類的蔬菜、馬鈴薯、酪梨、額外的一些水果與野生鮭魚組成——全面強調低脂。藉由這樣的改變，她的身體就能把大量的汞逐出腸道與肝臟，也能立刻阻止幽門螺旋桿菌的生長，並降低巨細胞病毒量。

九月之前，瑪格麗特的狀況已經好到足以精神奕奕地迎接她的新學生。距她第一次打電話給我不到三個月，她的所有症狀都消失了（那些症狀從一開始就不是念珠菌或荷爾蒙的問題），並且完全恢復健康。

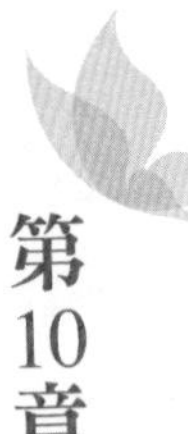

第10章 偏頭痛

大約有三千五百萬名美國人深受偏頭痛之苦，這是一種反覆出現、會造成強烈跳動或抽動感的頭痛，一般會集中在頭的某一邊。任何人都可能在任何年齡遭遇偏頭痛，但最常發生在女性身上。在美國，大約有百分之三十五的女性都在人生的某些時刻經歷過偏頭痛[1]。

熟悉偏頭痛的人都很清楚，這種疼痛可能伴隨對光線、聲音與／或氣味的極度敏感，還有視力模糊、看見閃動的亮點、噁心或嘔吐（或兩者皆有）、說不出話，以及可能引起昏厥的頭暈。偏頭痛持續的時間，從幾小時到幾天都有可能，會令你完全不想做任何事，只想躺在安靜的黑暗房間裡，直到疼痛結束。

這種難解疾病會讓人變得虛弱，難以持續做一份工作或享受社交生活。有偏頭痛的人往往覺得必須根據自己的頭痛來安排生活，經常試圖預測會議、約會，或者跟朋友的午餐聚會是否會因偏頭痛而泡湯。

對某些人來說，偏頭痛甚至成了一種迷信——他們不能提到「偏頭痛」這個詞，因為害怕又會引發一次偏頭痛。部分委託人曾告訴我，那感覺就像無期徒刑。那種偏頭痛支配著你並控制你每個舉動的感覺——加上身體疼痛造成的生活品質低落——會令為其所苦的人覺得極度脆弱，情緒上也很敏感。

這是種複雜的難解疾病，誘發每個人偏頭痛的問題組合都不同。醫生反覆試誤，嘗試以「雞尾酒」藥物治療偏頭痛。若一組藥物無效，醫生會讓你吃另一種，然後再吃另一種，直到你開始覺得有些症狀緩解了。然而，那些藥物的副作用或許會帶來全新的問題，而且可能只是暫時有效。在某些病例中，身體長期下來會發展出抗藥性——但自行停藥也可能引發偏頭痛。

本章將揭露偏頭痛許多誘因背後的祕密，並指引你走向痊癒之路。

偏頭痛的誘因

醫學界並不知道是什麼導致大多數的偏頭痛，這也是他們為何以一種隨性的方式治療偏頭痛的部分原因。目前為止，最普遍的理論是：三叉神經系統（腦神經）中分泌的一種神經胜肽，導致對這種化合物特別敏感的人頭痛。

事實上，誘發偏頭痛的通常不只一件事，而是數種問題的組合。接下來，我將提出最常見的誘發因素。請仔細閱讀，盡可能辨識出符合你的誘因，然後全力對付每一項因素，以展開療癒的過程。

同時也要注意，找到一個原因之後，不應該停止尋找。偏頭痛通常源自一組原因——兩個、三個、四個或更多問題**共同**扮演了誘因的角色。例如，若你睡眠不足，又處於長期壓力下，但除此之外很健康，那你可能不會得偏頭痛；但若你同時接觸了重金屬（例如汞或鋁），此外又吃乳製品和蛋（這些是可能形成黏液、酸性、導致過敏的食物），那麼睡眠不足、壓力、重金屬與食物過敏，會結合起來把你的身體系統逼到邊緣，誘發偏頭痛。

常見的嫌疑犯

某些廣爲人知的條件會導致偏頭痛的症狀。可靠的醫生會先仔細檢查下列項目，看看你是否有這些問題。若你深受偏頭痛之苦，你一定看過很多醫生，探究過各種可能的影響因素與診斷檢查。爲了補強，詳列如下：

- **腦震盪**：一種創傷性的腦部傷害，通常是頭部遭受重擊或頭部與上半身劇烈搖晃造成的。若你經歷過任何可能導致腦震盪的狀況，要告訴你的醫生。即使是很久以前有過腦震盪，但最近才開始偏頭痛，那仍有可能引發敏感性。
- **腦膜炎**：即環繞大腦與脊髓的保護膜嚴重發炎與腫脹。一般是由病毒感染引起，其他原因還有細菌與某些藥物。若你得過腦膜炎，即使是很久以前，也有可能誘發後來對偏頭痛的敏感性。

・**中風**：提供給大腦某部位的血液被阻斷或大量減少，導致腦部細胞因缺乏養分與氧氣而死亡的一種腦部傷害。這是最容易辨別、由損傷引起的中風類型。

・**短暫性腦缺血發作（小中風）**：這會導致比中風輕微的腦部損傷，或許輕微到連發生時都沒有感覺，但對健康可能有重大影響。

・**大腦動脈瘤**：大腦血管的膨大現象。

・**腦瘤**：大腦裡一種異常大量的組織。腫瘤可能是惡性或良性，但兩者都可能造成偏頭痛。

・**腦部囊腫或小囊腫**：在腦部形成的一個充滿空氣、液體或其他物質（通常是良性）的囊。

・**頸神經受阻礙**：頸神經是從脊髓分枝出來的八對神經，能幫助控制身體的不同部位。前兩對頸神經（C1與C2）控制頭部，若某樣事物阻礙了它們，各種問題都可能發生，包括偏頭痛。

若你已做過一連串檢查，請與醫生一起重新審視你的病歷，排除上述因素，之後你才算處於難解疾病的範圍。接下來要提出的，是醫學界尚未完全理解的偏頭痛誘因……以及我在此首次披露的誘發因素。

EB病毒與帶狀疱疹

醫生並不知道有數百萬人的偏頭痛是源自EB病毒，甚至帶狀疱疹病毒。如第三章解釋的，EB病毒會持續使中樞神經系統發炎，而中樞神經系統就包括腦部。若EB病毒進入迷走神經，發炎的神經就可能誘發偏頭痛。

或者是帶狀疱疹使三叉神經或膈神經（或兩者皆有）發炎，這也可能誘發偏頭痛。要知道自己是否爲EB病毒所苦，請見第三章，看看你是否除了這些頭痛之外，還有至少其他幾種EB病毒症狀。如果是，請遵照第三章的建議對抗病毒。若想知道帶狀疱疹是否才是問題根源，請見第十一章。控制EB病毒或帶狀疱疹，或許是終止你的偏頭痛唯一要做的事。

輕微短暫性腦缺血發作

輕微短暫性腦缺血發作與短暫性腦缺血發作相似，但程度更輕。醫學界還不知道這種「類似輕微中風」的活動會發生——且會誘發偏頭痛。

鼻竇相關的偏頭痛

有些偏頭痛是源於鼻竇腔黏膜的慢性鏈球菌感染。針對這些病例，耳鼻喉科醫師通常會建議做鼻竇手術來移除疤痕組織。但因爲鏈球菌一旦進入鼻竇黏膜，就很難去除，若這些手術有絲毫功效，病人獲得的緩解也只是暫時的。

處理鼻竇相關的偏頭痛，比較好的方法是增強免疫系統，讓身體能自然地對抗感染。本章與第四部中的建議，將引導你達成這個目標。

氨滲透

另一個主要的偏頭痛根本原因是有缺陷的腸子。醫學界不知道，當消化系統運作不正常，氨氣會從腸子漂流到迷走神經、膈神經與/或三叉神經。氨會跨越血液與大腦之間的屏障（血腦障壁），找到進入中樞神經系統所有部位的路徑。當氨氣剝奪了中樞神經系統所需的氧氣，這些神經便會發炎……結果就可能擾亂大腦的運作，造成偏頭痛。

要判斷你是否有這種狀況，如果有，又該如何解決問題，請見第十七章。

缺乏電解質

要保持健康，身體必須維持一定濃度的電解質，這是由鹽類與體液的其他組成元素產生的離子。這些電解質是用來維持與傳送讓身體運作的電脈衝——特別是大腦，那是你體內電子活動的中心。當電解質不足，就可能嚴重擾亂大腦的活動，因而增加中樞神經系統的負擔，並引發偏頭痛。

缺乏電解質最常見的原因就是脫水。椰子水與新鮮果汁是補充電解質的首要來源，盡可能一天至少喝三百五十毫升的小黃瓜汁、小黃瓜蘋果汁，或西洋芹蘋果汁（綜合果汁的比例應該是一比一）。

壓力

每個人偶爾都會感受到或大或小的壓力，有些人對壓力的敏感度比其他人高。若你長期感受到壓力，其產生的侵蝕性腎上腺素持續激增，便可能在身體許多部位造成嚴重破壞，包括大腦與遍布全身的許多神經。這會產生一種高血壓反應，而這種反應會使三叉神經之類的特定區域緊繃，形成偏頭痛的誘因。

至於放鬆心理壓力的方法，請見第二十二章。

月經週期

許多受偏頭痛之苦的女性抱怨她們的偏頭痛會在月經之前、期間或之後報到。這是因爲女性月經來潮時，她的生殖系統會需要身體百分之八十的儲存能量與免疫系統功能。若你的身體正在抵抗其他誘因，例如壓力、食物過敏、重金屬毒性或脫水等，那麼當月經來時——砰！結局就是偏頭痛，因爲那些儲存能量與免疫系統力量都去協助生殖系統了。這也是偏頭痛患者中女性占如此高比例的原因。

若你的狀況就是如此，請把注意力放在盡量減少其他可能的誘因，這樣你的月經週期比較不會讓身體受不了。

睡眠障礙

若沒有充足良好的睡眠（即不受干擾且有做夢的睡眠），那麼長期下來就可能造成大腦中的化學物質不平衡。你不太可能因爲這個單一因素而得到偏頭痛，但結合一個以上的其他問題時，這就會成爲一個主要因素。

如果你有失眠之類的睡眠障礙，值得安慰的是：當你半夜清醒地躺在床上，你的半邊大腦其實是睡著的。這代表你的身體仍在療癒，你的中樞神經系統仍在恢復。因此，如果可以，當你有個不眠之夜，試著別沮喪或生氣。光是了解這個祕密，就能讓你較不易受到睡眠相關的偏頭痛影響。

若你的失眠是某種身體疾病造成的，且本書有提到——例如EB病毒、帶狀疱疹、萊姆病——請採納相關章節與第四部的建議，幫助自己療癒。

如果你睡眠不足是因爲扣除一天當中所有的責任義務之後，時間根本不夠用，請試著想想你可以減少哪些事。這或許感覺不可能，但既然另一個選擇是敗給偏頭痛數小時或數天，擠出更多睡眠時間顯然更划算。你理應尊重身體的極限。

重金屬與其他環境毒素

汞、鋁、鉛與銅之類的重金屬會進駐腦部與其他器官，例如肝臟，並影響它們適當運作的能力，潛在的後果包括焦慮、憂鬱、強迫症與注意力不足過動症。另一個可能的結果就是偏頭痛。

此外，你的辦公室、家裡、吃的食物、喝的水、呼吸的空氣之中，有數千種疑似或明顯有毒的化學物質，而你經常暴露其中。這些化學物質最後可能會進入你的腦部，擾亂其電脈衝。我們大多無法控制自身所處的環境——呼吸的空氣、暴露在什麼物質之中——但我們確實有能力把這些毒素從身體中排除。想知道相關資訊，請見第十八章。在部分病例中，持續解毒，加上避開任何可能的新毒素，最後就足以終止偏頭痛。

常見的偏頭痛食物誘因

若你沒有其他方面的敏感反應，也沒有面對某種潛在疾病，就不太可能因爲吃某種食物就得到偏頭痛。

你的病症可能是**多重**問題造成的——下列食物很可能是誘因：

- **乳製品**：會形成黏液，增加淋巴系統的壓力，最後造成中樞神經系統的壓力。

・**蛋**：當消化系統虛弱，包括胃酸過少時，蛋可能導致氨的增加，而氨會滲透到中樞神經系統，並使其發炎。

・**麩質**（例如小麥、黑麥、大麥、斯佩爾特小麥）：麩質會擾亂免疫系統，並誘發組織胺釋放，而組織胺可能引發偏頭痛。

・**肉類**（例如牛肉、雞肉、豬肉）：當消化系統虛弱，包括胃酸過少時，濃稠的蛋白質會導致氨的產生，而氨會滲透到中樞神經系統，並使其發炎。

・**發酵食物**（例如醃漬物、泡菜、番茄醬）：發酵或用醋去醃的食物會降低腸道裡的酸鹼值，使身體系統變酸，而可能引發偏頭痛。

・**鹽**：凱爾特海鹽與喜馬拉雅山岩鹽是最好的，別用食鹽。

・**油**：芥花籽油、玉米油、棉籽油與棕櫚油非常容易導致發炎。

・**添加物**（例如味精、阿斯巴甜）：這些會毒害神經，對偏頭痛患者可能是強烈誘發因素。

・**含酒精飲料**：極度容易導致脫水，對肝臟的損害也很大。

・**巧克力**：巧克力會過度刺激中樞神經系統並對其有高度侵略性，扮演的是神經毒素的角色，而神經毒素會引發偏頭痛。有些人聲稱巧克力與其他形式的咖啡因對偏頭痛有幫助，他們體會過那種效果，因爲咖啡因會誘發腎上腺分泌充滿全身的腎上腺素，暫時替代了導致偏頭痛的發炎現象。但長期下來，那種咖啡因會變得無效。

爲幫助你療癒，我強烈建議你至少在偏頭痛消失之前停止吃上述所有東西；若實在太難，就從你認爲可行的選項開始做起。無論如何，採取主動都是非常正面的行爲。

過敏反應

遇到會令你過敏的東西時，身體會製造組織胺來保護你免於受到潛在危險物質的傷害。某些狀況下，身體可能會過度反應，製造太多組織胺——結果就是發生偏頭痛。這種反應可能會延遲出現，在吃了某種引發過敏的食物之後好幾天才發生。

想想看，是否有任何你吃的、喝的、呼吸的、碰觸的或暴露其中的東西，可能讓你的免疫系統變得混亂？這些東西的範圍可能從二手菸、花粉，到新鄰居的狗。

若你的偏頭痛最近才開始，要特別注意任何可能引起過敏、並且在你第一次發作前不久才出現在你生活中的東西。一旦找出所有可能引發過敏反應的原因，就試著排除，然後看看能否消除你的偏頭痛。關於自己會對什麼東西過敏，你的直覺遠比醫生診療室那些有瑕疵的檢驗還要準確。因此，請記得聆聽身體的訊息，並保持覺察。

療癒偏頭痛

正如你在前面看見的，偏頭痛有許多令人眼花撩亂的潛在誘因。若你已爲自己的頭痛找出可能的原因，那麼你能做的最有益的事，就是從生活中排除那些誘因。

藥草與營養補充品，以及療癒食物，也很重要。它們有助於減輕你的疼痛與發炎，緩和過敏反應，鎮定神經，幫助你平靜下來，增進消化道健康，並提供溫和的解毒之道。

療癒食物

某些特定食物可以藉由放鬆肌肉、排出毒素、增強腦部組織、改善消化、鎮定神經，以及提供關鍵營養素，幫助你預防或療癒偏頭痛（或兩者皆可）。新鮮的西洋芹汁、芫荽葉、大麻籽、木瓜、辣椒、大蒜、薑、羽衣甘藍、肉桂和蘋果是處理偏頭痛首要得吃的食物。

療癒藥草與營養補充品

- **菊花茶**：鎮定因過敏而起的反應，減少組織胺。
- **小白菊**：有助於在偏頭痛發作之類的危機時刻維持血管擴張的平衡。
- **款冬**：可在偏頭痛發作時抵禦嗜鹼性白血球（一種白血球）。
- **鎂**：降低三叉神經內部與周圍的緊張狀態。

- **酯化維生素C**：這種形式的維生素C有助於排除血液中的組織胺，以提供更多氧氣到需要的部位。它也能強化免疫系統。
- **銀杏**：鎮定因過敏而起的反應，減少組織胺。
- **白柳皮**：減輕發炎與疼痛。
- **卡法椒**：鎮定緊張的神經。
- **檸檬香蜂草**：減輕發炎與鎮定中樞神經系統，殺死可能使神經發炎的病毒。
- **迷迭香葉**：有助於保護血管。
- **核黃素**（維生素B2）：協助神經發揮功能。
- **輔酶**Q10：減少發炎，並提升神經傳遞訊息的能力。
- **紅辣椒**（卡宴辣椒）：減輕疼痛，並幫助維持組織胺的平衡。
- **美黃芩**：鎮定緊張的神經。
- **纈草根**：放鬆迷走神經，降低與偏頭痛相關的高血壓。

個案故事 **二十年來第一次，她擺脫了偏頭痛**

愛芮卡從十歲開始就一直為偏頭痛所苦。她還清楚記得第一次偏頭痛的經驗：在一次學校的戲劇演出中，她一直站在舞台明亮的燈光下，不知為何，她後腦出現的疼痛突然加劇，且擴散到頭部的一側。

那次之後，愛芮卡學到處理偏頭痛唯一的方法，就是躺在黑暗、安靜的房間裡。有時頭痛會擴散到頭部的另一邊，有時那種疼痛會令她嘔吐。年齡漸長之後，偏頭痛經常在她月經之前、期間或之後很短的時間內來襲。她還注意到搭別人的車可能引發頭痛，因為那代表也許會和朋友在外面待到太晚。此外，任何的情緒衝突也會引發伴隨跳動感的頭痛。

如今，三十歲的愛芮卡跟她交往三年的男友之間發生了問題。

德瑞克無法理解愛芮卡為何特別需要休息、特別需要安靜。「我不喜歡在自己的公寓裡還得踮著腳走路。」他說。他也不懂為何他的女友不再跟他一起到鎮上喝幾杯酒。愛芮卡會告訴他，那是因為在外面待太晚與雞尾酒會讓她偏頭痛，然後德瑞克就自己一個人出去，再發簡訊跟她說，他有多高尚，都沒跟酒吧裡的漂亮女孩搭訕。這總是令愛芮卡陷入一陣慌亂，然後他們就會互傳充滿怒氣的簡訊，直到熟悉的疼痛發生、她必須躺下為止。

愛芮卡從未因醫生開給她的許多不同藥物而覺得症狀緩解。她試著根據她看過的文章來改變飲食，但那似乎也從來不是答案。為了尋找緩解的方法，她拜訪了神經科醫師、專精食物過敏的營養學家，甚至在她開始感到孤立與失落時，去找過心理諮商師。一位整合醫學醫師診斷出愛芮卡有過多的念珠菌，並告訴她要排除飲食中所有的糖分……但她並未得到任何真正的成果。

愛芮卡打電話給我時，說話很小聲。她說德瑞克就在另一個房間，若他知道她還在尋找治癒的方法，一定會取笑她。德瑞克告訴過她，他推測她有受害者心態，她的「偏頭痛」則是為了得到更多注意力的精心計謀。

高靈指示我告訴愛芮卡的第一件事就是：這是無稽之談。她的疼痛是千真萬確的。

然後我告訴愛芮卡，高靈說她的腦部與肝臟中有高濃度的汞，部分是因為她小時候曾暴露在重金屬環境中。不僅如此，她也長期處於脫水狀態，而且對蛋、乳製品與小麥麩質過敏。她已缺乏對她的神經系統極為重要的養分，包括維生素B12、鋅、硒與鉬，這些也是保存電解質必要的輔助因子。

為了幫助愛芮卡療癒，高靈主張用富含鉀的食物來補充水分，用芫荽葉來排除重金屬，用純西洋芹汁作為中樞神經系統最需要的礦物鹽類來源。遵循這樣的飲食方案，愛芮卡的身體很快就開始恢復平衡。她遠離本章提及容易導致發炎的食物，焦點放在保持水分充足、充分休息，並開始服用「療癒藥草與營養補充品」那一節提到的數種營養補充品。

二十年來第一次，她擺脫了偏頭痛。

而三年來第一次，她擺脫了德瑞克。她以清晰的頭腦重新評估他們的關係，然後決定把自己的眼光設得高一些。

①調查顯示，台灣十五歲以上的民眾約有百分之九的人飽受偏頭痛所苦，女性的盛行率約爲男性的三倍。而台灣頭痛學會過去做的調查也發現，台灣約有九十萬名勞工因頭痛影響工作。

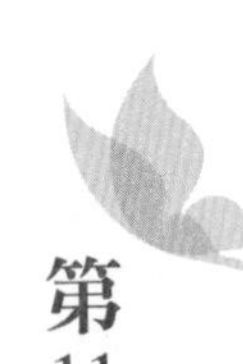

第11章 帶狀皰疹：結腸炎、顳顎關節症候群、糖尿病神經病變等問題的眞正原因

在醫學界，帶狀皰疹似乎是種一目了然的病。你的病人有教科書上說的起疹子、身體側邊或後背有神經痛，各位，那就錯不了囉。

如果那是對的，我就不需要寫這一章了。

事實上，帶狀皰疹病毒是數百萬人不明症狀的原因，從讓皮膚科醫師不知所措的起疹子，到抽痛、刺痛、灼痛、痙攣、慢性偏頭痛、頭痛之類的神經系統症狀。各種帶狀皰疹是貝爾氏麻痺、五十肩、糖尿病的神經疼痛、結腸炎、陰道灼痛、顳顎關節症候群、萊姆病，甚至被誤診的多發性硬化症的主要原因。

帶狀皰疹這種疾病會導致發燒、頭痛、起疹子、關節疼痛、肌肉疼痛、頸部疼痛、劇烈神經疼痛、神經灼痛、心悸與其他令人極爲不適的症狀。最早的帶狀皰疹種類大約出現在十九、二十世紀交接之時，醫學界認爲帶狀皰疹是由屬於皰疹家族的帶狀皰疹病毒引起，這確實是正確的——就目前而言。

醫生還不知道的是，帶狀**疱**疹病毒不只一種，而是三十一種。這一點很重要，因爲不同種類的帶狀**疱**疹會造成不同症狀，也因爲醫學界甚至不承認大多數的帶狀**疱**疹病例是由一種病毒引起的。舉例來說，任何較具侵略性的帶狀**疱**疹種類都可能導致萊姆病的症狀，但醫生目前認爲萊姆病是由**細菌**引起的（更多萊姆病相關資訊，請見第十六章）。

本章涵蓋了十五種人們最常感染、也幾乎總是受到不當治療的帶狀**疱**疹病毒（有時醫生會使用可能破壞病人生活品質的免疫抑制藥物、類固醇與抗生素）。你會得知帶狀**疱**疹的症狀、病毒如何傳播與被誘發、每一種帶狀**疱**疹的特質，以及如何有效對付兩大種類的帶狀**疱**疹——即那些會起疹子與不會起疹子的帶狀**疱**疹——讓你無論感染哪一種病毒，都能辨識與克服，活出健康的人生。

帶狀疱疹的症狀

你可能正受到帶狀**疱**疹之苦的跡象包括：類似流感的發燒與發冷、頭痛或偏頭痛、全身疼痛、灼痛、發癢、刺痛、起紅疹，與/或膿**疱**（皮膚上發膿的水**疱**）。

醫學界認爲上述最後的兩個症狀——起紅疹與膿**疱**——總是伴隨帶狀**疱**疹出現。事實上，這只是其中一種帶狀**疱**疹病毒的典型表現。若病人的膿**疱**與水**疱**出現在不尋常的部位，醫生通常根本不會認爲那是帶狀**皰**疹。這是一種常見的診斷失誤。有七種帶狀**皰**疹確實會造成身體的某處起疹子，只是不常出現在預期的部位。

而另外八種帶狀**皰**疹不會起疹子。因此，若你有帶狀**皰**疹的大多數症狀，皮膚上卻沒有起疹子的跡象，醫生又無法爲你的痛苦找出原因，很可能你就是不起疹子的帶狀**皰**疹病毒受害者。

帶狀皰疹的傳播與誘發因素

跟**皰**疹家族的任何病毒一樣，染上帶狀**皰**疹的方式很多。你可能在子宮裡就從母親身上感染、因爲輸入受感染的血液而被傳染、經由體液交換……甚至外出吃飯時從廚師切傷的手指流出的血液感染。

帶狀皰疹與水痘有關？

與當前醫學界的看法相反的是，你**不可能**透過水痘這個途徑感染帶狀**皰**疹。你的醫生可能會告訴你，若你得過水痘，早晚也會得到帶狀**皰**疹。不是這樣的。水痘與帶狀**皰**疹唯一的共同點，就是它們都是**皰**疹家族中會起疹子的病毒。水痘與帶狀**皰**疹是完全不同的**皰**疹病毒種類，它們之間基本上是無關的。

那麼，爲什麼我們不斷被告知帶狀**疱**疹跟水痘有關，但其實不然？這就是錯誤訊息的最佳實例：只因爲**聽起來**很有道理而一度被接受，之後便一直留存到現在，變成根深柢固的觀念。

潛伏狀態與誘發因素

若你染上帶狀**疱**疹或體內藏有這種病毒，你或許很久都不會知道。在病毒攻擊你之前，你可能至少有十年、甚至五十年或更久的時間身上都帶著它。

病毒會躲在某個器官內（通常是肝臟），讓免疫系統偵測不到。它等待時機，直到某個身體或情緒方面的創傷事件令你虛弱，並且/或提供了讓病毒變得更強壯的環境。例如財務壓力或令人傷心的事件，有時就足以成爲誘發因素。

若你的免疫系統特別強壯，或你的生活型態能讓你遠離帶狀**疱**疹的誘發因素（或者你同時具備這兩個條件），病毒就可能一直維持潛伏狀態，終身都不會對你造成明顯的傷害。

然而，若你的免疫系統有點不穩定，病毒就可能離開它的藏匿處，甚至在某個誘因引起一次大爆發之前，就對你的身體展開小型突襲。病毒一般會入侵你的下脊椎，讓坐骨神經發炎。因此，若你偶爾覺得下背部疼痛，且沒有明顯原因地反覆發生，有可能是帶狀**疱**疹病毒正在你的肝臟與脊椎之間來回穿梭。

想要對抗或輕微、或嚴重的帶狀**疱**疹攻擊，最佳對策就是預防——也就是避開可能讓病毒有勇氣離開潛伏狀態的情況。

起疹子的帶狀疱疹

有七種帶狀疱疹會引發疹子。雖然造成的膿疱難看又疼痛，但若它們位於容易看見的部位，讓醫生認為與標準的帶狀疱疹種類有關，某方面而言或許是件好事——至少那會讓醫生較有可能明白你有帶狀疱疹，而不會將其稱為自發性疾病（「自發性」的意思就是原因不明）。然而，有些帶狀疱疹的疹子，可能會因為其出現的位置或形態而讓醫生無法辨認。

這七種帶狀疱疹的症狀十分相似，主要是根據它們造成的疹子類型與位置不同來區別。

典型的帶狀疱疹

疹子會出現在從胸部到腳的任何部位，可能包括下背部或靠近臀部上端，也可能包括身體單側或單腿（但不是身體兩側或雙腿）。這是被（錯誤地）認為與水痘有關連的類型，也是目前最常見的帶狀疱疹種類——醫生誤信這是唯一的一種。

上半身的帶狀疱疹

疹子從胸部往上長，例如出現在上胸部、肩膀或頸部，但不在手臂上。這種疹子在外觀上最接近最常見的帶狀疱疹種類。

雙臂的帶狀疱疹

疹子只出現在**雙**臂與**雙**手。此外，疹子有個變化的形態，略呈斑點狀，伴隨著有時相距較遠的大小膿疱。

單臂的帶狀疱疹

疹子只出現在單臂。哪一隻手臂都有可能，但**不是兩隻手臂都會起疹子**。這種疹子也有個變化的形態，略呈斑點狀，伴隨著相距較遠的大小膿疱。

頭部的帶狀疱疹

疹子只出現在頭部的頂端與兩側。這種帶狀疱疹造成的膿疱比上述種類的小，有時上面還有小小的「角」。醫學界經常將這種帶狀疱疹誤診為須以抗眞菌藥物或類固醇藥膏來治療的眞菌感染。

雙腿的帶狀疱疹

疹子出現在**雙腿**，其他地方都沒有。其外觀跟標準的帶狀疱疹不同，有看來很像星宿的膿皰。

陰道區域的帶狀皰疹

這種帶狀皰疹只會侵襲女性，引起的疹子會出現在陰道外面但接近陰道的部位，例如直腸與陰道之間、下臀部或胯部內側。這個類型特別值得注意，因爲醫生經常將其誤診爲性行爲感染的皰疹，而爲成千上萬名女性帶來不必要的情緒痛苦。區分這兩種疾病的主要方法，就是這種帶狀皰疹病毒會導致明顯的疼痛，而生殖器皰疹——即單純性皰疹病毒第二型——一般沒那麼疼痛。此外，這種帶狀皰疹病毒造成的膿皰比較會在生殖器區域或下臀部擴散（或兩處皆有），但單純性皰疹病毒第二型的膿皰則傾向群聚在一小塊區域。

帶狀皰疹的神經毒素

關於帶狀皰疹的誤解之一，就是以爲病毒潛伏在皮膚起疹處的正下方。事情不是這樣的。病毒位於更深處，把自己放在最可能有效引起神經系統發炎的位置。

然而，病毒會釋放一種神經毒素，而且這七種帶狀皰疹的病毒毒素會向外移動到你的周邊神經與皮膚。正是這種神經毒素造成帶狀皰疹有名的發癢、惱人紅疹與膿皰。

雖然這七種帶狀皰疹會損害皮膚與更深部位的神經，造成劇烈疼痛，但它們其實是最溫和的帶狀皰疹類型。若你的免疫系統很強壯，也沒有做什麼賦予病毒力量的事，身體自己就會把帶狀**疱**疹驅逐出去。

不起疹子的帶狀疱疹

雖然醫學界對此毫無所知，但有八種帶狀**疱**疹通常**不會**造成疹子。

正如剛剛解釋的，前七種帶狀**疱**疹的疹子是由病毒製造的一種毒素（或說神經毒素）向外移動到周邊神經與皮膚所致。

這八種無疹子的帶狀**疱**疹也會製造神經毒素，但在這些病例中，毒素並未向外移動到小小的周邊神經與皮膚，而是**向內**移動到更大的神經。這些神經已因病毒感染而惡化，神經毒素卻使它們的發炎更嚴重，且爲免疫系統帶來更大的壓力。

若你得了其中一種無疹子的帶狀**疱**疹，相較於有疹子的，你會經歷身體內部更深層的疼痛與神經傷害。而且，你感受得到這些症狀，卻沒有任何外在跡象讓醫生知道你正因帶狀**疱**疹病毒而發炎。因此，醫生可能會把你的感受當成幻痛而不予重視，歸咎於你的妄想，然後把你轉介給精神科醫師。

這還算幸運。

另一種可能是，醫生相信你並試著提供協助——但大多數的正統療法很可能會讓你變得**更糟**。

舉例來說，醫生或許會認定你的痛苦源自免疫系統把身體的某個部位誤認爲入侵者，而展開攻擊。至於治療方法，醫生可能會開一種或多種免疫抑制藥物或類固醇，來減輕攻擊的強度。然而，正如之前提及的，你的免疫系統不僅完全無罪，而且是對抗傷害眞正來源的主要防禦者，削弱免疫系統的藥物因此給了帶狀**疱**疹病毒進一步繁殖與變強的機會。

更糟的情況是，若醫生認定你是被細菌攻擊而給你抗生素，那會對你的健康造成雙重打擊，因爲抗生素會削弱免疫系統，**並且**強化帶狀**疱**疹病毒。

透過認識這八種無疹子帶狀**疱**疹的特徵，你就能保護自己免於這樣的災難。

神經痛的帶狀疱疹（又名糖尿病神經病變）

神經痛的帶狀**疱**疹——主要侵襲四肢下端，會造成腿部與足部的神經疼痛、麻木與／或灼痛——通常被稱爲「糖尿病神經病變」，也經常被誤認爲糖尿病的併發症。這是個需要被拆穿的巨大醫學迷思。醫生相信神經病變代表某個部位的神經死去，但病人感受到的並非神經病變；倒不如說，那些神經發炎了，導致神經痛。

事實上，糖尿病與所謂的糖尿病神經病變之間，沒有任何關連（其實百分之五十得了這種帶狀**疱**疹的病人**沒有**糖尿病）。然而，醫生並不知道他們面對的是兩個不同的問題，因此不是什麼都不做，就是試圖用更多藥物來治療神經的問題——那些藥物反而使病毒更爲強壯。

劇烈發癢的帶狀疱疹

這種病毒會造成不斷移動的癢，而且搔不到。那是因爲病毒刺激的是位於皮膚下方很遠的神經，手指根本搆不到。由於沒有灼熱感，因此不是太痛苦，但不斷感覺到一種到處遊走的癢，卻無法做任何事來緩解，會令人發狂。若病毒因孱弱的免疫系統或某些誘發因素（或兩種情況都有）而獲得力量，這嚴重的發癢可能會讓你無法獲得完整睡眠、擁有工作，或是以其他方式過正常生活。

陰道的帶狀疱疹

這種病毒只會侵襲女性，會深入陰道壁內部，使那裡的神經發炎。病毒也會行進到膀胱與直腸，造成其他嚴重破壞，引發幾近折磨的灼痛。

若醫生沒有將其視爲「都是你的心理作用」而不予理會，通常會再度把這種症狀診斷爲荷爾蒙不平衡，並以荷爾蒙藥物來治療。因爲帶狀疱疹病毒能靠荷爾蒙維生，這只會使原本糟糕的情況變得可怕。許多女性確實一直深受這種病毒之苦，而目前爲止醫學界還是一直忽略。

結腸發炎的帶狀疱疹

醫學界不知道這種病毒是幾乎所有結腸炎的原因。結腸炎是一種會在結腸黏膜造成嚴重發炎與出血的疾病，其症狀包括腸子疼痛、便血、虛弱與體重下降。

結腸炎一直以來都是個難解疾病，未來也會是如此，直到醫學研究揭露那是帶狀疱疹的一個種類爲止。

與此同時，醫生一般會試著用免疫抑制藥物或抗生素（這個更糟）來治療結腸炎，而抗生素會讓病毒更強壯。類固醇可能緩解結腸炎，但因爲不是對治帶狀疱疹本身，緩解的狀況通常無法持續。

手臂與腿部灼痛的帶狀疱疹

這種病毒會在手臂與腿部造成一種熾熱的灼痛。跟那種侵襲手腳的起疹型病毒不同，這類病毒的神經發炎與灼熱感都發生在皮膚下方很深的地方，因此你無法準確定出灼痛的位置或減輕痛苦。

也因爲沒有出現疹子來顯示帶狀疱疹病毒的存在，醫生很容易開出不適當的藥物，讓情況變得更糟。

口部的帶狀疱疹、顳顎關節症候群與貝爾氏麻痺

這種病毒會侵襲牙床或顎部區域（或兩者皆有），也是引發貝爾氏麻痺（重要顏面神經因病毒感染而發炎）與顳顎關節症候群（三叉神經發炎與疼痛所致）的主要原因。它經常被誤認為牙齒的問題，導致不必要的根管治療。牙科手術不僅沒有幫助，所牽涉的藥物還會削弱免疫系統，讓病毒變得更強壯。

口部遭受的這種病毒折磨可能會持續很多年。

五十肩的帶狀疱疹

這種病毒會加重肩部神經的負擔，導致肩膀無法動彈，持續一個月到一年都有可能。

這種病經常被誤診為傳染性滑囊炎，而以抗生素治療……結果只發揮了讓病毒更強壯的功用。有時病人甚至會被施予不必要的手術，因為醫生不知道其背後的原因是帶狀疱疹。

全身火燒似的帶狀疱疹

這種病毒會讓你覺得身體的每一個部位彷彿同時被火無情地灼燒。它的運作方式是：在神經系統深處的神經節旁找到一個中心位置，然後釋放它的神經毒素，這種神經毒素便擴散到全身，讓每個地方的神經發炎。當然，這會帶來巨大的焦慮與恐懼……而這些負面情緒又

製造出餵養這種病毒並使它變強的腎上腺荷爾蒙。

這是一種特別可怕的帶狀皰疹病症，幸好相當罕見。要記住，身體永遠都有從疾病中痊癒的能力——即使是這種稀有的病。

療癒帶狀皰疹

受到任何一種帶狀皰疹的侵襲都很痛苦且充滿壓力。無論你得到的是會不會起疹子的類型，都可能令人發狂。

幸好，這種疾病有簡單卻強而有力的療方。若你每天不間斷地照著這個單元的建議去做，應該就能把病毒打回潛伏狀態，讓它變得基本上無害。

這個過程需要多少時間，依各種因素而定，例如病毒存在你的身體裡多久、你身處的是健康的環境還是會餵養病毒的有毒環境，以及你的免疫系統是否已因不當的藥物而受到傷害。大致而言，這個過程可能需要三個月（最少）到一年半。

請透過良好的飲食、運動與充足的睡眠，好好照顧你自己與你的免疫系統。若要尋求更多支援，請仔細看本書的第四部。

療癒食物

某些食物能大大幫助身體從起疹子和不起疹子的帶狀皰疹中痊癒，它們各自以不同的方式提供幫助，包括：攻擊不同種類的病毒、在身體從突發的神經毒素中恢復時提供支援、提升免疫系統功能、療癒神經與刺激神經生長、舒緩發炎的皮膚，以及為身體解毒。要專心攝取的理想食物有：野生藍莓、椰子、木瓜、紅蘋果、梨子、朝鮮薊、香蕉、番薯、菠菜、蘆筍、萵苣（多葉且深綠或紅色的品種）、四季豆與酪梨。

療癒藥草與營養補充品

- ALA（硫辛酸）：一種抗氧化劑，能修復與增強神經系統遭受帶狀皰疹病毒損傷的部位。
- **鎂**：可減輕發炎並鎮定神經，有助於阻止神經腫脹或發生痙攣。也能支撐受損神經附近的肌肉。
- **筋骨素**：可使因發炎而繃緊的神經恢復柔軟且具彈性的健康狀態。
- **維生素B12**（甲基氰鈷胺與／或腺苷鈷胺形式）：能修復與增強神經系統被病毒損傷的部位。
- EPA與DHA：能修復與增強神經系統被病毒損傷的部位。一定要買以植物（而非魚類）為來源的種類。

- **山梗菜**：可殺死感染的病毒。
- **小白菊**：減輕神經系統裡的發炎現象。
- **加州罌粟花**：可減輕發炎並鎮定神經，有助於阻止神經腫脹或發生痙攣。
- **甘草根**：能非常有效地削弱病毒顆粒移動與繁殖的能力。
- **鋅**：能降低對帶狀**疱**疹病毒製造的神經毒素的發炎反應。
- **離胺酸**：能削弱帶狀**疱**疹病毒顆粒移動與繁殖的能力。
- **硒**：可修復皮膚附近的受損神經。
- **蕁麻葉**：可減輕帶狀**疱**疹疹子的疼痛與發炎狀態。

個案故事　嚴重影響生活品質的顎部疼痛

泰倫斯一向覺得自己的健康狀況良好。他喜歡打網球、跟朋友一起從事冒險運動，以及在他經營的顧問公司長時間工作。但五十一歲時，他的右側下顎開始出現一些敏感現象。每次用那一側的牙齒咀嚼，疼痛感就會從下顎延伸到臉頰。

泰倫斯的牙醫注意到他一顆臼齒裡的陳舊汞合金填充物，並明確指出那就是潛在的問題根源。「你的下顎有輕微的細菌感染。」她說。她的解決之道是把填充物挖出來，進行根管治療。

接受牙醫的治療之後，泰倫斯卻感覺變得更糟。疼痛加劇，現在侵襲到他整個下顎，使他根本無法咀嚼。溫和的止痛藥幾乎無法對付那種不適。某天早上，泰倫斯醒來時覺得下顎很緊繃，之後每天早上都是如此。

他回頭去找那位牙醫，她斷定泰倫斯需要更多牙科治療。在她看來，現在需要注意的是她之前做過根管治療的那顆牙齒旁邊的臼齒。她認為這顆相鄰的臼齒牙根也正在壞死，因此又做了一次根管治療。之後，泰倫斯的疼痛仍未減輕——事實上，他現在覺得疼痛擴展到頸部與肩膀了。

泰倫斯決定去看口腔外科醫師。起初那位醫生也很困惑，但最後他說，問題應該出在泰倫斯的顳顎關節。雖然關節看來沒問題，但他的疼痛可能是某種顳顎關節問題的開端。為了避免細菌感染來摻一腳，醫生開了抗生素給他。但吃了兩星期療程的藥之後，泰倫斯的症狀仍未緩解。

問題從開始至今已經歷時八個月了，他每天晚上都要花好幾個小時才能入睡。若以一到十級來衡量疼痛指數，他稱這是第十級的疼痛。最糟的是，泰倫斯的網球搭檔已經另尋隊友，而他的工作堆積如山，朋友也不再邀他一起出去了。

有一天，泰倫斯打電話給朋友吉姆，看看能否一起喝個咖啡。他需要安慰，吉姆卻誤以為他感到抱歉。「別擔心，兄弟，」吉姆說，「只有雷吉認為你拋棄了我們。」

這讓泰倫斯很生氣。吉姆又說：「只是開玩笑嘛！冷靜下來，把身體搞好，這樣下次去爬山你就能來了。」

泰倫斯覺得挫敗、孤單、迷失，且亟需答案。

就在此時，他找到我的網站並安排了電話諮詢。在一開始的掃描解讀中，高靈立刻注意到一種無疹子的帶狀疱疹病毒正在讓泰倫斯的三叉神經與膈神經發炎，導致下顎、臉部、頸部與肩膀的疼痛。與動作相關的顳顎關節問題從來不是潛在原因，然而，神經發炎已對他的下顎造成壓力，也是他在夜晚與剛起床時覺得下顎緊繃的原因。

我向泰倫斯解釋，他在做第一次根管治療前就感染了病毒——事實上，他這一生都帶著這種病毒。第一位牙醫移除汞合金填充物時，汞的毒素便釋出，加上治療過程中使用的麻醉劑，都餵養並強化了帶狀疱疹病毒。

我們立刻用適當的藥草與療癒食物來對付病毒。為了恢復泰倫斯的免疫系統功能，我們也從他的飲食中排除了對抗性食物——即會特別讓病毒變強的食物，例如穀類產品、芥花籽油，以及他的健身教練要他一天吃兩次的乳清蛋白粉。

得知疼痛的真正原因，解開了謎題，消除了泰倫斯的恐懼，也讓他重拾療癒的信心。

採取這項新的食物療法不到一個月，泰倫斯的疼痛便明顯減輕。

三個月之後，他便完全脫離險境了。

第12章 注意力不足過動症與自閉症

列出一堆症狀來判定你的孩子是否苦於注意力不足過動症或自閉症，不是一個在此展開討論的好方式，沒什麼建設性。坊間已有太多混淆、誤解，太多有關注意力不足過動症與自閉症特徵的書籍、網站和文章，我不想再增加更多困惑。

母親的直覺是辨識注意力不足過動症與自閉症的最佳工具。母親與孩子之間的連結，是永遠無法被破壞的心靈力量。母親會比其他任何人更能或更願意了解自己的孩子，她們知道那種注意力問題不是因爲她們的孩子自私、固執或感覺遲鈍；她們知道自己的孩子在行爲上往往沒有選擇；她們知道有更深層的問題。

母親的直覺勝過所有現存用來診治兒童的臨床體系，以及所有衛教手冊、教師評估、玩伴父母的評斷。母親對孩子的感覺，最能察覺出孩子經歷的是否不只是成長必經的痛苦。

有數千萬名孩童罹患注意力不足過動症與自閉症，且數字正以令人擔憂的速率上升。本章主要是爲注意力不足過動症與自閉症孩子的父母與照顧者所寫的，他們深知面對孩子的某此行為時，想要了解孩子是多麼令人沮喪的一件事，以及無法從外界得到他們所需的答案與支持時，會讓事情變得多具挑戰性。

若你是有注意力不足過動症或自閉症的成人，這一章對你也很有用。無論如何，本章都能透過提供超越醫學界所知的資訊，幫助你更了解注意力不足過動症與自閉症，也將提供你應對這兩種疾病可選擇的方法。

注意力不足過動症與自閉症的隱藏好處

你可能很熟悉注意力不足過動症與自閉症的相關特徵，了解那不只是愛動來動去、有時不專心，以及偶爾溝通困難。

你可能也聽說過注意力不足過動症有兩種類型。第一種是**不專注型**，與「注意力不足症」這個典型名詞有關。這是女孩較可能罹患的類型，而且經常未被診斷出來，因為旁觀者會把默默為注意力不足過動症所苦的女孩歸類為「傻氣」或「迷糊」。第二種注意力不足過動症是**過動與衝動**，女孩也可能罹患這一型，雖然在男孩身上比較常見。

這些不專注、過動與衝動的特徵，如果嚴重到孩子在學校、家裡或其他場所都有正常生活的困難，就會被認為是注意力不足過動症；當症狀比注意力不足過動症更嚴重一點，就會被歸類為自閉症。

孩童同時罹患兩種注意力不足過動症很常見——在兩種狀態間來回轉移，或同時呈現兩種狀態都有可能。例如，孩子可能不斷把午餐盒忘在公車上，**以及**無法整個下午都好好坐著上課。

但注意力不足過動症與自閉症也有好處。有這些症狀的孩童經常擁有較高程度的直覺力、特別有創造力、具有看透事情表相的非凡能力，以及能夠輕易「解讀」人——雖然這一點違反了傳統的想法。有注意力不足過動症與自閉症的小孩往往思考較快、感受較深，也比一般孩子更具直覺力與藝術天賦，部分原因是他們對於用「標準」方式做事缺乏耐心（這些特徵跟注意力不足過動症與自閉症廣爲人知的難題總是一前一後形成，也有其生理上的原因，我們會在下一節說明）。

事實上，注意力不足過動症與自閉症正製造出新一代的兒童，他們長大後會更有能力解決我們的問題，並爲人類標示出最佳發展路徑。一九七〇年代，有人爲這個新類型的孩童創造了一個名詞：**靛藍小孩**。這些孩子擁有極爲特別的天賦，例如卓越的才華與奇特的直覺，某些孩子甚至有心靈感應之類的超自然能力。

雖然與衆不同讓靛藍小孩的生活比較艱難——對他們的家人也是——但那也增加了他們活出非凡人生的機會。

注意力不足過動症與自閉症的成因

注意力不足過動症與自閉症起源於不良的腸道環境，是一種普遍的誤解。當前流行的看法是：孩童的過動、不專注、衝動或反社會行爲，要歸咎於念珠菌、酵母菌、黴菌與無用細菌的過度孳生，而改善腸道菌群也將改善孩童的腦部健康，並消除他們的症狀。

這個理論把注意力從眞正起作用的事情上轉移開了。清理腸道對任何人都是有益的，但在注意力不足過動症與自閉症的病例中，用益生菌與富含益生菌的食物來改善腸道環境，只是朝正確方向邁出了一小步，但無法對付注意力不足過動症與自閉症的潛在原因：有毒重金屬。

具體來說，注意力不足過動症與自閉症（主要）是因落腳在區隔左右腦的「大腦中線管道」裡的汞，加上鋁而產生的。

你可能會想，出生不到幾年的年輕生命，很難暴露在大量重金屬中吧。然而，汞是一種逃過醫生法眼的神經毒素，醫學界應該對明顯的汞汙染大敲警鐘。

汞是二十一世紀兒童注意力不足過動症與自閉症的最大挑動者（它也是大多數癲癇的發生原因）。在汞被好好處理之前，這些疾病每年將持續影響數百萬新出生的小孩。

嬰兒很容易從在子宮裡時就自母親身上吸收到重金屬，也會在受孕時從父親那邊接收到。那是因爲父母親體內很可能累積了數十年的汞，他們的父母也是如此——而汞很容易一代接一代地殘留在體內，有時長達數個世紀，直到有人採取特定方法來解毒爲止。

遺傳也不是注意力不足過動症與自閉症背後的原因。你還記得在其他章節讀過、關於自體免疫疾病——身體有時會自我攻擊——的理論是錯誤的、而且只是將病因歸咎到病人身上的一種方式嗎？遺傳理論也是類似的代罪羔羊。怪罪DNA，等於怪罪努力對抗注意力不足過動症或自閉症的孩子的本質，那眞是可恥。注意力不足過動症與自閉症有時會在家族成員間出現的原因，是代代相傳的汞，以及暴露於有毒重金屬之中的家族生活模式。

我們很容易暴露在通常與注意力不足過動症及自閉症有關的其他有毒重金屬裡。多數的汽水罐都是鋁製的，鋁箔紙是廚房常見的物品，住家也常用到鋁製牆板。鋁和汞還會出現在殺蟲劑、殺菌劑與除草劑中。

而在注意力不足過動症與自閉症背後的成因中，同樣重要的是有毒重金屬落腳的身體部位。

大腦中線管道

大腦中線位於大腦左右半球的正中間。這條中線看來就像個開放的管道，但在其中流動的不是水，而是一道能量。醫學研究領域尚未記載，這條管道在兩個大腦半球之間形成一個超物質的、充滿能量的連結，讓兩者之間的資訊得以交換。還有好幾十年這件事才會被發現。

孩童的中線管道是暢通的，讓他們得以學習如何與其他人及超物質領域溝通，還有看見成人無法再見到的事物，例如天使與想像中的朋友。

當有毒重金屬進入這個應該是開放且自由流動的中線管道，就阻礙了大腦半球之間的電子與超物質能量的傳送。這會挑戰孩子的大腦去發展出替代方式，好讓那些交換得以進行。適應性的變化於是展開，孩子開始無意識地使用我們大多數人從未使用（至少直到我們長大之前都沒用過）的大腦區域。超物質與電子能量努力想找到能進入大腦未知領域的路，電子神經脈衝便開始啓動神經元，發射神經傳導物質到一個人十八歲之前不應該被開發出來的大腦路徑上。

自閉症基本上是注意力不足過動症一種較晚期、較複雜的形式，有毒重金屬會大量存在患者的大腦中線管道，聚積成不均勻的沉積層。這有助於解釋爲何自閉症有一個光譜，不同的孩子會呈現出不同強度的症狀。那都是與中線管道裡的重金屬量，以及其累積的部位有關。就自閉症而言（相對於注意力不足過動症），額外的汞沉積層會更嚴重干擾試圖跨越大腦中線管道的超物質與電子能量交流。

要了解注意力不足過動症與自閉症，就想像一下大峽谷吧。大峽谷內部與周遭，有一種物質與超物質元素之間的共生關係在發生——有流經峽谷的水、從峽谷中吹起的風、來自暴風雨和陸地的電場，以及太陽的光與熱。這一切結合起來，只爲了讓大峽谷成爲一個看得見的、充滿能量的、超自然的力量。大腦中線管道就像這樣的大峽谷——正因爲有這麼多元素同時互動，才讓它得以發揮功用。

現在，若有某樣東西改變了大峽谷的原始環境，會怎麼樣呢？要是有人開始把巨大的圓石與金屬桶丟進峽谷呢？一切都會改變。風會改變自己的走向，太陽會折射到不同的角度，不再照耀原本照射的區域，反而照亮數千年來從未接收過陽光的角落與縫隙。甚至峽谷內部與周遭的聲音都會改變。當那些元素適應了變化，這地方的整體頻率就會變得不同。

這就是有毒重金屬進入一個孩子的大腦中線管道時發生的情況。我們會看見孩子出現我們不會預期的行爲，因爲他的大腦正在適應內部交流因額外的物質而受阻的狀態。大腦正在學習使用自己的不同部位。

特別進化的大腦神經元

注意力不足過動症與自閉症孩童也會發展出特別進化的大腦神經元，尤其是在額葉。這些神經元對於和他人的交流，以及「解讀」他人的直覺能力（例如能感應到某人的想法與感覺）有幫助，而這似乎令人驚訝，因爲注意力不足過動症與自閉症孩童會呈現反社會特質，使他們看來好像與別人隔離。他們對自己與個人興趣的高度專注，其實是一種逃避方式，以避免被他們從周遭人身上擷取的大量資訊淹沒。那種專注掩蓋了這些孩子的強大直覺發展。

新進化的神經元不僅在額葉，也會在大腦其他部位生長，例如處理行爲、情緒與欲望的邊緣系統。新進化的神經元是容易激動的——也導致大多數我們所見圍繞著注意力不足過動症的問題。而許多自閉症兒童更是如此，他們體內發展出的這種進化與適應性強的神經元數量更多。

年齡與大腦發展

有毒重金屬累積在左右腦之間的中線管道，接著是大腦奮力取用未經使用的部分（因為交流的能量與訊息無法通過中線管道），再來是許多進化神經元的生長，這一連串事件通常在四歲以前就會發生。到那時候，孩子就成了靛藍小孩。

然而，汞之類的有毒重金屬，在大約十八歲前的任何時候都有可能透過飲食與其他解毒方法排出孩子的大腦。若成功的話，孩子的靛藍「能力」會保留，同時重金屬的移除很可能終止孩子的注意力不足過動症或自閉症。這是一個雙贏局面，讓孩子可以表現非凡，同時免於罹患這些疾病而來的相關難題。

十八歲左右，大腦半球之間的中線就會關閉。左右腦開始擠在一起，限制了能量與孩子般自由自在的資訊在大腦兩邊之間輕鬆自在地流動。這是成長的正常過程，是身體把焦點轉到成年期責任的方式。不過，這也會把存在中線管道裡的任何有毒重金屬（例如汞）困住。

若你是個有注意力不足過動症或自閉症的成人，代表你可能會持續保有這個疾病的某種形式，除非你很勤奮，不斷努力排除身體系統中的有毒重金屬，並避免新的接觸。對大多數人來說，都可以不把注意力不足過動症與自閉症當成一件負面的事，而只是過一種與主流不同的人生；不過，若你有嚴重的注意力不足過動症或自閉症，會干擾你的生活與人際關係，可以參考下一節的建議來降低其影響。

如果你是爲人父母者，下一節也將告訴你如何療癒孩子的注意力不足過動症或自閉症。

療癒注意力不足過動症與自閉症

醫生一般會開安非他命類藥物來治療注意力不足過動症。那是違反直覺的，因爲安非他命是興奮劑，而想要讓一個過動的小孩冷靜下來，或是幫助一個無法專注的孩子，這是你最不可能想到的東西。

開立安非他命類藥物幫助孩童獲得短時間的專注力，大多時候確實有效——即使醫學界並不知道爲什麼。

這個謎題的關鍵是孩子大腦中的不尋常發展。要取用正常狀況下不會使用到的大腦部位，以及支持大量進化、適應性強的神經元生長，需要的葡萄糖量是正常的二到三倍（葡萄糖是大腦的主要食物）。你孩子的大腦很可能缺乏足夠的葡萄糖，那是他大多數注意力不足過動症相關行爲的部分原因。安非他命刺激腎上腺分泌腎上腺素，而大腦接受了腎上腺素來取代葡萄糖，作爲它活動的燃料。爲了壓制大腦中的有毒重金屬（例如汞），腎上腺素迫使電子神經脈衝以驚人的速度傳送訊息。這有助於穩定孩子的注意力不足過動症，並幫助他專心，雖然只是暫時的。

問題是，安非他命會爲腎上腺帶來龐大負擔（更別提其他器官經常被腎上腺素淹沒的問題）。若持續多年使用這種藥物，最後腎上腺很可能會「燃燒殆盡」而變得不穩定，造成一大堆問題。我就經常碰到因安非他命類處方藥而導致腎上腺功能失常、嚴重疲倦與極度焦慮的年輕人。

針對注意力不足過動症與自閉症，有一個比較好的長期解決辦法：提供足夠的新鮮水果（最好是有機的），好讓孩子盡可能吸收到最高品質的葡萄糖（見第二十章）。請發揮創意，養成孩子吃水果的習慣，例如把冰凍的香蕉打碎，做成跟冰淇淋一樣的點心。

現在有一股控制注意力不足過動症與自閉症的飲食風潮，是斷除穀類與糖。這是個明智的決定——**只要你是以水果取代被排除的其他糖分**。另一股風潮是高脂的生酮飲食。害怕糖分的醫生會推薦這種飲食法，但這不是條明智的道路，你的孩子呈現出來的任何進步都會是暫時的，只因爲高脂會迫使腎上腺分泌腎上腺素，讓孩子偶爾較能專心。但最後，那很可能導致腎上腺疲勞。若你的孩子沒有獲得水果中的天然糖分，會繼續受注意力不足過動症與自閉症的症狀所苦。

若你的孩子容易受到大量高糖食物，或是薯條與裹粉油炸食物之類的超高熱量澱粉吸引，也許能給你一些不同的觀點：這其實是大腦在告訴他，它需要葡萄糖。問題出在除了吃下那種最糟的、沒有營養的糖之外，垃圾食物一般還含有會阻止糖到達大腦的豬油或變質的基因改造油。因此，那種「美食」對注意力不足過動症或自閉症一點用處也沒有。

事實上，除了讓你的孩子遠離傳統甜食，最理想的是從他的飲食中**排除所有小麥製品與麩質**。可能的話，要讓孩子避開任何含有毒性的食物與添加劑，例如玉米、芥花籽油、味精與阿斯巴甜（見第十九章）。

此外，還要讓孩子避開任何種類的毒物，特別是有毒重金屬（見第十八章）。一定要探究孩子接觸的每一樣東西。

最後，看看能否讓孩子在日常飲食中攝取藥草、營養補充品與接下來提到的食物。坦白說，大約百分之八十五的注意力不足過動症或自閉症孩童不會配合。因此，若你覺得孩子會因下面這些東西受益，請看看能否採取有創意的方式，讓它們看來很吸引人（或僞裝它們）。也可以讓孩子參與這個過程，讓你的方法配合他的獨特欲望與個性。母親或其他主要照顧者最能深刻理解怎麼做對孩子最好。每個孩子在每一方面都是極爲獨特且令人驚奇的，因此，只要順其自然、盡你所能就好。

療癒食物

飲食是從注意力不足過動症與自閉症中痊癒的關鍵。某些特定食物能以各自不同的方式提供幫助，例如排出重金屬與其他毒素、療癒大腦組織、支持健康神經元的訊號傳導、提供大腦葡萄糖、鎮定心智，以及強化中樞神經系統。這些食物包括：野生藍莓、芫荽葉、椰子油、西洋芹、香蕉、黑莓、酪梨、草莓與亞麻籽。

療癒藥草與營養補充品

- **螺旋藻**（最好來自夏威夷）：對移除大腦中的重金屬非常重要，也有助於新神經元的生長，並增強神經傳導物質。
- **維生素B12**（甲基氰鈷胺與／或腺苷鈷胺形式）：可增強大腦與中樞神經系統。
- **酯化維生素C**：這種形式的維生素C可幫助修補受損的神經傳導物質，並提升腎上腺功能，也有助於淨化肝臟與排除毒物。
- **鋅**：能增強內分泌系統——包括腎上腺、甲狀腺與視丘——進而支持神經傳導物質。
- **褪黑激素**：能減輕大腦中的發炎現象，也有助於神經元的修復與生長。
- **檸檬香蜂草**：能減輕發炎與鎮定中樞神經系統，也能殺死病毒、細菌，以及可能引起腸道發炎與導致食物過敏的真菌。
- **鎂**：對思考、學習、記憶、閱讀與說話能力有幫助，也能鎮定中樞神經系統。
- **銀杏**：有助於移除大腦中的汞，並減輕其發炎現象。
- GABA（伽馬－胺基丁酸）：能增強神經胜肽與神經傳導物質，並鎮定中樞神經系統。
- **維生素B群**：能滋養並支持大腦與腦幹。

- **人參**：能增強腎上腺功能。
- **益生菌**：可平衡與支持消化系統，進而增強免疫系統。請選擇任何你喜歡的天然、高品質的品牌。
- **EPA與DHA**：有助於神經元的修復與生長。一定要買以植物（而非魚類）爲來源的種類。

個案故事 **一位努力陪兒子療癒注意力不足過動症的母親**

小時候，強納森就跟朋友、家人與老師有溝通上的困難。他和妹妹處不來，似乎永遠無法乖乖坐著，「專注」也幾乎是不可能的任務。五歲時，他被診斷出有注意力不足過動症。

強納森的母親艾蓓塔是他生活中的主要支柱。接下來的十三年，她投注大量心力，想要找出強納森問題的根源，並增進他的健康與幸福。她記下強納森出現的每一個症狀、每一位他們造訪過的健康照護專業人士、每一種飲食療法，以及他服用的每一種藥物，例如常用的安非他命類處方藥。

艾蓓塔的先生喜歡開玩笑說，無論強納森是以專心或過動的方式度過一天，他就像是紅鼻子馴鹿魯道夫，從不加入其他馴鹿的遊戲。部分是因為強納森的同伴排擠他，另一個原因則是，強納森感興趣的事比其他同齡孩童更成熟，態度也更投入。

雖然強納森的行為在注意力不足過動症與輕微自閉症之間擺盪，但艾蓓塔知道他是個絕頂聰明、能有傑出表現、直覺力強的人。偶然在一本書上看見「靛藍小孩」這個說法之後，她便開始這麼稱呼他。

她永遠記得強納森七歲那年的某一天，他身穿牛仔褲、藍色毛衣，以及那雙他說大小剛好、他最愛的球鞋，坐在車子後座。那時她正在前座記下剛剛與學校輔導老師會談的細節，強納森開始自言自語：「沒有人了解我，我只是需要多一點時間適應這個世界。」

強納森剛進入青春期時，艾蓓塔找到一位功能醫學醫師。杜瓦爾醫師說強納森的注意力不足過動症和接近自閉症的行為，與腸道菌群的問題有關——也就是說，無用的細菌太多，而好菌太少。他認為問題有一部分出在穀類，因此建議排除強納森飲食中的小麥、黑麥、燕麥、大麥等食物。他也覺得強納森最好不要吃任何加工過的糖或乳製品，例如牛奶、起司與奶油。他建議多吃羽衣甘藍之類的葉菜，加上其他蔬菜、一些堅果與種子，以及充足的肉類、雞肉與魚。至於營養補充品，杜瓦爾醫師開了強效益生菌來對治他所謂不健康的腸道環境，同時還有支撐免疫系統的補充品。

強納森是極少數在食物上很樂於取悅別人的孩子。雖然艾蓓塔從其他母親那裡聽說要影響孩子的飲食習慣幾乎是不可能，但強納森並不介意不吃小麥，改吃很多羽衣甘藍之類的葉菜，加上堅果與種子，以及其他杜瓦爾醫師說可以提升大腦功能的食物。

幾年下來，強納森的專注力與溝通問題改善了，讓他得以度過小學、國中，最後到了高中。針對不同階段的學習，艾蓓塔先自己在家教強納森，之後再請家教。兩種方式對強納森在學業上的成就都非常重要。

但到了十八歲，強納森還在努力對抗他的症狀。他和艾蓓塔試圖申請大學，但兩人都很擔心（雖然強納森不願承認），他離開家、沒有艾蓓塔不間斷的支持之後，要如何學習。對他來說，想要不倚賴安非他命類處方藥與其他興奮劑，根本是個奇蹟。

過去的十八年，艾蓓塔一直很辛苦，但拿任何事物來跟她交換這十八年中的一分鐘，她都不願意。每當她感到沮喪，都會想起那個坐在後座、希望這個世界能了解他的七歲男孩。在強納森學校的家長會上，艾蓓塔和一位孩子有類似情況的母親聊起來。那位母親給了艾蓓塔我的電話，她便預約了一次診療。

第一次通電話時，跟我講電話的是艾蓓塔。雖然強納森不在線上，我還是能掃描他。我告訴艾蓓塔，重金屬（主要是汞）是罪魁禍首。之前找過的醫生已經增加了強納森百分之四十的療癒能力，但他們只能幫到這裡，因為他們遺漏了最重要的環節：有毒重金屬。

大量的汞被困在強納森兩個大腦半球之間的中線管道（醫學研究要再過二十或三十年才會發現這一點），而因為強納森已經十八歲，大腦半球已開始擠在一起、關閉了中線管道——但還有足夠的空間可獲致重要成果。

艾蓓塔聽來鬆了口氣，說還好她及時打電話給我，但也覺得很驚慌，若她晚一年打電話來，強納森的狀況會變成怎樣。我向她保證，即使強納森年齡稍長，我們仍能採取解毒方法而得到成果。

由於血液裡的脂肪阻礙所需的珍貴葡萄糖到達大腦，我們讓強納森減少攝取來自動物性蛋白質的脂肪。這些年來強納森大腦中的重金屬汙染，代表他需要的葡萄糖是他攝取量的兩倍。艾蓓塔說，強納森總是難以抗拒甜食的誘惑，而且往往在吃甜食時似乎比較能專心——雖然常常只維持一下子，然後那些加工過的糖就會令他整個人垮掉。

我同意她的觀察結果，並證實加工過的糖不是解決之道。杜瓦爾醫師有些地方是對的——穀類與乳製品也沒有幫助。強納森最需要的是真正的大腦食物：野生藍莓與其他莓果、蘋果、棗子、葡萄，以及其他任何強納森喜歡的水果。羽衣甘藍之類的蔬菜與葉菜類也很重要。

至於營養補充品，我們把重點放在高劑量的螺旋藻（混合在椰子水裡，為了攝取葡萄糖與適口性），配上一天兩份的芫荽葉。

「這將是個重大改變。」艾蓓塔說，「這些年來，強納森從來不准吃水果。」

「把羽衣甘藍與蛋白質當作所有問題的解決之道，是種出於善意的風潮。」我告訴她，「羽衣甘藍很棒，但它提供給大腦的好處，只有水果的一小部分。而且，我們必須提防隱藏在動物性蛋白質中的脂肪。這個結合了富含抗氧化劑的天然果糖、較低的脂肪，加上能移除重金屬的螺旋藻與芫荽葉的新飲食方式，將改變強納森的人生。」

而事實也是如此。執行這套飲食方案三週之後，艾蓓塔留了個訊息給我的助理。她說，有史以來第一次，她跟兒子進行了一場真正深入的交談。不是唱獨角戲，而是對話。他沒有不顧她反應地對她滔滔不絕、打斷她，或者突然離開房間，而是會傾聽，然後回應，就像兩個正常成人般一來一往地對話。她說，她可以感覺到重金屬一天天離開強納森的身體。

「我驚訝得下巴都快掉到地上了。」她哭著告訴我的助理，「你知道嗎？我剛好快用完最近這本用來記錄強納森的症狀與治療方式的筆記本，或許我不用再去買一本新的了。」

強納森也注意到自己的改變。第一個月之內，他就能在不喝一大堆咖啡的狀態下填完大學申請表。後來，他申請到一所頂尖大學、入了學，也立刻與室友建立緊密關係——透過艾蓓塔寄給他的一箱六公斤的棗子，那一向是媽媽會做的事。

艾蓓塔也開始訂購有機水果，一週送一次給他。強納森因為太開心，並未對此表示不耐，而他和室友每天都會把那些水果當點心吃。水果中的葡萄糖幫助強納森順利上課，甚至還能參加一些社團。到學期中，他在學校已經有了絕佳表現。

第13章 創傷後壓力症候群

這個星球上的每一個人，都面對著某種形式的「創傷後壓力症候群」。這不只是對悲劇事件的「戰或逃反應」，或是退伍軍人受到的戰爭創傷——也就是那種廣爲人知與文獻記載的創傷後壓力症候群。

還有一種隱藏的創傷後壓力症候群流行病。

本章的重點就是這種不爲人知的創傷後壓力症候群，它極爲普遍，幾乎每個人都有。那源自我們都必須面對的不愉快狀況，我們的意識可能遺忘了，潛意識卻沒有。創傷後壓力症候群也會來自數千年的傷害，其本質從有人類開始就存在我們之中。

當你或他人的生命面臨危險，感到驚恐很正常，甚至是健康的。你的恐懼引發了戰或逃反應，讓全身充滿腎上腺素，暫時增強你的力量、提高你的反應能力去面對威脅；一旦威脅消失，你就可能經歷情緒上的餘震。這就是心理治療師與精神科醫師認定的典型創傷後壓力症候群。

我的一位委託人傑瑞提過他女婿麥克的瀕死經驗。有一天，他們一起在工地工作時，傑瑞聽見麥克從工地的另一邊大喊救命。他衝過去看發生了什麼事，結果發現麥克被困在一輛半噸重的拖車底下。麥克之前在修理輪軸，而原本頂住拖車的機械忽然故障，拖車便把他壓在地上，幾乎壓碎他的胸膛。

傑瑞知道如果跑去求救，一定來不及。因此，與其打一一九，之後卻得告訴女兒她丈夫死了，傑瑞立刻進入求生模式。他體內瞬間充滿腎上腺素，成功把那四、五百公斤重的拖車從他女婿的胸膛上舉起來，讓麥克有側身滑出來的空間。麥克得救了。

雖然奇蹟發生，一切也沒事了，麥克仍持續做著被重物壓在底下、大聲呼救的惡夢。傑瑞則是看到任何一種拖車都會覺得噁心、厭惡。幾年之後，傑瑞來找我，想知道如何療癒這種狀況。兩位男士都經歷了明顯可被視為創傷後壓力症候群的經驗。

另外還有可理解的日常情緒創傷。不安全感、信任問題、恐懼、罪惡感、羞愧等，這些其實都來自過去的負面情緒經驗，都是隱藏的創傷後壓力症候群的結果。舉例來說，如果某人害怕對感情做出承諾，就表示之前發生的某件事造成了某種程度的創傷後壓力症候群。你永遠不會知道某人過去發生的什麼事，造成他現在的反應。

創傷後壓力症候群會以許多不同程度出現。我記得我有一次去健行時，決定走一條人跡罕至的路。當我從許多人走過的小徑轉向時，高靈便警告我別這麼做。然而，雖然知道應該往安全的方向走，我仍運用自由意志、追隨好奇心，抵達一道懸崖邊。我爬到懸崖邊緣，看見下方有一塊突出的平台，如果小心一點，我應該可以爬到那裡。在沒有安全圍欄的情況下，我開始往下爬。當我正通過那塊最危險的岩架時（下方三十公尺處就是大海），一陣比奶油還厚的霧捲過來，而且速度很快。

我幾乎看不見身前的雙手。下方的海水拍打著岩石，我知道只要向前或往旁邊滑動十五公分，我就要去見神了。我被困住了。

過了好幾個小時，霧仍未散去。夜色降臨，霧還是一樣濃。氣溫下降，我身上穿的薄衣已經因霧氣而濕透。在懸崖旁邊睡著絕不是個選項，因此我撐著不睡，全身凍僵，直到黎明，薄霧散去，讓我得以看見能把我帶到安全地帶的踏腳處。最後我終於走回車上，開車回家，試著入睡。

但我一閉上眼睛，腦海中就浮現懸崖——以及在上面的我。

一次又一次，我看見同樣的影像，對於自己有多接近人生終點感到恐慌。對一個生性大膽、喜歡以腎上腺素體驗大自然的人來說，這樣的經驗或許一點都不會令他擔憂。我知道有些人不會害怕被濃霧困在斷崖上，例如攀岩高手，他們經常冒著生命危險，在沒有安全設備的情況下徒手攀爬。但我不是那樣的人，我被嚇到了。

幸運的是，我知道復元的祕密。透過時間與耐心，以及運用高靈的療癒計畫，我沒多久就從創傷中走出來了。

未被認出的創傷後壓力症候群

在近代，我們的社會變得喜歡公開談論曾經是祕密的主題。過去，我們大多必須閉口不提自己的感受，保持沉默，不然可能會被送去精神病院。若我們稍微多流露一點點內心想法，甚至可能符合被實施腦葉切除術的條件。

花了好幾個世紀，戰爭老兵在戰役中承受的創傷造成的持續壓力，才終於獲得注意與治療。我們長久以來都會隱藏與酒精、毒品、食物與刺激腎上腺素的活動有關的情緒，直到不久之前（不到四十年前），表達自我都還不是個選項。我們生活在一個充滿壓力的時代，不過，現在有很多心理治療師、諮商師與人生教練——而且我們得以擴大創傷後壓力症候群的定義與範圍。

創傷後壓力症候群會從任何艱困經驗中產生。我們知道有比較嚴重的創傷後壓力症候群病例，例如因爲受虐、悲劇事件、綁架或目睹暴力犯罪而造成的那些。

此外還有未被認出的誘發因素。一個孩子的父母離婚，可能會令她長大後逃避婚姻；一個邀不到舞伴參加舞會的青少年，可能會開始討厭所有的學校舞會；飛機航行中遇到的亂流，可能導致某人永遠不想再搭飛機。我還聽過很多人在某家連鎖餐廳吃飯卻食物中毒，導致人們每次開車經過那家連鎖餐廳的分店時，在車裡都會覺得局促不安。

其他誘發因素包括被公司解雇、跟女友或男友分手、根本沒導致受傷的小車禍，或是人生中某個你覺得自己很失敗的時刻。引發創傷後壓力症候群的原因沒有局限。

一位委託人曾告訴我，她從青春期之後就沒辦法吃四季豆配烘肉餅，因爲她青少年時念住宿學校，曾被迫吃這道菜。只要看到或聞到這兩種食物，就會令她想起那位採取強制手段的校長。此外，我有許多女性委託人在經歷困難的懷孕過程後，很害怕再受孕。這些也都是創傷後壓力症候群的形式。

然而，即使在今天這個充滿自我成長方法、心理治療與情感理解的時代，我們的社會還是沒有準備好把這些未被認出的誘因視爲導致創傷後壓力症候群的因素。健康專業人士多把「創傷後壓力症候群」這個名詞保留給生死交關的經驗，這樣就忽略了沒有成千、也有上百種會讓某人體驗生命的方式有所改變（變得更糟）的其他事件。

無論程度如何，創傷後壓力症候群都會造成這樣的結果：它會對我們做的選擇產生負面影響，並改變我們建構自我的方式。

一個極少被提及的誘發因素是疾病。很多人會只因感冒兩星期就產生創傷後壓力症候群，更別提持續三個月的慢性疲勞或幾年的神經系統問題了。對這些症狀的感受只是一部分原因，造成情緒傷害的另一大因素，是四處求醫的過程——一連串的檢驗、往往查不出任何原因的核磁共振造影與電腦斷層掃描、找不出緩解之道或無法確診的絕望。

創傷後壓力症候群很容易自我累積。只要病了一段時間，你就會開始相信身體在令你失望，你會迷失在某個沒有結果的診斷、誤診，或是無法讓你療癒的診斷結果，財務壓力開始出現，然後，你也許會覺得自己對工作或人際關係的掌控力正悄悄溜走——那很可能讓你罹患一種特殊組合的創傷後壓力症候群。

創傷後壓力症候群也是對所愛之人的疾病非常眞實的反應。看著某人失去生命力，且沒有能力再扮演他曾經在你生命中扮演的角色，會令你感到脆弱與無力。過度透支自己去照顧對方，也會很吃力。即使你所愛的人恢復健康，之後當他們說話有氣無力或發出無害的抽鼻子聲，就可能使你回想起過去那些恐懼，讓你感覺再度經歷那個黑暗時刻。

不知道自己罹患創傷後壓力症候群是有可能的。若它源自那些潛意識記憶之一，你可能會體驗到無法解釋的逃避感，或在某些情況下不知爲何整個人停擺。也許你會發現自己受到某種力量驅使而吃下過多甜食，或是在尋找令腎上腺素飆升的活動。或者，人們也許爲你貼上「難搞」「易怒」「脆弱」「受傷的」「固執」或「過度敏感」等令人不悅的標籤。這些都是跡象，顯示曾經發生過，或發生了一段時間的某件事引發了現在的反應。

醫學機構尙未眞正知道創傷後壓力症候群是什麼。他們不知其範圍，也不知道它是如何發生的。

在這一章，你會得到答案。

你對個人生命中那些不愉快的部分並未負有義務，也不是注定得一次次重複體驗同樣的創傷模式。曾經傷害你的人沒有終身糾纏你的力量，你也不需要以那些不幸事故與長期壓力來定義自己。事情總會有出路。

藉由在營養、情緒與靈魂療癒上提供正確的支持，你就能重拾生命力，重新活出自己的人生。

請想像一部因病毒、老舊檔案與過時軟體而變得動彈不得的電腦。長期下來，它的速度變慢，但你已經習慣了。因此，若你的姪女來訪，決定用掃毒軟體幫它掃毒，把舊檔案下載到一部外接硬碟，再將所有軟體升級，你就會驚訝於你的電腦能運作得多麼快速而有效率，且還有很大的儲存空間可用。

當你把心智與意識中造成創傷後壓力症候群的細微創傷清除之後，便會發生這樣的事。如果你學會療癒，就能增加你的運作容量，並敞開自己，接受過去一直沒有空間接受的所有好事。

引發創傷後壓力症候群的原因

身體與情緒層面到底發生什麼事，導致創傷後壓力症候群呢？

簡而言之，那是某人經歷創傷時，大腦中產生的一種化學物質不平衡。大腦組織裡儲存的葡萄糖不足以餵養中樞神經系統時，情緒的劇變就可能帶來持續的影響。與普遍的科學看法相反的是，雖然電解質對大腦的健康確實很重要，但創傷後壓力症候群不會因電解質流失而產生。缺乏葡萄糖才是眞正的原因。

你聽過有人用「他臉皮很厚」或「那對她來說根本是耳邊風」這些比喻，來形容那些面臨生命的衝擊與混亂時能安然度過的人嗎？這些人的性格之所以如此，其實是因爲大腦中有充足的葡萄糖存量。因此，他們能不受影響地處理許多創傷。

葡萄糖是一種對大腦非常重要的防護性生化物質，因爲它會在敏感的大腦與神經系統組織上放置一層防護罩。醫學研究尙未理解大腦在面對壓力時到底需要多少葡萄糖來維持良好運作，以及大腦的儲存庫中要有充足的葡萄糖存量這件事有多重要。若把葡萄糖轉換成金錢，那麼一次重大創傷事件，例如一次意外，可能等於買一部新車；而一個長期創傷，例如一段受虐的關係，對你葡萄糖存量的影響，可能等同買一間新房子對你銀行帳戶的影響。

葡萄糖的防護罩之所以必要，有兩個理由：首先，要防止因憤怒、沮喪、絕望與恐懼而分泌的侵蝕性腎上腺素與皮質醇滲透大腦細胞、大腦組織及神經元，就需要葡萄糖；其次，創傷發生時，電子脈衝會以驚人的速度發射，影響大腦組織、神經元及神經膠細胞，而葡萄糖的存在能阻止大腦中產生的這種電子風暴。

把大腦想成車子的引擎吧！沒有冷卻劑流過引擎，引擎就可能過熱而損傷。同樣地，當大腦沒有它需要的冷卻劑——葡萄糖——那麼流經大腦中數千個神經元的電子脈衝，就會讓神經元因過熱而燒毀。

你聽過吃糖可以舒緩辣椒的辛辣感嗎？糖發揮了解除辣椒辣度的功能，能預防牙齦、舌頭與上顎變得灼熱。同樣地，葡萄糖（糖分）也保護了大腦。若某人的葡萄糖儲存量太低，可能只要車子爆胎，他就會得到創傷後壓力症候群；另一方面，葡萄糖儲存量高的人，卻可能在目擊一樁持槍搶劫案件後，當天晚上還能平靜地向朋友述說事件經過。

動物天生就了解葡萄糖的重要性。以下是另一件你不會在網路上搜尋到的事：兩隻花栗鼠快跑穿越馬路，其中一隻被車子輾到，倖存的花栗鼠會衝回馬路上喝死掉那隻花栗鼠的血，以快速攝取葡萄糖。這是花栗鼠與生俱來的一種自然反應，以防止大腦受到戰或逃腎上腺素反應的傷害。

人類也直覺地知道要把糖當成一種安撫手段。這就是醫生在小朋友乖乖打完針後會給一根棒棒糖作為獎勵，或是母親在孩子做完身體檢查後會帶他去吃冰淇淋的原因。問題是，現今的世界有太多不好的糖。那些棒棒糖和冰淇淋對任何人都沒有營養上的好處。

許多人仍會尋求甜食來撫慰創傷。他們或許只是認為自己有暴食的問題，以及特別無法抗拒含糖美食的誘惑——然而，他們潛意識裡其實是想償還身體所欠的債。

而人們用來對付創傷後壓力症候群的另一種方法，是以腎上腺素取代糖。愈來愈多人瘋狂熱愛會令腎上腺素飆升的活動，他們從飛機上往下跳、從事高強度運動、玩高空滑索或高空彈跳，或是從懸崖跳入水中，來解決他們可能自己都不知其存在的痛苦。還有過渡期戀情——即分手後為了提升腎上腺素而去找的新女友或新男友。上述例子都是在利用腎上腺素作為代替葡萄糖的「快效藥」。

這些方式的問題在於：會上升的一定會下降。從一整盒杯子蛋糕得到的「吃糖後快感」，意味著之後一定會經歷情緒的暴跌。而跑過熾熱木炭獲得的腎上腺素飆升快感，當下雖然可能令人覺得療癒且充滿力量，但那種高漲的情緒不會持久，你回家後只會感到沮喪。這些不是療癒創傷的眞正解決之道。

我們不必靠冒險來療癒創傷後壓力症候群，我們不需要下賭注。

療癒創傷後壓力症候群

創傷後壓力症候群眞正的定義，是體驗到揮之不去、源自任何一種不利遭遇、且以任何一種方式限制了某人的負面感受。那些感受包括：恐懼、懷疑、不安全感、憂慮、擔心、恐慌、逃避、憤怒、敵意、過度警覺、易怒、心煩意亂、自我厭惡、被遺棄、防衛心、焦慮不安、悲傷、沮喪、怨恨、憤世嫉俗、羞愧、覺得自己不被人看見、覺得自己沒有發言權、無力感、脆弱、失去自信心、缺乏自我價值，以及不信任。

療癒各種程度的創傷後壓力症候群最有力的方法之一，就是在生活中創造能作爲正面基準點的新經驗。創造愈多這種經驗，不再被創傷後壓力症候群困擾的機會就愈大。每一個新的正面經驗，都會在養分被雜草偷取的花園裡種下一顆賜予生命的種子。

這些經驗不一定要很了不起，不需要是危險或冒險的（也不應該如此），也不需要跟任何人一樣。光是在平靜的環境中散步，也能幫助你修復大腦。

關鍵在於你如何**看待**每一次新的探險，無論那個探險多麼溫和、平淡。列出每一項新經驗並記錄之，把感覺寫下來。例如，你散步時有沒有看見什麼鳥？天氣如何？光線的角度有沒有特別之處？散步對你的心理狀態有什麼樣的影響？一切都很重要，都是活在當下的一部分。

或者也可以試著拼拼圖。當你把一堆隨機放置的碎片變成一個條理清楚的完整圖案，就是在教導自己，混亂中也可能出現秩序。你還可以試著畫畫、速寫或素描，這些都是強而有力的練習，有助於把人帶到當下，讓我們注意到周遭世界其他我們不曾注意的美麗細節。藝術創作的淨化效果非常強大。

你或許可以打電話給一位多年不見的好友，邀對方出來吃個午餐，那會幫助你重新連結自己的某些重要部分。或者領養一隻寵物——你將擁有嶄新且充滿愛的每一天。你也可以培養一項嗜好，選擇一個你從未料到自己會貿然進入，或一直想去探索的技能領域，讓你對自己感到驚訝。學一種新語言。去度個假。最棒的事情之一，是開始建立自己的花園。

無論你選擇什麼，把一切都記錄下來。在你的日誌裡持續加入良好的經驗，那能幫助你察覺生命帶給你的美好（即使你根本沒有去尋找），也有助於把負面經驗從你的意識中清除。高靈總是告訴我，這是一種能一次拔除一棵你不想要的雜草，以清出你心靈花園空間的練習。這並非空洞的建議。當你在某個時候承受了情緒上的騷動，無論是現在正在經歷或已經過去了，都可能對你造成衝擊，並改變你對世界的認知。你也許會發現自己重新經歷那些舊的記憶，彷彿它們再度發生——或者重新體驗到那些舊記憶觸動的情緒，卻不知原因何在。

當你為自己創造新的、有益的接觸點——並注意到它們對你心理狀態的正面影響——就是在把你的大腦當成一部收音機來訓練，訓練它轉到你永遠接收得到的療癒頻道。然後，每當生活變得令人難以承受，你就能將內心的旋鈕轉到那個有助於恢復的電台，去啓動那些正面經驗留給你的印象，彷彿它們是原始廣播節目的錄音。

療癒創傷後壓力症候群時，就把自己想像成一棵被移植的樹。把樹挖出來對它是一大衝擊，就像任何你經歷過的壓力源都可能令你感覺像被連根拔起。當你把那棵樹重新種在一片新的土壤中，它還是會因失去自己的立足點而在各個層面受到創傷與影響。那棵樹要花好幾個月才能從這種改變中復元，重新建構自我。

同樣地，執行一個創傷後壓力症候群的療癒計畫，可能也要花整整三到四個月的時間，你才會再次覺得你又是你了。而就像苗圃提供改良過的肥沃土壤，讓那棵樹在新的立足點上得以吸收到養分，你也能用本章提供的營養療方（即療癒食物與營養補充品），來滋養你的中樞神經系統與認知功能，同時修補你的心與靈魂。

療癒創傷後壓力症候群需要來自所愛之人的支持、時間、耐心，以及關鍵營養元素，本書第四部將補充更多資訊。

另一項療癒工具，是能撫慰你的任何一種形式的祈禱。你也可以呼求特定天使的名字，請求幫助。最了解精神與靈魂如何被壓垮、又該如何恢復的天使，是「復元天使」，那也是你想要尋求最直接的幫助來療癒創傷後壓力症候群時，應該呼喚的天使（見第二十三章）。

至於修補創傷造成的靈魂裂縫，可試試第二十二章提供的靜心技巧。那些技巧可以藉由讓你重新與自己取得連結，並恢復信心與信任，對心靈產生顯著作用。

你不必再活在備受折磨的心理狀態中，有方法可以幫助你前進。

療癒食物

爲了把葡萄糖還給大腦，並建立一個葡萄糖儲存箱，以預防生命中令人崩潰的事轉變成創傷後壓力症候群，請將下列食物加入你的飲食中：野生藍莓、瓜類、甜菜根、香蕉、柿子、木瓜、番薯、無花果、柳橙、芒果、橘子、蘋果、生蜂蜜與棗子。

請注意，身體只能接受水果的糖分與未摻雜任何東西的生蜂蜜這兩種糖類，作爲儲存在大腦中的葡萄糖。

療癒藥草與營養補充品

- **左旋麩醯胺酸**：有助於支持大腦功能與神經健康。
- **5—甲基四氫葉酸**：能支持中樞神經系統。

- **維生素B群**：能支持認知功能與增強神經傳導物質。
- **銀杏**：能餵養神經元，並支持神經傳導物質。
- GABA（伽馬—胺基丁酸）：可增強神經傳導物質，並鎮定過動的心智。
- **螺旋藻**（最好來自夏威夷）：有助於修復大腦組織，並支持中樞神經系統。
- **忍冬**：能平衡並幫助控制葡萄糖。
- **蕁麻葉**：有助於控制與支持過度反應的內分泌系統。
- **羥丁胺酸鎂**：可提升認知功能，並降低高血壓。
- **西伯利亞人參**：可增強與平衡內分泌系統。

個案故事　**撫慰因隱藏的創傷而受苦的靈魂**

賈桂琳在企業界工作超過十年了。這段期間，她證明了自己是個極度忠誠與自律的員工，很好相處且關心同事。投入多年之後，她終於被擢升到她夢想中的職位：專案統籌。

雖然嚴格說來她並不是經理，但賈桂琳是她的部門十年前第一批雇用的員工之一，每個人都知道她的經驗已使她成為他們部門實質上的主管，大家也尊重她低調的領導風格。同事們每完成一項工作，都會到她辦公桌旁問她：「接下來我能幫你做什麼？」每次她要向分公司經理報告完成的任務，同事都會為她加油打氣，希望她有完美的演出，而她一向都能辦到。

賈桂琳的上司知道她是公司最棒的員工之一，她也會熱切地接下所有丟到她桌上的緊急專案，無論需要花多少下班後的時間。新職位的要求很高——而那是在所有戲劇化事件發生之前。

賈桂琳升職沒多久，他們部門便雇用了一位新員工布莉姬。布莉姬之前曾在人力資源部門工作，賈桂琳一直要求增加人手來應付旺季的需求，而她以為新加入的人會像部門其他同事一樣支持她。

起初，布莉姬除了壓低聲音講電話，以及會離開座位很久之外，似乎沒做什麼事。後來，在布莉姬到職第三週的週五，賈桂琳出去吃午餐，之後回到辦公室時，發現布莉姬正走到每一個小隔間，告訴每一位同事：「你現在歸我管。」若有任何人問為什麼，她就說：「因為我最有經驗。」

賈桂琳沒有在眾目睽睽之下與她正面衝突，而是回到辦公桌繼續工作，彷彿一切如常。她的員工也不急著開始把工作提交給這位冒名頂替的布莉姬，因此也繼續照常工作。布莉姬一下午去找賈桂琳好幾次，小題大作地挑剔當前專案的檢查表上一些令她不滿意的細節，但賈桂琳每次都只是點點頭，便回到手邊的工作。

在其他人都下班回家後，賈桂琳走向布莉姬，打算告訴她要謙虛一點。賈桂琳還來不及開口，布莉姬就說她調查過賈桂琳過去執行的專案，全都嚴重不及格，這個部門需要大肆整頓。賈桂琳只覺得一陣天旋地轉。

花了週六與週日趕上工作計畫之後，週一早上賈桂琳走進辦公室時，注意到空間被重新安排了。她桌上有張便條紙寫著，她的上司九點鐘在辦公室等她。她到的時候，分公司經理與布莉姬談得正起勁，還一邊笑著。他們一見到賈桂琳，便收起臉上快樂的表情。「布莉姬，就由你開始說吧。」賈桂琳的上司說道。

於是，布莉姬開始說出對賈桂琳許多奇奇怪怪的抱怨，然後拿出一張清單，上面列出賈桂琳未盡到的責任。布莉姬聲稱他們正在努力達成的交件期限注定會是一場災難，還告訴分公司經理，部門裡根本無人領導。會議結束時，上司告訴賈桂琳，他們一直想為布莉姬安排一個新的經理職位，今天便正式生效。

忍著淚水，賈桂琳很快回到自己的部門，詢問她的部屬有關布莉姬提到的專案問題。有幾個人告訴她，沒錯，看起來他們確實無法準時交件，但那是因為布莉姬堅持要他們停下工作再重新開始。一名部屬替賈桂琳打抱不平，帶她回上司的辦公室，向分公司經理解釋布莉姬暗中陷害賈桂琳的伎倆，但經理說這故事一定是他編造的。幾天之後，替賈桂琳發聲的同事被解雇了。

接下來幾個月，賈桂琳在辦公室遭受的心理虐待比在中學餐廳更糟。布莉姬編造了更多關於賈桂琳的謊言、散播八卦，還一副嚴格監督人的模樣。她經常分派工作給賈桂琳，然後又把工作交給別人。賈桂琳雖然沒有意識到，這種反覆的創傷卻讓她的大腦承受著實質的傷害。

賈桂琳決定再次向她的上司抗議，卻被他的接待員拒於門外。對方還告訴她應該改向人力資源部提出正式的抗議。

隨著賈桂琳每週提出的抗議填滿了人力資源部門的檔案夾，公司對布莉姬的虐待行為卻沒有採取任何應對辦法。

某一天，賈桂琳又跑到人力資源部的辦公室，去確認她有遵照讓布莉姬得到懲戒的正確流程。跟她說話的女子告訴她，事實上她的抗議根本沒有被送到分公司經理那邊，「那些描述聽起來一點都不像布莉姬的為人。」突然間，賈桂琳恍然大悟，這是布莉姬以前待過的部門，而這名人力資源部的員工就是她的朋友。

賈桂琳利用午餐時間出去走走，打算鼓起勇氣跟上司報告人力資源部的陰謀。但是當她行經一家餐廳的窗外，卻看見布莉姬與他們的上司正在裡面用餐，還笑得很開心。

賈桂琳已經數不清有多少次含著眼淚回家，向丈夫艾倫傾訴委屈。他親眼目睹她長期做惡夢、焦慮與失眠。她筋疲力竭、極度勞累，每當她試著平靜一下，腦子裡就會聽見布莉姬的聲音在斥責她。如今她覺得自己毫無價值，每個小時的工作都是折磨。努力奉獻了十年，她卻可能必須辭職。

賈桂琳跟我連絡。她一句話都還沒說，高靈和我便知道她有創傷後壓力症候群。當她真正開口，從她的聲音即可明顯感覺到憤怒、悲傷、被遺棄與受傷的情緒。

她之前的身分認同一直是「公司裡最努力工作的員工」，那是讓她覺得自己在這世上擁有一席之地的理由。母親過世前曾告訴賈桂琳，她非常驕傲賈桂琳能以優異的成績從大學畢業，並得到這份工作。

因此，賈桂琳的創傷後壓力症候群分成不同層次。不僅跟布莉姬把辦公室變成一個不愉快的環境有關，也跟她失去自我意識有關。賈桂琳的意志與精神都正在快速萎縮，快要形成嚴重憂鬱症了。

艾倫接過電話說道，他說什麼都無法安慰賈桂琳。「每次我跟她說她有能力，她都會像出現過敏反應一樣。」

「你有時間度假嗎？」我問賈桂琳。她說她還有兩星期的假，於是我要她立刻申請休假。

接下來的十四天，我們為她的精神與靈魂執行了強力的重建計畫。

首先，我們尋找那些在公司的身分主導她的人生之前，她曾經喜歡做的事。我們列出每一件她之前一直很享受的事。艾倫拿出一組他們在試圖虜獲對方的心時一起玩過的拼字遊戲組，光是這個充滿回憶的遊戲，便是重振賈桂琳精神很有力的第一步。

賈桂琳也開始記下休假期間讓她覺得很享受的正面經驗。例如，晚上帶狗去散步曾是她的工作，後來她變得太忙，便由艾倫接手，現在她記下夜晚的社區有多麼令人平靜、多麼安靜，她的狗停下來嗅聞每一棵樹提醒了她要呼吸，以及有這麼多她碰到的人會溫暖地跟她打招呼。

為了找到更多正面的試金石，賈桂琳訂購了她曾經很愛的電視節目DVD，艾倫則建議兩人開始去當地的舞蹈學校學跳華爾滋。他們去那些兩人都很喜歡、卻多年沒機會去的餐廳吃飯，還決定週末出遊，去一家曾帶給他們正面回憶的旅館住一晚。

隨著列出的事情愈來愈多、日誌頁面被填滿，賈桂琳又開始感覺到自己是有能力的。她覺得一股內在的力量回來了，感受到她這個人的本質——她的靈魂。而在身體層面，為了補充賈桂琳的葡萄糖存量，艾倫持續在早上為她切好瓜類，並在下午為她做純果昔。

到了這個階段，我們開始談到布莉姬的人生有多悲慘。她一定受傷很深，才會如此充滿仇恨、不誠實與憤怒，身為布莉姬對她而言一定很辛苦。我們為布莉姬感到難過。賈桂琳發現，除了表面上之外，布莉姬根本沒有被賦予力量；相反的是，她沒有力量，才會覺得需要傷害賈桂琳。這一點讓賈桂琳可以用全新的觀點看待布莉姬。

我們也討論到賈桂琳在辦公室的地位一直都屬於她，而且仍是如此。她的職稱沒變，她待得最久，在部門裡也最受敬重。與其每天吸收布莉姬的負面能量，賈桂琳必須找到方法讓自己感受到關心、愛與正面能量。

兩星期的假結束後，賈桂琳抵達公司時，注意到布莉姬坐在自己的車子裡，收音機的談話性節目音量開得極大——無疑是想壓過她腦子裡聽到的負面訊息。看著布莉姬皺著眉頭啜飲咖啡，賈桂琳感到一陣悲傷，也看見了布莉姬想掌控一切的企圖有多麼可悲。

於是，賈桂琳敲了敲布莉姬的車窗。「你想跟我一起走進公司嗎？」

布莉姬歪著頭說：「呃，你確定？」

兩人走進大樓時，賈桂琳摟著布莉姬的肩膀說：「你知道嗎？你是個很棒的人，我看得出來你在掙扎，我想讓你知道，我會支持你。」

布莉姬顯得非常驚訝，說不出任何一句話。一整天下來，賈桂琳注意到布莉姬一句惡意的話也沒說。

幾個月之後，公司重整，布莉姬擁護賈桂琳擔任新創意部門的主管。布莉姬或許從她模糊不清的新管理者角色得到更高的薪水，然而，賈桂琳確切知道，自己或許比布莉姬更滿足，因為她學會了接納自己被賦予的才能，並持續向前行。

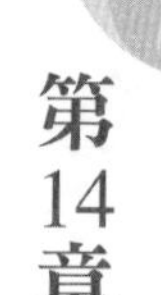

第14章 憂鬱症

我童年最好的朋友在二十一歲車禍身亡時，我傷心欲絕。他一直是我靈魂上的兄弟，他了解我能聽見高靈聲音的天賦、我成長過程中承受的壓力，而且很認眞地看待我。他是這個世界上少數了解我的人之一，聽到他過世的消息時，我覺得自己好像也被車撞了。

無論高靈跟我說什麼安慰的話，我的創傷都無法被撫平。我覺得很受傷、極度悲痛、憤怒、害怕，也非常同情我朋友的家人。我眼睜睜看著他們承受這令人無法想像的失去，同時還得面對自己受到打擊的餘波，於是我陷入暫時的憂鬱。那跟我面對過的任何考驗、甚至我成長過程中的掙扎都不一樣。所有事物都不再有意義。

過去我能幫助憂鬱症患者，是因爲高靈了解他們的苦，但我個人無法對他們感同身受。現在我能體會他們的感受了。那次經驗爲我開了一扇窗，讓我看見別人面對自身考驗時可能有的感覺。

慢慢地，我痊癒了。回想失去朋友這件事，仍令我非常悲傷，但我不會再進入那個絕望的心理狀態。我學會必須對憂鬱有耐心，即使你受苦了五年、十年或更久，都要保持希望，知道事情不會永遠這樣。**要從憂鬱症中痊癒，信心是絕對必要的**。你一定要堅持下去。

若你個人沒有經歷過憂鬱症，一定也認識得了憂鬱症的人。我們都聽過所愛的人、朋友或工作夥伴說過這句話：「我好沮喪、憂鬱。」許多從未經歷臨床憂鬱症痛苦階段的人，會把憂鬱症與每天在生活中偶爾體驗到的悲傷搞混，而不懂那些被憂鬱症侵襲的人為何就是無法「振作起來」。事實上，偶爾覺得情緒低落與罹患臨床憂鬱症有天壤之別。對某些人來說，那是種無法清楚描述的感覺，一種生命整體的消沉感。另一些人經歷的是更嚴重的憂鬱症形式，它會以各種不同的嚴重程度、在長短不同的期間內發生。

在醫學界，憂鬱症仍是個背後有著巨大謎團的疾病。從有人類開始，憂鬱症便一直困擾著人們。它可能是地球上（更別提宇宙）所有難解疾病中最深奧的一種，因為它存在於「機器中的鬼魂」，也就是大腦裡的「靈魂」之中。

在本章，我會揭露憂鬱症的關鍵誘發因素。我會幫助你發現囚禁你的疾病背後的成因，也將幫助你學會打破牢籠。

大約二十年前，一位委託人把她被憂鬱症襲擊的狀態，比喻成一輛火車將她丟在某個荒涼的地方。火車開走，她一個人困在那裡，不知道怎麼回家，也不再有火車行經這一站。她告訴我，憂鬱症就像一種不會離去的孤獨。從此我便記住那樣的形容。

若你為憂鬱症所苦，我希望你知道：那輛火車回來接你了，你再也不必獨自徘徊。就讓這一章成爲那輛火車的車頭燈，打出它即將抵達的訊號。若你遵循這裡的建議，就能找到回家的路，回到健康的心理狀態。

憂鬱症的症狀

若你有憂鬱症，或許正經歷下列的症狀：悲傷；對過去能讓你愉悅的活動失去興趣；思考、說話與/或動作變慢；甚至想傷害自己。

正如這些症狀所顯示的，臨床憂鬱症是很嚴重的疾病。

當你經歷憂鬱症時，雖然可能很困難，但把你體驗到的感受與關心你的人分享，並接受他們的愛與支持，是非常重要的事，如此可以釋放任何你對自身憂鬱症的羞恥感。關於憂鬱症，還有一些醫學界尚未發現的重要觀點。閱讀接下來的內容，你將對這些症狀背後的原因，以及你該如何處理它們有全新的理解。

造成憂鬱症的重要原因

大多數人都以爲臨床憂鬱症來自情緒上的痛苦，例如強烈的悲傷或壓抑的憤怒，或兩者都有。那正確描述了某種類型的憂鬱症，但憂鬱症是一種複雜的疾病，可能源自許多不同的根本因素。雖然有些是基於情緒（例如創傷性失落），其他的卻完全是身體因素（例如重金屬、EB病毒）。

以下是憂鬱症最常見的原因。任何一個問題本身的力量就足以引發憂鬱症，但也可能同時身受兩個或更多問題之苦。請盡可能找出那些適用於你的誘發因素。

創傷性失落

憂鬱症最明顯的原因，就是一次嚴重的情緒打擊或一連串打擊。一般會涉及失落。例如：家庭成員過世（失去所愛之人）、被配偶背叛（失去信任，以及一段親密關係）、因被解雇而失去一份定義了你的工作（失去安全感與身分認同）、遭遇某個破壞長期計畫的事件（失去方向與目的）、經歷讓你認定這個世界很殘酷的不公平待遇（失去信心），以及出現讓你相信自己不久人世的理由（失去你的未來）。

當然，不同的人對事情會有不同的反應。一種把某人送進憂鬱漩渦的失落，對你可能不會有相同程度的影響，反之亦然。這種相異的反應，部分是因爲每個人的個性、個人經歷與大腦化學反應不同。最重要的是某種失落對**你**的影響。若它讓你充滿強烈的情緒痛苦、無助感與／或絕望感，就可能足以引發嚴重的憂鬱症。

醫學界還不知道，這種創傷情緒可能在你大腦裡引發輕微中風——這種中風導致的大腦組織傷害，比由常見的缺血性中風、甚至短暫性腦缺血發作（小中風）造成的輕微許多。這些輕微中風小到連核磁共振造影、電腦斷層掃描，或其他任何現有的影像技術都無法呈現。它們會造成許多問題，包括臨床憂鬱症的任何症狀。幸好，它們會慢慢痊癒。

一次重大的情緒衝擊會在大腦中產生一次眞實的電擊。人們之所以在傳達壞消息時經常先警告對方「你可能要先坐下來」，是因爲我們本能地知道，那份衝擊會產生身體上的效應。這個電量可能強烈到實際在大腦中「燒壞一條保險絲」，導致大腦的某些部分關機。

這種關機是一種安全機制，是設計來保護你（存在於大腦中）的靈魂不致受到太嚴重的傷害。無論是背叛、得知自己被解雇，或者回到停車處發現你的車窗被敲碎，一次驚動你的經驗就會在大腦的情緒中心誘發一次幾乎像是海浪拍打海岸的電子脈衝。長期下來，當一連串令人不快的事件讓那個安全機制失效、出毛病，就可能導致憂鬱症。

通常，動盪的狀況增加時，那些安全措施會停止身體的正常功能。想像一座海灘上的沙堡：抵擋上漲潮水的第一道防線，就是你在沙堡周圍建造的城牆，它矗立著擋住第一道強大海浪，在最初的二十分鐘讓潮水無法入侵；接著又一道大浪襲來，沖毀城牆，但沒關係，因爲你挖了一條護城河，沙堡依舊完好；接下來的幾分鐘，一切都沒事，然後第三道大浪升起，便把沙堡沖走了。

當我們的心理安全措施停止正常運作，大腦的某些部分，即「我不敢相信」的情緒中心，可能無法再振奮起來，而這會導致經常伴隨憂鬱症的麻木與悲觀感受。

但好消息是：我們可以重建自己的心理資源。透過注入正確的養分，我們的安全機制會自我修復，讓我們能再次以一種被喚醒的狀態體驗人生，並從意外事件中恢復過來。慢慢地，我們就能療癒憂鬱症。

創傷性壓力

另一個造成憂鬱症的重要原因，是強大且**持續**的壓力。雖然我們偶爾都會感受到壓力——那也是生而為人的一部分——但若你長期為強大的壓力所苦，就可能產生一種倦怠效應。

比方說，失業好幾個月，不斷憂慮你要怎麼支付帳單；涉及可能會在財務上毀掉你的訴訟案件；經歷一場爭論不休的離婚；承受一種令你感到害怕無助的重大疾病。

雖然這些是會為許多人帶來持續創傷性壓力的嚴重問題，但一些小小的壓力源累積起來，也會令人覺得受創。我們必須尊重每個人有其獨特的敏感程度，像信箱裡的一封信不見了這種事，對某人來說或許沒什麼大不了，但對另一個人而言，卻可能觸動某次要付給債權人的重要款項在過程中遺失的記憶——或者是他那天沒有時間去處理的另一件事。

你是否聽長輩說過要你把眼光放遠、看開一點這種話？或許身為青少年的你，在舞會當晚去裁縫店拿回你的禮服，發現長度短了將近八公分，你爺爺卻毫不同情地說：「非洲的小孩都沒飯吃了，你還在這裡為一件禮服而哭？」也或許你的手腕骨折，向某位同事抱怨手腕包著石膏很難淋浴，結果她卻回答：「至少你的手臂還在。」這些話（比較像是責備）很有可能毫無幫助。

當然，客觀審視自己所受的苦，偶爾脫離頭腦，試著以更大的格局看待自身生命，可能很有幫助，然而，理性思想不一定都能幫助我們改變對某個情況的情緒感受。我們在塵世中會經歷嚴重的壓力，也會經歷較不嚴重的，但它們都一樣艱難，而我們必須尊敬自己與他人不同的反應程度。

在身體層面，這些事件會引發「戰或逃反應」，啓動腎上腺在身體裡注滿腎上腺素——若你正要跟一隻老虎搏鬥以求生存，或者有輛車在追你，而你正逃到一條巷弄裡，這可能是件好事。不過，如果你無法把滲透到重要器官（特別是大腦）組織裡的腎上腺素完全燒掉，它終究會帶來可能導致嚴重憂鬱症的傷害。腎上腺素會讓神經傳導物質失效、減少褪黑激素的產量，使你開始感覺迷失在憂鬱濃霧瀰漫的大海中。

腎上腺功能異常

憂鬱症也可能源自純粹的身體因素。在這種狀況下，憂鬱可能會沒來由地襲擊你，讓你震驚於自己爲何會感覺那麼糟。

舉例來說，正如剛剛解釋的，強烈或長期持續（或兩者皆有）的情緒會讓大腦充滿侵蝕性的腎上腺素。把這種狀況比喻成你在加油站爲車子加油：你的車子需要燃料才能運行，但若你把油加到滿出油箱，汽油就會腐蝕你車子的烤漆。

即使你從未遭受此類情緒的震撼，若你的腎上腺功能異常，你的大腦仍可能得承受這種有害的腎上腺素氾濫狀況，而這就可能立即造成憂鬱性倦怠。

想了解這是不是你需要解決的問題，如果是，你又該如何療癒受傷的腺體，請參考第八章。

病毒感染

醫學界並不知道，有數百萬人身受的憂鬱症之苦，是ＥＢ病毒（見第三章）或萊姆病（見第十六章）之類的病毒造成的結果。那些病毒緊抓住神經，並持續讓它們發炎。病毒也會釋放毒素或神經毒素，使神經與大腦細胞發炎得更嚴重，而這會擾亂進出大腦的訊息……然後就可能導致憂鬱症。即使身體中只有不會引起任何其他症狀的輕微病毒量，也可能造成潛在的憂鬱症。

重金屬與其他毒素

另一種類型的憂鬱症，是「一切都很完美」型。某人可能擁有美滿家庭、完美工作、漂亮房子，且對這一切很感恩，但一種黑暗、無法解釋的陰霾可能會忽然降臨，且恐怖地逼近一切美好事物。那可能讓一個人覺得有所不同、憂傷、不再像自己——彷彿遺失了什麼東西；也可能讓一個人早上不想起床。

這種人身邊的人經常無法理解。「你什麼都有了，」他們會說，「你到底哪裡不對勁？」

這種類型的憂鬱症是毒素所致，而非態度不佳。

一般的現代生活型態，長期下來會導致身體累積有毒重金屬，特別是汞、鋁和銅。例如，鮪魚與其他海鮮經常含汞；大多數汽水罐是鋁製的；你喝的自來水可能是經由銅製水管送到你家，而且充滿一種有毒的鋁副產品：氟化物。

這些金屬物質最後可能進駐大腦靠近視丘與松果體、腦下垂體，以及下視丘的部位。若某種酸性環境結合了以脂肪爲主的高蛋白質飲食，這些金屬物質就會開始氧化，創造出會毒害大腦細胞與降低電子脈衝活動的有毒化學池。在大腦這個特定部位產生的干擾，可能造成一種會在最出乎意料的時刻偷偷找上某人的憂鬱症。

那種氧化過程不一定是持續的。如果那種來自有毒重金屬的逕流偶爾才發生，你只會偶爾覺得憂鬱，每次發生時的情境也沒有明顯的條理。

非金屬毒素也可能傷害神經與神經傳導物質，擾亂你大腦運作的能力。最常導致憂鬱症的毒素有：

- **殺蟲劑與除草劑**：住在有噴灑藥劑的院子、花園、農場或高爾夫球場附近，在最近才噴灑藥劑的公園裡散步，吃非有機的食物等，就有可能接觸到這些化學物質。

・**甲醛**：數千種家居用品中有使用這種化學物質，加工食品也會用它來當作防腐劑。

・**清潔溶劑**：你每天都會吸入這種用於地毯清潔、家庭清潔與辦公室清潔的化學物質製造的氣體。

・**食品添加物**：味精、阿斯巴甜、亞硫酸鹽（用作果乾、洋芋點心等的防腐劑），以及其他非天然的食品添加物，可能在大腦中累積。一旦它們開始激發憂鬱期，即使喝一罐低卡汽水，都可能引起一次新的憂鬱症發作。

電解質不足

要維持健康，身體必須保有一定濃度的電解質，那是由體液中的鹽類與其他成分製造出來的離子。這些電解質有助於維持與傳送電子脈衝到全身——特別是大腦，那是身體電子活動的中心。大腦中有較高濃度的汞與其他重金屬的人，就需要比正常量更多的電解質來抵銷重金屬。

想像你的大腦如同一部車子的電池。當電池裡的化學電解質溶液太少，它會中斷內部的電流，讓車子無法發動；同樣地，當注入大腦（電池）中的血液裡該有的電解質不足，就可能嚴重擾亂大腦的電子活動，並成爲憂鬱症的誘發因素。而跟車子的電池一樣，你也可以爲耗竭的大腦充電——只要你能取得充分的電解質。

療癒憂鬱症

正如你剛剛所見，憂鬱症有太多誘因與解釋。你能做的最有幫助的事，就是去處理任何你針對自身憂鬱症找出來的特定原因。光是知道你心理狀態背後的成因，就能產生巨大的確認效果與療癒作用。

我也建議你食用這一節提到的藥草、營養補充品與食物。運用純天然的方法，可以增強大腦組織、神經細胞與內分泌系統，幫助解毒，並改善心情。想知道更多對心理健康有深刻影響的營養資訊，請翻到本書第四部。

此外，你還可以參考第二十二與二十三章。那兩章有一些練習，能幫助你在從憂鬱症中恢復與重拾人生的過程裡，找到平靜與確認感。

療癒食物

某些特定食物能幫助大腦恢復活力、排除重金屬、補充電解質、療癒大腦組織，以及/或解決與憂鬱症相關的營養不足。爲了減輕症狀，你可以加入飲食中的理想食物有：野生藍莓、菠菜、大麻籽、芫荽葉、胡桃、椰子油、芽菜、羽衣甘藍、杏與酪梨。

療癒藥草與營養補充品

- **維生素B12**（甲基氰鈷胺與／或腺苷鈷胺形式）：能強化大腦與中樞神經系統。
- **螺旋藻**（最好來自夏威夷）：對排除大腦與中樞神經系統裡的重金屬與其他毒素十分重要。
- **初生碘**：能支持內分泌系統，包括甲狀腺與腎上腺，也能殺死病毒，並增強免疫系統。
- **褪黑激素**：能減輕大腦發炎狀況，也有助於新神經元的生長。
- **酯化維生素C**：這種形式的維生素C能修補受損的神經傳導物質，並支持腎上腺，還有助於淨化肝臟、排除體內的毒素。
- **甘草根**：能支持內分泌系統，包括甲狀腺與腎上腺，也能削弱病毒顆粒移動與繁殖的能力。
- **銀杏葉**：含有強力的生物鹼，可滋養並生成神經傳導物質。
- **檸檬香蜂草**：能減輕發炎，鎮定中樞神經系統，並殺死可能讓神經發炎的病毒。
- **印度人參**：能幫助內分泌系統，包括甲狀腺與腎上腺。
- **維生素D3**：能強化內分泌系統，包括甲狀腺與腎上腺，也能殺死病毒與減輕發炎。
- **GABA**（伽馬－胺基丁酸）：能支持神經胜肽與神經傳導物質，並鎮定中樞神經系統。

- **EPA與DHA**：能修補並強化中樞神經系統。一定要買以植物（而非魚類）爲來源的種類。
- 5—**羥基色胺酸**：可增強神經傳導物質。
- **維生素B群**：有助於保護身體所有部位免於情緒危機的傷害，也能支持大腦與腦幹。
- **鎂**：能鎮定中樞神經系統，並放鬆緊繃的肌肉。
- **加州罌粟花**：能鎮定過度活躍的神經元，並支持神經傳導物質。
- **卡法椒**：能鎮定中樞神經系統，並減輕壓力。
- **維生素E**：能支持中樞神經系統。
- **紅景天**：可增強內分泌系統，包括甲狀腺與腎上腺，也能穩定血管系統。

個案故事　擺脫憂鬱、得到幸福的意外答案

愛倫一直是個幸福的人。朋友與家人稱她為聚會的靈魂人物，她知道如何安慰沮喪或悲傷的人，也是婚姻中的穩定力量。她每天都期待日出，熱愛為週末、未來的假期，以及她三個女兒的生日派對做計畫。愛倫非常珍惜生命，且對每一天都充滿感恩之情。她覺得自己的人生很完美。

然後，四十四歲時，她有一次跟家人去度假，回家後卻立刻開始覺得奇怪。她不太有辦法解釋，但感覺就像她的某一部分遺失了。除了特別疲累，她還覺得失去了勇氣，以及對生命的熱情。一種悲傷的感覺開始慢慢出現。

起初，愛倫把這種感覺視為假期過後的憂鬱，認為它會過去而沒有太在意。接下來的幾個月，有時感覺變好了，但漸漸又會再度變得更糟。愛倫覺得迷失了自我。她的丈夫湯姆非常擔心，對她說：「我想念你啦啦隊般的爽朗笑容。」她一向散發出明亮的光芒，如今卻黯淡無光。

為了尋找答案，愛倫去看醫生。醫生幫她做了檢查，並進行完整的荷爾蒙分析檢測。當檢查結果顯示愛倫的荷爾蒙濃度正常，醫生斷定她一定是得了憂鬱症，並給了她一份抗憂鬱藥物的處方，對她說：「看這個能不能讓你好過一點。」

愛倫走出診間的時候比她到達時還要沮喪，診斷結果與藥物對她來說好陌生。當她告訴家人這個消息，他們都和她一樣震驚。她開始服用抗憂鬱藥，但關於這些新的感覺為何會發生在她身上，或者會持續多久，她都得不到任何解釋。愛倫覺得自己就像這些藥物的囚犯。

她決定去尋求專業諮商。心理治療師確定是累積的情緒造成阻礙，於是愛倫便和這位很棒、很支持她的治療師一起挖掘她的過去。這個過程感覺很有效，也提供愛倫一個她認為很重要的支持系統，讓她得以應付憂鬱症期間的狀況——但憂鬱症仍然存在。

病發一年後，湯姆決定帶愛倫拋開一切去度假。他想，那或許能創造前進的動力。離開家人十天，愛倫覺得好了一點。她又開始跟女兒聊天、和她們一起規畫學校戲劇表演要穿的服裝，以及早起。她還沒回到原本的她，但感覺有了百分之五十的進步。後來她在機場等待搭飛機回家時還告訴湯姆，這趟旅行正是她需要的推動力。

然而，回到家幾個小時後，她一打開行李準備把東西拿出來，整個人又垮了。她在床上蜷著身子，覺得憂鬱比之前更強烈地衝擊著她。日子一天天過去，那種感覺仍然存在，彷彿永遠不會消失。她開始常常哭泣——刷牙時、繫鞋帶時，甚至一早起床的時候。她也不再有力氣跟湯姆和女兒一起坐在客廳，看他們最喜歡的週日夜電視節目。

由於無法幫助愛倫度過這個難關，她的心理治療師建議她跟我約時間。我一開始解讀愛倫，高靈便提醒我，她器官中的殺蟲劑濃度很高，還有微量的除草劑。我向愛倫說明我的發現，她突然沉默下來。

「你還好嗎？」我問道。

愛倫開始解釋，她丈夫定期會請除蟲公司來處理房子內外的蟲子。我問愛倫他們怎麼安排何時要除蟲，她便請湯姆拿起另一支電話一起說。湯姆解釋道，每次他們離開家，無論是週末去他岳母家度個小假或較長的假期，他都會請鄰居幫忙開門讓除蟲公司的人進屋裡噴灑殺蟲劑。每個月，他還會請一家景觀設計公司用除草劑來照顧他們的草坪與花園。

我堅持要他們一家人立刻搬出他們的房子，看看愛倫的狀況是否有改善。他們待在愛倫母親家的時候，愛倫也開始執行一套結合療癒食物、營養補充品與解毒的飲食療法（如本章與本書第四部所述），把她體內造成憂鬱症的化學物質與重金屬排除（湯姆也加入，此外我們還做了個修改版本，幫助他們的女兒淨化毒素）。

愛倫又活過來了。透過解開這個難解疾病之謎、適當的療癒方案、她重新燃起的自信心、遠離殺蟲劑，加上她在接受心理治療時處理情緒問題帶來的好處，愛倫感覺比過去更好了。她與湯姆決定賣掉他們的房子，重新開始。

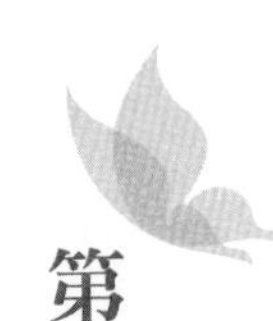

第15章 經前症候群與更年期

歷史上幾乎所有年代，女性對更年期都是以一種正面角度來看待。雖然那是變老的一種提醒，但更年期溫和且無痛地結束經前症候群與月經的難受與不便，往往使女性的性欲增強，且在從事性行為時不用再擔心意外懷孕。

過去女性不會因更年期向醫生求助，因為她們不會感覺到明顯的身體問題或症狀。女性在更年期前期、更年期與停經後，幾乎都覺得比之前**更好**。那是生命正常的一部分，除了接受，根本無須做任何事。

到一八〇〇年代為止，醫學界提出的文獻中極少提到更年期，有提到的也幾乎從未把更年期視為一種症狀或需要醫生關照的疑難雜症。熱潮紅與心悸幾乎是不存在的。

到了大約一九五〇年的現代，一切都變了。一九〇〇年之後出生的女性，是第一批在到達一定年紀時，體驗到夜間盜汗、熱潮紅、疲倦、恐慌發作、焦慮、掉髮與關節疼痛的人。

二十世紀中，有一波年齡介於四十到五十五歲的女性帶著這些症狀去找她們的醫生，醫生們卻毫無頭緒。

瞧，難解疾病與自體免疫的混亂就這樣產生了。醫學專業人士從未感到如此困惑。

醫生向製藥公司報告這樣的流行症狀，而剛開始，他們一致認爲那是女人的心理作用——只是「瘋女人症候群」。那些症狀一定是她們編造出來的，因爲若非如此，根本沒道理。那都是爲了吸引他人的注意，是她們覺得無聊的一種跡象。女性於是被告知應該去加入家長會。

然而，整個一九五〇年代，有愈來愈多女性感受到記憶力有問題、注意力無法集中、喜怒無常、體重增加、暈眩等症狀，於是製藥公司再次與醫生商議，認定這些女性的共同點就是年齡。醫學機構判定原因一定是荷爾蒙——即使男性也體驗到一樣的症狀。很多男性也有熱潮紅，而他們只是被貼上「工作流汗」（即使症狀來襲時男人並沒有在工作），或是「緊張流汗」的標籤。男性也會面臨其他「更年期」症狀，例如憂鬱、腰圍增加與健忘等，但這不會變成新聞，因爲那是個男性被教育要堅忍克己的年代。身爲要賺錢養家的人，責任是很重大的，由於害怕失去工作，他們都會隱瞞個人的身體問題。

爲了營利，製藥公司立刻決定利用女性，以及和女性荷爾蒙問題有關的錯誤發現（女性之前一直覺得自己好像要努力爭取才能有發言權，所以讓女人感覺自己的話有被聽見，很容易就能占到她們的便宜）。到了一九五〇年代晚期，「女性一定是因荷爾蒙不足而感到不適」的新聞已廣爲人知。而因爲「這是個女性問題」的概念變得普及，男人愈來愈覺得他們必須對自己也有同樣症狀這件事保持沉默。

醫生被女性的難解症狀難倒了，但至少他們終於相信那些症狀的存在。因此，即使醫學界一直朝著錯誤的方向尋找答案，那些理論仍值得讚揚，因爲它們給了女性健康難題一個名稱。那是醫生出於善意的努力。

至今爲止，醫生仍依靠這個關於荷爾蒙的錯誤資訊在工作。無數女性都聽過她們承受的痛苦背後的原因，是荷爾蒙不平衡或更年期。

不是的，更年期其實站在你這邊。無論你相不相信，更年期之後，老化的過程會變慢。但外界的訊息不是這樣說的。女性總把更年期視爲老化與老化相關健康問題的開始——事實上，剛好相反。

女人老得最快的時候，是青春期到更年期之間。想想一個女孩的身體在她第一次月經來之後發育得有多快就知道了，那是因爲生殖荷爾蒙是會加速老化過程的類固醇化合物。此外，藉由降低一個女人的雌激素與黃體素濃度，更年期也有助於保護她免於癌症、病毒與細菌的侵襲，那些都會受到生殖荷爾蒙吸引並賴其維生。

至於骨質疏鬆，眞相是：並非因爲女人停經後骨骼內的孔隙容易變大、變多，而是骨質疏鬆症要花幾十年才會形成，因此它只是剛好在女人到達一定年齡時呈現出來。醫學界把這個巧合誤以爲是原因，說女人體內的雌激素濃度下降導致骨質流失。事實上，是**生殖荷爾蒙**造成骨質疏鬆——因爲它們是類固醇，而類固醇有溶解骨質的作用。若再結合ＥＢ病毒之類的病原體感染、營養不足與不適當的運動，雌激素與黃體素就可能導致女人罹患骨質疏鬆症——早在更年期之前很久就開始了。

這不是說生殖荷爾蒙不好。它們是女性得以生育孩子的原因，沒有這些荷爾蒙，人類的生命無法延續。

但身體知道自己的極限。它願意為這份創造生命的能力付出代價，只要能把生育這件事限制在青春期到更年期之間的幾十年當中——因為它希望保護你的安全。

女性被告知生殖荷爾蒙是青春的泉源，諷刺的是，你的青春並不是在你二十幾、三十幾或四十幾歲的時候。你真正的青春出現在青春期之前，而到達更年期是一種與那段時期重新連結的方式。更年期終止了生殖系統的週期（以及它對你身體造成的負擔），並降低生殖荷爾蒙濃度。那是身體延緩老化的自然方式，這樣你才能活得長久而健康。

你一點都不用擔心更年期與更年期之後的人生。更年期本身不一定是個身體必經的艱難過程，而開始體驗到被歸類為荷爾蒙相關症狀的眾多年輕女性，也並非進入更年期初期。那完全是其他因素的影響，而且有強大的方法能夠處理。你可以回到健康的生活，並在每一個階段擁抱你的人生。

第一波「更年期症狀」背後的眞正原因

一九五〇年代，醫生與製藥公司把女性開始出現的症狀歸咎於人生階段的改變時，遺漏了其他三個共同點。

第一個是病毒性因素。這些女性都是在一九〇〇年代初期出生，剛好是EB病毒與其他病毒開始在人們身上生根的時候。

EB病毒通常會在一個女人年輕時進入她體內，之後花上數十年逐步壯大自身力量，直到準備好讓人知道它的存在時，再以發炎性疾病的形式出現。剛好，女性受到第一次非侵略性EB病毒株影響，就是在她們四十幾或五十幾歲的時候，那時病毒的潛伏期結束，症狀開始出現（與此同時，甲狀腺炎也開始影響許多女性。想知道更多訊息，請見第六章）。

因此，若你生於一九〇五年，而且在孩童時期感染了這種新的病毒（EB病毒），到一九五〇年，你就是四十五歲，也成了剛開始經歷這種流行性病毒感染症狀的第一代人。這和更年期前期或更年期的年齡一樣只是巧合，但你可能會聽說你的熱潮紅、夜間盜汗與疲倦，跟荷爾蒙有關。若病毒性發炎出現得早一點或晚一點，你的症狀則會被貼上「更年期前期」或「停經後」的標籤。

一九五〇年代被貼上更年期標籤的女性身上的第二個共同點，是輻射暴露。由於「試鞋透視機」[①]的出現，那個年代的女性因而暴露在前所未見的大量輻射當中。她們若住在一九八六年的車諾比核災疏散區邊界，說不定還比較安全！

這種試鞋透視機發明之後便形成一股風潮，去逛鞋店就能享有把腿和腳伸進這個X光箱子的服務。其概念是X光能幫助店員了解顧客腳部的骨頭結構，讓顧客可以找到最合腳的鞋，但其中的輻射劑量並未經過檢驗與規定，店裡也沒有醫生，只有店員隨心所欲地按著一個致命按鈕。

這樣的事每次造訪鞋店都會一再發生。許多女性把試穿鞋子當成一種心理治療，每隔一、兩週就會去鞋店一次，這可能代表她們一生中做了大約八百次放射線治療。這種狀況造成數百萬女性嚴重的輻射中毒。

一九五〇年代過去之後，這種試鞋透視機悄悄撤出鞋店，彷彿一開始就不存在。現代醫學這時開始了解輻射是危險的，而我相信背後一定有人把女性前所未見的健康難題，與她們幾十年來重複暴露在輻射中這件事連結起來——因爲很明顯地，有數萬名女性正因癌症而接受腳部與腿部的截肢手術。

然而，與其把矛頭指向輻射，醫學界的智囊團選擇把更年期當成罪魁禍首——即使對這些女性的母親、祖母和曾祖母來說，更年期都是一個順利的過渡期。

與此同時，第三個破壞健康的因素也正在發生：人們暴露在DDT（一種殺蟲劑）中的機會激增。一九四〇年代，到處都在使用DDT。它被噴灑在作物上、公園裡，小孩子甚至在卡車駛過郊區噴灑DDT時，因爲好玩而把那些泡沫塗抹在自己身上。DDT的銷售員會到每一戶人家敲門，賣給婦女們一罐罐DDT，讓她們噴灑在花朵上、花園裡。為了證實DDT的安全性，銷售員甚至會在一顆蘋果上噴DDT，還說那是一種營養補充品。到了一九五〇年，DDT的使用達到最高峰，而無數女性的中樞神經系統與肝臟都負荷了過量毒素。

想到這種危險竟被忽略了這麼久，眞是令人驚奇。若不是瑞秋．卡森在一九六二年寫下《寂靜的春天》一書，讓世人注意到化學殺蟲劑的危險，並終於促成DDT的禁用與環境保護局的成立，人們可能會繼續忽略這些殺蟲劑造成的傷害。

（順帶一提，DDT背後的龐大化學產業因大衆察覺其不利之處而蒙受損失時，一種新的產業——荷爾蒙療法——開始出現並取得優勢，這並非巧合。）

同時，更年期也成了數十種症狀的代罪羔羊，而那些症狀其實是和全然不同的原因有關。被錯誤歸咎於更年期的症狀包括：夜間盜汗、熱潮紅、疲倦、暈眩、體重增加、消化問題、脹氣、尿失禁、頭痛、喜怒無常、易怒、憂鬱、焦慮、恐慌發作、心悸、注意力無法集中、記憶問題、失眠與其他睡眠障礙、陰道乾澀、乳房敏感、關節疼痛、刺痛感、掉髮或頭髮變得稀疏、皮膚乾燥或龜裂，以及指甲乾燥或易碎。

一個健康自然的生命歷程會導致這些問題，對任何人來說應該都無法理解——特別是以前從來不會這樣。不過，嘿，何必自找麻煩去考慮長達三十年都沒有規範，密集暴露在輻射、DDT與病毒中的情況呢？

因此，當女性開始經歷其實是自體免疫或病毒性的症狀，例如慢性疲勞症候群、纖維肌痛症、腎上腺疲勞、甲狀腺機能不足、EB病毒的其他表現形式、狼瘡、重金屬中毒、肝臟功能異常與營養不足等疾病時——這些都是因現代人暴露在病毒、輻射與DDT毒素中所致——醫學界並無法了解眞正的答案（通常他們還是不會去考慮這些因素）。

於是，「心理作用」的論點便應運而生。而當女性駁斥這個診斷不出結果的說法時（因爲此時女性的權利愈來愈大），荷爾蒙便成了讓女性閉嘴的完美方法。對醫生而言，說「是你的荷爾蒙作祟」，比承認「我不知道你出了什麼問題」簡單多了。一九五〇年以前，人們並不會把醫生的意見視爲最重要；但一九五〇年之後，現代醫學對社會卻有了掌控力。

荷爾蒙補充療法的眞相

當製藥公司發現透過把更年期妖魔化，然後製造藥物來「治療」它，就能創造數十億美元的商機，便積極主動地鼓吹這股荷爾蒙趨勢。一項大型宣傳活動在一九六〇年代早期展開，聲稱「雌激素不足」是女性在更年期之前、當中與之後感受到的大部分不適的原因。保證能取代據稱消失了的雌激素、名爲「荷爾蒙補充療法」的產品，銷量一飛沖天。

荷爾蒙補充療法其實已經進行好一陣子了。當醫生開始診斷女性有荷爾蒙問題時，製藥公司突然爲他們以類固醇爲基礎的實驗找到用處。他們傳遞給病人的訊息是：「我們看見了你的痛苦，因此爲你開發了這項革命性療法。」事實上，他們只是挑選了這個絕佳時機，來公開這項早就在開發卻至今才得以應用的產品。

然而，荷爾蒙補充療法產品幾乎從未有過任何正面效果。在極少數的病例中，荷爾蒙補充療法確實減輕了一些症狀，但它之所以能處理這些問題，並非透過眞正對治體內的某種不平衡，而是藉由扮演類固醇的角色——也就是抑制免疫系統對病毒性發炎、營養不足與暴露在DDT之類的毒素中的反應。

換句話說，荷爾蒙補充療法並不會使任何人變得更健康；相反地，在某些病例中，它會因爲暫時阻止免疫系統對疾病做出完全反應並對抗之，而隱藏了疾病。因此，雖然荷爾蒙補充療法有時能緩解症狀，但同時也容許癌症、病毒、細菌與更多疾病持續攻擊女性的身體，以及在她們不知情的狀況下使她們快速老化——至少是直到其造成的傷害嚴重到無法再被掩蓋住爲止。

突然間，醫生注意到有愈來愈多採取荷爾蒙補充療法的女性罹患癌症與中風。那只是稍稍瞥見了這種療法造成的眞正問題，但已足以引起人們的注意。這個新聞被報導時，銷售量下跌了——只有一下子。不久，另一項宣傳活動又聲稱調整後的產品已能對付那些問題，荷爾蒙補充療法再度流行起來。

接著，在二〇〇二年，一項進行了超過十年、有十六萬多名停經後婦女參與的大型臨床研究了解到更多荷爾蒙補充療法造成的破壞，並做出結論：荷爾蒙補充療法大大增加了罹患乳癌、心臟病與中風的風險。也就是說，荷爾蒙補充療法快速提升老化的速度。於是，荷爾蒙補充療法產品的銷量再次大跌。

當這些與荷爾蒙補充療法有關的危險被發現，它應該就要被禁用，應該會促使研究人員去調查女性難解症狀背後真正的原因——並且讓他們開始發現，問題從來就不是出在荷爾蒙。

結果，反而是另一項對策加入這場混戰：生物同質性荷爾蒙補充療法。

生物同質性荷爾蒙補充療法比之前的荷爾蒙補充療法使用的藥物安全，但安全多少沒有人知道。每位醫生都心知肚明，生物同質性荷爾蒙補充療法目前仍是實驗性的，還在一段三十年試誤過程的初始階段，正如荷爾蒙補充療法經歷過的一樣。然而，醫療保健的風潮如此強大，有時根本勢不可當。對醫生來說，跟隨一種風潮，感覺就像跟隨最可能與同事和平相處、維持生計，並且給尋找答案的病人希望的機會。這是種困難的平衡。而身處喜愛青春更甚於智慧的社會，任何聲稱是青春之泉的時髦藥丸或乳霜，對女性的吸引力都很大。連披露眞相都無法阻止這部荷爾蒙列車。

無論宣傳生物同質性荷爾蒙補充療法的話語多合理、多誘人，基本道理同樣適用：更年期是生命一個自然的部分，不需要被「治癒」。不值得用一個過去曾導致巨大傷害的危險概念來冒險。

也就是說，若你眼前有荷爾蒙補充療法和生物同質性荷爾蒙補充療法兩個選項，而你仍想選擇其中之一，我建議你選擇由醫術高超的醫生處方的生物同質性荷爾蒙補充療法，並要確定那位醫生熟諳整體健康照護，且能以其知識精確地調整與平衡劑量——此外，他也要把生物同質性荷爾蒙補充療法視為一種暫時性、週期性的OK繃，而非無限期的解決方法。另一個選擇，是去找一位會提供平衡荷爾蒙所需的全部藥草的草藥醫生。

有些女性採用荷爾蒙補充療法後症狀並未緩解，也有女性接受生物同質性荷爾蒙補充療法卻未獲成效。超過二十五年來，我見過女性使用兩種療法都沒有任何效果（除了加速老化之外，即使所有人都聲稱那會讓她們重返青春），也親眼目睹數百位醫生因為無法以荷爾蒙療法改善病人的健康狀況而沮喪。那是因為兩者都無法對治那些被錯誤歸咎於更年期的潛在健康問題。若有人覺得荷爾蒙療法讓情況有所改善，是因為醫生開的不只有荷爾蒙療法本身，還包括許多營養補充品與全面檢視過的飲食方法，是那些營養補充品與新的飲食習慣讓女性覺得比較好。

荷爾蒙療法因為是類固醇，會發揮免疫抑制藥物的作用。病人的病毒性症狀，例如心悸與熱潮紅（醫生不會認定這些是病毒性的），可能會因生物同質性荷爾蒙補充療法而鎮定下來，讓所有人相信這種療法有效。至於陰道乾澀的症狀，有時也會因生物同質性荷爾蒙補充療法而改善。陰道乾澀其實是腎上腺疲勞的症狀，而非更年期前期或更年期的——這就是為什麼這種不適也可能在女性二十幾、三十幾歲時困擾她們。生物同質性荷爾蒙補充療法的類固醇可能會促使腎上腺大量分泌腎上腺素，正是腎上腺素暫時緩解了某些女性的症狀，但也伴隨著長期腎上腺問題的風險。

沒錯，讓荷爾蒙平衡是有可能的，但醫生所謂的更年期症狀不一定都與生殖荷爾蒙有關。一般而言，它們是跟腎上腺與甲狀腺的荷爾蒙有關。

唾液、血液與尿液檢查不是判定一個女人的荷爾蒙是否平衡的正確方式，這些檢驗方法很容易出錯，且往往很不正確。若甲狀腺分泌的荷爾蒙不足（也就是甲狀腺機能不足），那麼腎上腺就會分泌過多荷爾蒙來補償。這過量分泌的腎上腺素的破壞性本質，會摧毀檢測黃體素、雌激素與睪固酮濃度的血液檢查的可行性與正確度。

體溫波動、脹氣、暈眩、夜間盜汗、心悸、疲倦與前面列出的其他問題——整體看來，這些是過去六十年來全新出現在女性身上的症狀。該責怪的不是生殖荷爾蒙，有件更重要的事被忽略了。我並非想澆人冷水、故意惹惱某人，或是指控出於善意、一心只爲病人好的醫生。我們努力的目標是一致的，也就是女性的健康，都希望女性眞正被療癒。那是這裡所有資訊關注的重點。

對我來說，重複坊間已存在的推測與建議簡單多了，但我本著良心無法這麼做。讓我晚上睡得著的唯一方法，就是知道我有聆聽高靈的話、有提供衆人眞正的答案。揭露本章裡的資訊對我來說很值得，只要這麼做能保護你。我想在健康上支持你，幫助你避開慢性疾病、癌症與中風，就像我這些年來成功爲許多女性所做的一樣。我希望你活到九十或一百歲，希望你快樂且自由。

你的生命是珍貴的，你的靈魂也是。了解更年期的眞相對每個女人來說都極爲重要，那關乎擁有選擇、能根據資訊做出決定。因爲，若你不了解眞正的狀況，要如何做出適合自己的判斷？

沒有獲得正確的選項、資訊與事實，就是被剝奪了選擇。有句話說：「你永遠有選擇。」但是當你無法得到所有選項，情況就不是如此了。若眞相被隱藏在一個你無法進入的地窖中，或者遺失在過去且被遺忘了，你要如何做出正確的選擇？

我在本章提供的細節，就是要打開那個地窖的門。

只要有一個人與本章的內容有所連結，並運用這些被隱藏起來、不讓女性知道的祕密，維護了自身安全，且保護自己不因同儕壓力而隨波逐流，那麼至少有一個人可以過更好的生活。

還更年期一個清白

更年期與我在本章描述的症狀之間並無關連，近來變得更明顯了，因爲當前影響女性的疾病愈來愈具侵略性。有些病毒株與毒素量現在會在女性三十幾歲、二十幾歲，甚至青少年時期就產生影響，而非等待好幾十年，直到女性四十幾或五十幾歲時才展開攻擊。如果一九四〇年代到五〇年代早期的狀況是這樣，如果所有年齡層的女性都出現難解症狀，或許健康專業人士會重新思考把他們遇到的麻煩怪罪到更年期頭上的想法，也或許製藥公司與研究人員會策畫出另一種遊戲。

為何醫生仍未看出其中的關連？對於一個十八歲的女孩，或是一名二十五歲或三十歲的女子為何出現「更年期前期症狀」，他們無法解釋，但這種情況正以驚人的速度發生在這些年輕女性身上，她們正在經歷過去只會侵襲四十幾和五十幾歲女性的同一組問題。這些是EB病毒、甲狀腺失調等疾病的症狀──跟始於一九五〇年代、「指責荷爾蒙、更年期前期與更年期的遊戲」背後的病症相同。其實一開始就不是更年期的問題。

同樣的痛苦普遍發生在愈來愈年輕的女性身上，讓事實清楚呈現出來。雖然試鞋透視機與DDT已經被淘汰，今日的女性仍被環境毒素、殺蟲劑、除草劑、重金屬與其他科技時代的汙染源包圍──加上前幾個世代傳下來的舊毒素仍存在我們體內。同時，我們也一直深受新型態的癌症、病毒、細菌與其他因現代毒物而生的流行病之苦。但是，眞相卻被深埋在自大、貪婪、身分地位，以及愚蠢之下。

順帶一提，醫生不會讓十八歲的女孩接受荷爾蒙補充療法或生物同質性荷爾蒙補充療法，但他們確實會開避孕藥給她們──那也會有類似類固醇的效應，能抑制症狀，但不會對治其原因。（醫生未來很有可能為十八歲的女性開荷爾蒙補充療法與生物同質性荷爾蒙補充療法處方。三十出頭、有腎上腺疲勞或甲狀腺失調，血液檢查卻看不出來的女性，已經被施以生物同質性荷爾蒙補充療法了。）

還有另一件重要的事：當你正為我前面描述的那些症狀所苦，醫生是無法正確檢驗出你的荷爾蒙濃度的，因為那些症狀會讓你的身體系統無法正常運作。腎上腺功能低落時，也會讓荷爾蒙檢查偏離正確軌道，對雌激素與黃體素濃度的判讀就不會準確。數百萬名腎上腺功能低落的女性，拿回的荷爾蒙檢查結果都是不正確的。

當一名女性接受了生物同質性荷爾蒙補充療法且症狀開始改善，這種療法就得到一些信賴。然而，推薦此療法的醫生經常一開始就是整體性思維，因此會推薦某種更好的飲食方式與許多營養補充品，以同時解決營養不足的問題。再說一次，轉向健康的生活方式，往往才是病人症狀改善真正的因素。若你正經歷本章稍早描述過的那些症狀，應該把目標放在找出真正引起它們的疾病上。閱讀本書其他篇章與接下來的建議可能會有幫助。你值得擺脫疾病的桎梏，也值得取回自己的人生。

了解經前症候群

憂鬱、腹瀉、脹氣、焦慮、失眠、偏頭痛與情緒起伏等症狀，通常會被歸咎於經前症候群。

那是不正確的。

跟所謂的更年期症狀一樣，這些症狀其實來自潛在的健康問題，例如敏感的中樞神經系統、大腸激躁症、食物過敏或重金屬毒素。它們會在女性生理週期的這個特定時間出現，是因爲月經過程會用掉她身體儲存能量的百分之八十，剩下的百分之二十無法應付那些通常由免疫系統來阻擋的健康問題。

這也是另一個絕佳實例，說明醫學界有多麼不了解女性健康狀況。與其把女性在月經期間受的苦歸因於生殖系統，我們應該將其視爲一個傳訊者。

若你一直在跟你以爲是經前症候群的問題奮戰，請利用本書來探索可能導致你的症狀的眞正原因，並加以處理。這是讓你的月經週期不再有壓力的關鍵。

療癒經前症候群、更年期前期、更年期與停經後的相關症狀

本章提到經常被錯誤歸因於更年期的症狀是如此廣泛，幾乎任何健康問題都會引起這些症狀，包括腎上腺疲勞、食物過敏、病毒量、肝臟功能異常與甲狀腺機能不足，它們呈現出比單純荷爾蒙問題更全面的樣貌。這一節會提供一系列藥草、營養補充品與食物，它們能處理多種可能導致你的症狀的病毒、細菌、眞菌與其他毒素。

此外，這裡也將提供有助於穩定你生殖荷爾蒙與系統的藥草與營養補充品，以防你覺得自己在這部分需要支持。

請記得，想要將這一章討論的症狀減輕到最低，飲食扮演著意義深刻的角色。在本書的第四部，你會找到更多相關資訊，讓你得以支持自己的身體、克服疾病（包括解毒的細

節）。

療癒食物

想要提升免疫系統功能與支持生殖系統，應專心攝取的絕佳食物有：野生藍莓、芝麻醬、酪梨、黑豆、蘆筍、蘋果、菠菜、黑葡萄與小黃瓜。它們能透過以各種方式提供抗氧化劑、預防熱潮紅、提供強化重要器官的必要營養素、減輕發炎與維持荷爾蒙濃度平衡等途徑，來幫助人們。

針對一般症狀的藥草與營養補充品

- **水溶膠銀**：能殺死病毒、細菌與感染到的其他微生物，並支持免疫系統。
- **鋅**：能殺死病毒，提升免疫系統功能，並幫助保護內分泌系統。
- **甘草根**：能協助腎上腺，有助於平衡體內的皮質醇與皮質酮濃度。
- **離胺酸**：可削弱病毒顆粒移動與繁殖的能力。
- **維生素B12**（甲基氰鈷胺與／或腺苷鈷胺形式）：強化中樞神經系統。
- **初生碘**：能穩定並強化甲狀腺與內分泌系統的其他部分。
- **印度人參**：可增強腎上腺，並幫助平衡皮質醇的分泌。
- **大麥苗汁萃取粉**：能淨化肝臟、幫助消化，並提升身體的鹼性。

- **橄欖葉**：能殺死病毒、細菌與眞菌，也能促進血液循環。
- **月桂酸甘油脂**：能殺死病毒、細菌與其他不好的微生物。
- **螺旋藻**（最好來自夏威夷）：能提供重要的微量營養素，以增強內分泌系統。
- **人參**：可提升腎上腺功能。

針對生殖系統的藥草與營養補充品

- **蕁麻葉**：能減輕生殖系統裡的發炎現象。
- **野生山藥**：有助於穩定雌激素與黃體素濃度。
- **五味子**：有助於排出體內過多的雌激素。
- **山楂果**：對卵巢有幫助。
- **西洋牡荊**（聖潔莓）：有助於穩定月經週期（若你仍有月經的話）。
- **紅花苜蓿**：能幫助排出儲存於器官中的無用荷爾蒙。
- **鼠尾草**：能幫助保護子宮頸免於細胞異常增生狀況。
- **葉酸**：有助於補足子宮機能。
- **維生素B群**：可提供生殖系統所需的必要維生素。
- **維生素D3**：有助於穩定生殖與免疫系統。
- **維生素E**：促進血液循環，強化中樞神經系統。

• EPA與DHA：能滋養生殖器官中的深層組織。一定要買以植物（而非魚類）為來源的種類。

個案故事

個案故事：告別失眠夜

瓦萊麗四十八歲時開始注意到不尋常的症狀。起初，她是晚上無法有完整的睡眠，會在凌晨三點醒來，然後就躺在床上睡不著，有時直到五點半或六點才再度睡去。此外，瓦萊麗也開始感覺到偶爾的心悸、白天的熱潮紅與夜間盜汗，還伴隨著喜怒無常。她發現自己對她室內設計公司的助理與同事講話很衝，有一天還聽到她十七歲的女兒莫麗在電話裡跟她離家去上大學的大女兒說：「媽變得超敏感，好像總是在生氣，而且我發誓不是我的錯。」

瓦萊麗決定跟她的家庭醫師費茲傑羅約時間去就診。他做了完整的檢查與抽血檢驗，結果包括甲狀腺素濃度在內的一切檢查都正常。費茲傑羅醫師跟瓦萊麗說，他很確定她正在經歷更年期前期最初的症狀，並指示做了一項全面的荷爾蒙血液化學檢查，結果顯示她的去氫皮質酮與睪固酮濃度有些微不平衡，同時黃體素與雌激素也逐漸減少。

瓦萊麗無法接受她可能得嘗試荷爾蒙補充療法。她記得她母親在一九八〇年代因這種療法變得身體很不舒服，似乎在很短的時間內就老了十五歲。但費茲傑羅醫師知道荷爾蒙補充療法的歷史，並向瓦萊麗保證他只會開生物同質性荷爾蒙補充療法的藥物。瓦萊麗同意試試看，於是接受了三個月的生物同質性荷爾蒙補充療法，仍然沒有成效。費茲傑羅醫師調整了處方，並建議再進行三個月。

雖然瓦萊麗同意繼續進行這項療法，但也決定去看另一位醫生，聽聽第二意見。這位醫生建議瓦萊麗服用甲狀腺藥物，即使她的甲狀腺素濃度處於正常範圍。瓦萊麗選擇試六個月，但她才服藥沒多久，就開始感受到疲倦、憂鬱、腦霧，以及更頻繁的失眠與心悸等症狀。

這時，一位朋友推薦瓦萊麗打電話給我。解讀時，我首先看到的是，沒錯，瓦萊麗的甲狀腺有狀況。然而，甲狀腺藥物並未解決問題——因為問題是病毒性的。

病毒導致了她的疲倦與腦霧，使她的肝臟負荷過重，因而造成睡眠問題、熱潮紅與夜間盜汗。病毒也為她的神經系統帶來負擔，進而影響她的情緒。此外，她血液中的病毒副產品也製造了一種名為生物膜的物質，卡在她的二尖瓣中，導致心悸。這是病毒量冒充為更年期前期的一個典型病例。

瓦萊麗立刻停用生物同質性荷爾蒙補充療法與甲狀腺藥物，然後開始執行一項強力抗病毒飲食療法——包括排除蛋與乳製品——並使用營養補充品來補足鋅與碘之類的礦物質，這些礦物質對她的症狀來說真的很重要。

做了這些改變一個月後，瓦萊麗的健康狀況改善了百分之八十。

三個月後，她又覺得自己一切正常了。

因為我們處理了導致她症狀的潛在問題，瓦萊麗的身體便自行恢復健康。醫生往往因為不知道這些疾病的真正根源，而熱中於荷爾蒙的風潮。瓦萊麗決定不理會她的荷爾蒙檢查結果，憑自己感受到的成效來判斷。她與家人都覺得這樣比較開心。

---

① 一九二〇到五〇年代的美國，鞋店常用這種機器招攬客人。那是一個內部裝設X光機的大木箱，下方有個開口，讓顧客把穿上鞋子的腳放進去，上方則有三個觀測孔，可讓店員與陪同的親友查看顧客的鞋是否合腳。

第16章 萊姆病

長久以來，我一直想把萊姆病的眞相公諸於世，因爲萊姆病有許多包袱——好幾個裝滿錯誤理論、臨床誤判與錯誤流行觀念的行李箱。

我即將揭露的內容可能會招致爭議。那不是我追求的目標，我只是希望人們了解萊姆病到底是什麼，以及如何從中痊癒。

沒有人的一生有數十年時間，可以浪費在等待自己爲何生病的答案上。

若實情不在萊姆病進展到下一階段前快點浮現，人們將永遠沒有機會知道眞相。未來二十年內，我們就會到達一種境地：任何人只要有一組和類風濕性關節炎、多發性硬化症、纖維肌痛症、慢性疲勞症候群、EB病毒、腎上腺疲勞、腸道功能失調或甲狀腺失調有關的症狀，就會被施以不可靠的萊姆病檢驗——然後被告知他們罹患了萊姆病。

要了解關於萊姆病的混亂狀況，只要想像一顆雪球。多年前，它開始從山坡上滾下來，變得愈來愈大。很快地，它開始吞噬所經之處的任何事物，樹木、野生動物、電線桿、小木屋，一路上速度變得愈來愈快。帶著從忽視與混淆中得到的幾乎無法阻擋的巨大動力，它淹沒了善意的醫生與因其症狀所苦的人們，繼續往前滾。如今，它已準備好在人類的城鎮引發一場雪崩。

對我來說，最簡單的就是置身事外。但那不是我做事的方式。為了未來二十年可能被萊姆病吞沒的數百萬人——即我們的兒女，以及將繼續依照過時的假設行事的新一代醫療從業人員與療癒者——我必須盡己所能去預防這場雪崩。

在這一章，你將得知萊姆病的眞相，也會知道如何保護自己不踏入二十一世紀的萊姆病陷阱中。

萊姆病的錯誤理論是這樣來的

讓我們來段短暫的時光旅行，回到一九七五年，「萊姆鎭幾名關節炎兒童病例」首度通報到美國康乃狄克州衛生局的時候。

首先讓我們回想一下那時的科技：轉盤式電話，沒有語音留言這種東西，而索尼剛剛公開它在美國銷售的第一部錄影機。在醫療世界，小孩的扁桃腺會像樹上的蘋果一樣被摘除，而且是在對扁桃腺炎的潛在原因不了解的情況下。即使今日，臨床上對扁桃腺炎的背後原因仍不了解。雖然科技快速發展，但慢性與難解疾病的進展卻近乎停滯。萊姆地區的孩童與部分成人開始經歷的症狀——慢性疲勞、頭痛、關節疼痛等——都是數十年來康乃狄克州每個其他城鎮出現過的症狀，更別提整個國家的每一州。但不知爲何在萊姆地區，這種病會被當成某種無法辨識的新疾病來治療。醫生、研究人員與居民開始尋找罪魁禍首——然後責怪到鹿壁蝨身上，因爲其中一名病人指稱他發病前幾個星期見過一隻鹿壁蝨。那就像是一部火車因不明原因脫軌，而一名乘客提到他在之前八十公里處見過一隻鹿一樣。這種線索在以上兩種情況中都毫無意義。即使沒有人可以解釋爲何一隻鹿壁蝨會讓某人感染萊姆病，一場十七世紀式的獵巫行動還是展開了。只是基於謠言，鹿與靠鹿維生的鹿壁蝨便成了攻擊目標。

一九八一年，一名昆蟲學家宣稱他發現了遺漏的關連——經由鹿壁蝨叮咬人類而傳染的一種名爲博氏疏螺旋體的細菌。他因其發現而受到讚美，這個發現也引起一連串爲萊姆病而做、以細菌爲焦點的檢驗與治療。

對醫療當局來說，這是個完美的「藉口」。反正沒有人喜歡鹿壁蝨，而這個「以鹿壁蝨爲媒介的疾病」的理論，剛好融入社會上已存在的對大自然的恐懼。醫療當局覺得他們可以放棄深入挖掘答案了。

不幸的是，這些「發現」都是錯誤的。

你不會在本書之外的其他地方聽到這件事：萊姆病**不是**由鹿壁蝨引起的。

萊姆病也**不是**由博氏疏螺旋體造成的。

當相關研究在一九七〇與八〇年代展開時，你會以爲研究人員已經知道這個問題發生在全美國——以及全球。而今天，你也以爲某人會清醒過來並了解，有數十萬名被診斷出罹患萊姆病的人從未接近過一隻鹿壁蝨。

至於博氏疏螺旋體，那是我們環境中一個正常的存在，地球上的每個人與動物身上都有——包括完全健康的人與動物。事實上，這種細菌不會造成健康上的危險……而且跟萊姆病完全無關。若某人有萊姆病，而其博氏疏螺旋體檢驗呈陽性反應，那也毫無意義。

但是，醫學界過去幾十年來爲想出診斷與治療萊姆病的方法而做的所有努力，完全基於「它是由鹿壁蝨與細菌引起」的錯誤假設。

當一個錯誤理論開始變得無法控制，就不會有人想去承認其錯誤並反駁它。那等於用一組畫得很糟的藍圖來建造一間房屋——有名工人可能看出計畫有某個問題，但他因爲不想引起麻煩或危及自己的工作，會再自我揣測。在這種情況下，無論你雇用的建築工人技術多好、室內裝潢得多精緻美麗，只要第一陣強風來襲，房子就會被吹倒。

同樣地，一九七〇與八〇年代醫學界接受了錯誤假設，導致病人不爲人知的痛苦。他們不僅沒有受到幫助，很多人還因爲善意的醫生按照那悲慘的錯誤資訊進行治療，而受到嚴重的傷害。

還有一件醫學界不知道的事：人們出現萊姆病相關症狀有多重原因。回溯到一九〇一年，萊姆病最初的類型產生的症狀相對輕微。這種疾病在一九五〇年代突變出更多類型與病毒株，之後又開始突變成更具侵略性的種類，導致我們身上出現一九七〇年代的萊姆病症狀。

到那時爲止，這種病其實已經用它總是被歸咎到其他疾病，或單純被認爲是個「謎團」的症狀，擾亂世人的生活將近六十年了。

今日我們仍在面對這些病痛，也爲它們取了許多名字，包括慢性疲勞症候群、纖維肌痛症、EB病毒、多發性硬化症、肌肉萎縮性脊髓側索硬化症（漸凍症）、甲狀腺失調、狼瘡、帕金森氏症、克隆氏症、愛迪生氏症等。然而，它們仍會引起普遍的困惑，並經常成爲解釋萊姆病診斷的原因。

萊姆病的症狀

萊姆病症狀讓人極度困惑。目前爲止，本書提到與現存的每一種自體免疫疾病或難解疾病，都會出現曾被連結到萊姆病的症狀。

若你帶著**任何**症狀，甚至是多發性硬化症、狼瘡、纖維肌痛症、類風濕性關節炎、慢性疲勞症候群的診斷結果去找一位萊姆病專科醫師——我們說的是從輕微到極度嚴重與/或持續的疲倦、不寧腿症候群、意識模糊、關節疼痛或腫脹、手腳刺痛，或是肌肉疼痛、虛弱、痙攣或抽搐——無論檢查結果是陽性或陰性，你都可能被認爲有萊姆病。但是，如果你去找的醫生並未聚焦在萊姆病，你得到的可能是完全不同的診斷結果。一切都跟醫生的興趣與關注點有關。

我經常告訴我的委託人，去看萊姆病專科醫師，就像去逛一家掃帚店，卻不知道他們只賣掃帚。你告訴店員，你需要刷淋浴間磁磚、清理廚房髒汙，以及清除客廳窗戶水痕的用品，若你不在乎這些事情超出該店銷售的物品可以處理的範圍，你就會帶著一把掃帚走出那家店。

萊姆病到底是什麼？

正如前文提到的，醫學界原本相信萊姆病是由一種透過鹿壁蝨叮咬而傳遞、名爲博氏疏螺旋體的細菌引起的。

近來，醫生與研究人員開始了解，他們過去三十五年來可能都聚焦在錯誤的細菌上了。新的病人現在聽到的是另外一些用作「誘餌」的蟲子，例如巴東氏菌屬與極微小的寄生蟲——焦蟲。

順帶一提，巴東氏菌屬與焦蟲也是無害的，大多數人身上都有。牠們又是另一個用來引誘人購買的理論，承諾給你答案，卻只提供推測的結果。爲免你覺得奇怪，臨床上尚未在鹿壁蝨身上發現過巴東氏菌屬與焦蟲。

事實上，萊姆病的成因並非鹿壁蝨、寄生蟲或細菌。萊姆病其實是**病毒**，而非細菌或寄生蟲引起的。等醫學界終於明瞭這個事實，萊姆病患者才會有希望。

眞正引起所謂萊姆病的因素，因人而異。有不同種類ＥＢ病毒的人可能會有萊姆病症狀，有人類皰疹病毒第六型及其不同病毒株的人也是。帶有任何一種帶狀皰疹病毒株的人都可能出現萊姆病症狀，不起疹子的種類導致的症狀最嚴重，包括腦部發炎與其他中樞神經系統的毛病。病毒數量多少都一樣。有許多萊姆病患者的血液檢查會呈現ＥＢ病毒或巨細胞病毒的陽性反應，也有許多病人體內的病毒量甚至無法在檢查結果中顯現出來。這些病毒較具侵略性的種類，任何一種都可能是某人萊姆病症狀背後的原因。上面列出的病毒都屬於皰疹家族，會造成發燒、頭痛、關節疼痛、肌肉疼痛、疲倦、頸部疼痛、神經灼痛、心悸、幾乎任何神經系統的症狀，以及／或醫生認爲是所謂萊姆病的其他症狀。它們會大幅降低病人的生活品質，若沒有妥善治療，還會帶來嚴重的挑戰。

即使你正經歷許多上述病毒感染的症狀，還是可能透過讓病毒保持在潛伏狀態，來避免其完全發展成會被貼上萊姆病標籤的難解疾病。若你已經苦於被標示爲萊姆病的較嚴重症狀，還是可以做很多事來對抗並克服這個疾病。

萊姆病是如何被誘發的？

若你正經歷病毒感染的攻擊，而且你的免疫系統異常虛弱，可能很快就會出現萊姆病的症狀。然而更常見的是，你可能在不知情的狀況下，體內帶著某種病毒好幾年——甚至好幾十年——直到病毒展開攻擊。

我們提過的許多病毒往往會躲在你的肝臟、脾臟、小腸腸道、中樞神經系統神經節，或是你的免疫系統無法偵測到它們的其他部位。病毒會等待時機，直到某個造成身體或情緒創傷的事件、不良的飲食或其他誘因（你很快會讀到）讓你變虛弱，並且／或提供一個讓病毒變得更強壯的環境。然後它就會現身，造成中樞神經系統發炎，因而削弱免疫系統擊退它的能力。

舉例來說，若你體內累積了汞之類的重金屬，就會使你中毒，並損害你的免疫系統；同時，可能導致萊姆病症狀的病毒又很愛重金屬毒素，那是讓它變強壯的有利食物。這個雙重打擊會促使病毒離開潛伏狀態，開始培養它的病毒顆粒「軍隊」。

另一個例子是，若你經歷家人死亡的創傷，充滿壓力與痛苦的情緒會降低免疫系統的防護力；同時，這些情緒也會導致腎上腺分泌對病毒有利的荷爾蒙。巨大的壓力因而成為萊姆病一個很常見的誘發因素。

鹿壁蝨叮咬是萊姆病常見誘因——不是成因——當中**最不常見**的一個，只占萊姆病病例不到百分之〇．五。

同樣值得注意的是，你的整體健康狀況也扮演重要角色。即使兩個人感染了一模一樣類型的病毒，也被同樣的誘發因素侵襲，那麼，有適當飲食、規律運動、充足睡眠的那個人，可能不會虛弱到讓病毒變得活躍，而那個沒有好好照顧自己的人，就可能快速出現萊姆病症狀。

全球有數百萬人因爲下列因素（以普遍程度排列），而出現萊姆病症狀。這所有的誘因都可能讓你四處求醫，最終找到一位萊姆病專科醫師，然後不管你的檢查結果如何，他可能都會爲你貼上萊姆病的標籤——在沒有眞正了解萊姆病到底是什麼的情況下。

常見的萊姆病誘發因素

下列的物質與狀況不會造成萊姆病，而是可能**誘發**存在體內、之前處於潛伏狀態的病毒性症狀——這些病毒性症狀便以醫學界統稱爲萊姆病的形式出現。下列誘發因素依其普遍程度排列，最常見的在最前面，最少見的列在最後。

1. **黴菌**：若你的家中或辦公室有黴菌，你每天就有大量時間在吸入那些眞菌。這可能侵蝕你的免疫系統，直到它垮了。

2. **牙科用的汞合金塡充物**：若你的牙齒裡有舊的汞塡充物（又名銀粉補牙），好心的牙醫可能爲了你的安全著想，決定一次把它們全部移除。這樣做是錯的，會對免疫系統造成過大壓力。應該一次處理一顆補牙就好，因爲汞待在原地比較容易保持穩定，而移除的過程最後很可能把有毒的汞送進你的血液中。

3.其他形式的汞：任何來源的汞都是有毒的。例如，經常吃海鮮，特別是鮪魚和旗魚之類往往含有大量汞的大型魚類，最後可能把你的免疫系統推到崩潰點，導致病毒感染。永遠要留意自己接觸到多少汞。即使現在這個時代，我們也總是毫無防備地接觸到它，特別是在醫療領域。請好好研究，並且要詢問別人提供給你、你的孩子與其他家人的是什麼東西。

4.殺蟲劑與除草劑：若你的草坪或花園裡有毒物，或是你住在有噴灑殺蟲劑與除草劑的農場、公園或高爾夫球場附近，就等於每天不經意地吸入它們散發的氣體。這會傷害你，並藉由會強化病毒的毒素來助長病毒感染。

5.家裡用的殺蟲劑：飛蟲噴劑、螞蟻噴劑、蟑螂噴劑，以及其他用來殺死昆蟲的毒物，最後也會毒害你，並助長病毒感染。

6.家人死亡：失去所愛之人的情緒創傷，會同時削弱免疫系統與增強病毒感染——腎上腺分泌的「負面情緒」荷爾蒙會助長病毒感染。

7.心碎：被所愛之人背叛、意外的分手、糾纏不清的離婚，或任何導致類似情緒創傷的事，都是誘發病毒的常見因素。

8.照顧生病的所愛之人：同樣地，這種情緒創傷會同時削弱免疫系統與強化病毒。

9.被蜘蛛咬傷：蜘蛛咬傷其實是比鹿壁蝨叮咬更常見的萊姆病症狀誘因，在此處列出的因素誘發的病例中，大約占百分之五。若那個咬傷在你皮膚裡留下一些蜘蛛的毒液，就可能引起會削弱免疫系統的感染。而五次中大約有一次，它也會造成像靶心一樣的紅疹。

10.**被蜜蜂螫傷**：跟被蜘蛛咬傷一樣，這也是比鹿壁蝨叮咬更常見的萊姆病症狀誘因，在此處列出的因素誘發的病例中，大約占百分之五。若那個螫傷在你皮膚裡留下蜜蜂身體的一部分，就可能引起會削弱免疫系統的感染。而五次中大約有一次，它也會造成像靶心一樣的紅疹。

11.**「對病毒友善」的處方藥物**：病毒會靠著吃抗生素來快速繁衍，同時削弱免疫系統功能。苯二氮平類之類的藥物也有類似作用。若你懷疑自己有病毒感染現象，就請醫生重新評估你正在服用的藥物。

12.**開藥過量**：即使適當使用某種藥物對你來說是必要的，但開藥過量的處方仍可能讓你的免疫系統失去平衡，敞開大門承受病毒攻擊。或者，如果有好幾位醫生開給你不同的藥，那些藥結合起來，可能產生免疫系統無法承受的雞尾酒效應。

13.**娛樂性藥物濫用**：含有毒素的非法毒品，可能同時讓免疫系統出差錯，以及助長病毒感染。

14.**財務壓力**：擔心失去工作、無法支付帳單，甚至可能變成遊民，會導致許多強烈的負面情緒，包括害怕失敗、害怕死亡、失去自我形象、壓力與羞愧感，因而可能削弱免疫系統抵禦病毒感染的能力。

15.**身體受傷**：若你扭傷腳踝、出車禍，或是經歷其他身體上的傷害，可能會令身體耗損到讓病毒覺得可以大膽展開攻擊。若你需要動手術來修復身體傷害，這更有可能成眞——因爲手術通常會使用抗生素。

16. **夏天游泳**：天氣暖和時，紅藻會聚積在湖裡或海岸邊，造成缺氧狀態，促進細菌生長。而那些細菌可能削弱你的免疫系統，並誘使某種病毒離開潛伏狀態。

17. **逕流**：重金屬與其他毒素可能從地面上的舊垃圾場流到附近的湖泊，特別是在炎熱的夏日氣候中。在這些湖泊裡游泳，會讓你暴露在那些毒素中，降低免疫系統對抗病毒感染的能力。

18. **專業地毯清潔**：傳統的地毯清潔劑使用的化學藥品對你的毒害極大，加上許多地毯原本就含有毒素，因此，「清潔」等於毒上加毒。若你許多時候都待在室內，每天的大多數時間你都在呼吸這些有毒氣體，那會同時削弱你的免疫系統功能並餵養病毒。要避免這種狀況，可購買「環保」地毯與有機清潔劑，以及/或使用現代的「環保」地毯清潔服務。但即使這些也令人存疑。若你非常敏感，就考慮移除地毯吧。

19. **剛漆好的油漆**：大部分剛漆好的油漆都會讓空氣充滿有毒氣體。若你家裡或辦公室的空氣不夠流通，這可能會削弱你的免疫系統，並誘發病毒感染。

20. **失眠**：任何睡眠障礙都會擾亂你的身體，長期下來就可能誘發病毒感染。

21. **鹿壁蝨叮咬**：醫學界相信鹿壁蝨「引起」萊姆病，這件事雖然是錯的，但被鹿壁蝨叮咬可能是萊姆病症狀的「誘發因素」。就像被蜘蛛咬傷、被蜜蜂螫傷，會將生物的某一部分留在你皮膚裡的攻擊事件都可能導致發炎，因而削弱免疫系統。若你體內有潛伏病毒且時機剛好，一次叮咬就足以挑動一次病毒感染。這種感染與博氏疏螺旋體無關，博氏疏螺旋體不是這種感染中的細菌。再說一次，與普遍看法相反的是，鹿壁蝨是這份清單中最不常見的誘發因素，只占萊姆病病例不到百分之〇．五。

即使上述誘因的其中一個喚醒了某種潛伏的病毒，在病毒完成作戰準備——例如培養一支病毒顆粒軍隊——並展開最初的攻擊前，可能還需要一段時間。並非這些誘因當中的一個就能讓你感染引發萊姆病症狀的病毒，此外，它們也無法讓你染上各種被誤以爲與萊姆病有關的細菌。

若你正苦於醫生所謂的萊姆病，那麼很有可能在你生病前，某種病毒已經在你體內藏匿很多年了。大約有百分之七十五的機會，上述一個或更多誘因是發生在你的症狀出現前的三個月到一年之間。

無效且危險的抗生素

醫生通常會開抗生素來處理萊姆病，因爲他們的目標是摧毀博氏疏螺旋體與其他細菌（例如巴東氏菌屬），以及焦蟲之類的寄生蟲——其實它們與萊姆病根本無關，也不會對健康造成威脅。博氏疏螺旋體、巴東氏菌屬與焦蟲不會攻擊中樞神經系統，而中樞神經系統發炎相關症狀卻是所有萊姆病患者的頭號問題。在醫學界得知這個眞相之前，他們會繼續開沒有正面效果、反而會留下傷害的抗生素。那不僅無效，而且危險。

各種強效抗生素對萊姆病患者施加的是雙重打擊，因爲萊姆病患者的神經系統通常都有因感染**疱**疹病毒家族所產生的發炎現象，而這些粗糙的抗生素會使神經受傷。有些醫生會產生一種錯誤印象，以爲病人在這種情況下體驗到的疼痛與其他症狀是有所改善的跡象——即俗稱的「好轉反應」，也就是隨著身體解毒，細菌相繼死去。事實上，那些症狀暗示著事情很不對勁。

抗生素往往會殺死**所有**細菌，而不只是對你不好的。腸道中的好菌對健康非常重要，摧毀它們可能造成免疫系統與消化系統的大混亂。若醫生讓你服用兩週或更長時間的強效抗生素，那麼即使你每天吃益生菌，你的腸道仍可能需要一年或更久的時間，才能從那種傷害中復元。即使是透過靜脈注射施予抗生素，有些人的腸道也永遠不會恢復正常（更多腸道健康相關資訊，請見第十七章）。

造成萊姆病的病毒很愛抗生素，而強效抗生素對病毒的作用，就像母乳之於嬰兒：讓它們長得又高又壯。

對引起萊姆病症狀的病毒感染來說，唯一有效的天敵就是免疫系統，所以，服用同時會危害免疫系統，以及爲病毒增加大量動力的抗生素，就像試圖倒一桶油來滅火。然而，這是醫生治療萊姆病的標準方法。服用大量的強效抗生素，可能讓相對輕微的萊姆病轉變成嚴重的健康危機……然後慢慢變得具有潛在的危險。悲慘的是，這種狀況每天都在發生。

萊姆病整合專科醫師如今已了解過去二十五到四十年來強效抗生素療法造成的傷害，於是開始降低抗生素劑量，並搭配天然的營養補充品，包括注射天然維生素。然而，在讚揚他們的理解之前，我們必須體認到，醫學界還要好幾十年才能了解**任何抗生素都是不需要的**——因爲萊姆病是病毒引起的。而紫外線光量子血液療法之類的流行另類療法也不會有幫助，因爲它們是聚焦於那個被誤導的理論，即問題是血液中的細菌引起的。事實上，導致萊姆病症狀的病毒大多是神經系統的，它們待在血液裡時絕不會引發那些症狀。當這些病毒在器官與中樞神經系統裡，才會帶來麻煩。

值得注意的是，造成萊姆病症狀的病毒確實有許多輔助因子，包括：A型與B型鏈球菌、大腸桿菌、肺炎黴漿菌、幽門螺旋桿菌，以及/或肺炎披衣菌，加上有毒的黴菌與眞菌（念珠菌）。而最近在萊姆病領域變得廣爲人知、卻比念珠菌更無害的蟲子——巴東氏菌屬與焦蟲——也是輔助因子。

請注意，這些輔助因子並不會**造成**所謂萊姆病的症狀。要了解醫學界如何把這些輔助因子誤解爲成因，就想像一場戰爭中的兩支軍隊，其中一支軍隊（醫學界）在追擊另一支撤退的軍隊（細菌）。當第一組步兵終於追到他們一直在追趕的部隊，並從四周包圍住他們，才發現那不是他們在遠處看到的刺刀——而是旗杆、喇叭與鼓棒。那支軍隊追錯人了。那些步兵一直以爲自己是在追擊敵人，但他們追趕的其實是一支步兵軍樂隊。醫學研究也是這樣追逐著傳訊者（細菌），但眞正的敵人（病毒）卻神不知鬼不覺地溜走了。

大部分眞正的傷害，是病人體內未被發現的病毒感染引起的——或者病毒感染有被發現，但被認爲不是問題而放到一邊。輔助因子不是威脅所在。

此外，造成萊姆病症狀的病毒那些細菌類輔助因子，通常對抗生素有抗藥性，而且長期下來抗藥性會變得更強。若你有萊姆病症狀，這就是極力避免抗生素更充分的理由。

這項規則有個例外：使用溫和的抗生素來對抗感染是可以的。例如，被蜘蛛咬傷、蜜蜂螫傷或壁蝨叮咬時，那些生物的某一部分被留在你皮膚裡，而發生一般的皮膚感染，你的身體爲了對抗感染，便在受傷部位附近製造出環狀疹子或像「靶心」的紅疹（這種靶心狀紅疹是對萊姆病的根本誤解）。

在這種情況下，服用藥效較弱的抗生素沒有問題，感染的短期危機勝過抗生素的長期風險。但要澄清的是：這種感染本身並非萊姆病。而在這種感染裡的也不是博氏疏螺旋體。這些靶心狀的感染現象只是一般的葡萄球菌感染，是外來異物經由被刺的傷口進入皮膚表層之下所致。我鄭重聲明，靶心狀紅疹上從未找到與培養出博氏疏螺旋體、焦蟲或巴東氏菌屬。

不可靠的萊姆病檢驗方法

醫學界用來診斷萊姆病的檢驗方法主要有兩種：「酵素結合免疫吸附分析法」檢測博氏

疏螺旋體的抗體，「西方墨點法」則是尋找數種博氏疏螺旋體的蛋白質的抗體。兩者都是基於「博氏疏螺旋體導致萊姆病症狀」的錯誤假設，因此很常見到一名有萊姆病症狀的病人，做這些檢驗的結果卻呈現陰性反應。

先進的實驗室已逐漸發現這些檢驗一開始就是沒有用的，但他們一邊試著發展出更好的檢驗方法，一邊仍根據同樣的舊理論運作，認爲細菌或寄生蟲（或兩者皆是）爲萊姆病的成因。如果回到那個錯誤藍圖的類比，這就像是想要建造一幢全新的房子，用的卻是跟以前一樣的計畫——且沒有修正計畫裡的重大觀念錯誤。

若你最近剛從一位整合醫學或功能醫學醫師那裡得到萊姆病的診斷結果，對方很可能會提到，他們已經不再倚靠酵素結合免疫吸附分析法或西方墨點法了。你的醫生或許會說：「我們必須把你的血液送到更先進的萊姆病實驗室進行檢驗。」檢查結果回來時，醫生很可能會說，你血液檢查的萊姆病滴定量顯示有抗體，或者對巴東氏菌屬之類的細菌與焦蟲之類的寄生蟲出現部分陽性反應（若你有流感、葡萄球菌感染、EB病毒，甚至念珠菌，就很可能得到一個錯誤的萊姆病檢驗陽性結果）。

這是個將人們的注意力從以下事實轉移開來的狡猾方法：醫學界在追蹤錯誤的問題根源時，病人已經受了數十年的委屈。醫生不明白的是，這些新的巴東氏菌屬與焦蟲線索並不是眞正的進展，因爲這些線索一如往常地依靠相同的錯誤假設運作。他們不去了解細菌與寄生蟲是無害的輔助因子，反而指出它們就是疾病本身的成因。

而由於一名有萊姆病症狀的病人眞正被鹿壁蝨咬過的情況非常稀少，醫療專業人士現在說的故事版本是：萊姆病來自幾年前可能叮咬過病人的蚊子、鹿蠅或馬蠅。

來自鹿蠅或馬蠅的叮咬，根本不太可能像之前提過的其他昆蟲叮咬那樣，成爲讓病毒症狀出現的誘因。然而，指出這些昆蟲是萊姆病的眞正原因，是再次按照那種被誤導的舊理論來行事——並增加了人們外出接觸大自然的恐懼。比起說該責怪的是鹿壁蝨，這沒有進步多少。

這些近來的發展唯一的好處，就是醫學界正在拓展他們尋找萊姆病成因的範圍。他們領悟到原因不只有一個，以及博氏疏螺旋體是個錯誤的假設。然而，研究人員的目光仍然放在錯誤的區域。我預測隨著一年年過去，還是有其他細菌會被歸咎爲萊姆病的成因，而眞正的病毒罪魁禍首會被忽略。

如果你正因萊姆病症狀而感到不舒服，你還有二十年可以等待研究人員找出眞正的原因嗎？

事實上，醫學界尙未發現萊姆病大多數眞正的輔助因子。而從焦蟲和巴東氏菌屬的例子看來，除了醫生不了解它們在萊姆病症狀中扮演的角色微不足道之外，檢驗它們的方法也存在多重問題。

首先，你可能有導致萊姆病症狀的病毒感染，卻沒有這些輔助因子，你的檢驗結果會是陰性的。第二，你體內可能藏有這些輔助因子，但完全不可靠的檢驗沒有發現，因此同樣也會得到「陰性反應」這樣的結果。

但最大的問題在於，百分之六十的美國人身上帶有焦蟲與巴東氏菌屬（它們本身通常是無害的），結果，你可能是個完全健康的人，檢驗卻呈陽性反應。就因爲醫學檢驗經常給有萊姆病症狀的人陰性反應結果，給沒有萊姆病症狀的人陽性反應，所以這些檢驗不是很有用。

若你用來自最好的實驗室、最新且最先進的萊姆病檢驗方法去檢查一百個健康的人，有超過五十人會得到陽性反應。那五十幾名研究對象的滴定量會顯示有細菌抗體存在，而那些細菌就是醫學界說的萊姆病成因。

判定你是否有導致萊姆病症狀的病毒感染，最有效的方法就是把焦點放在你的生活史與症狀上。若你經歷過觸發病毒感染的常見誘因之一，**而且**曾經有過或正在經歷病毒性症狀，例如抽搐、痙攣、疲倦、腦霧、記憶喪失、神經與關節疼痛，以及其他神經系統症狀，**而且**已經排除其他可能讓你出現這些感覺的原因——那麼，你很有可能正深受造成萊姆病症狀的病毒之苦。就如我先前提到的，那很可能是**疱**疹病毒家族的許多病毒株之一，例如帶狀**疱**疹、人類**疱**疹病毒第六型、EB病毒或巨細胞病毒。

這些病毒都會在先進的新萊姆病檢驗中誘發錯誤的陽性反應。病毒會產生副產品、殘骸、病毒生物膜，以及有名的螺旋體（即被誤認爲細菌的病毒外殼），這些全都會讓病人的疾病看來像是細菌引起的，而使萊姆病實驗室不可靠的檢驗系統出錯。血液檢驗室就像任何公司一樣，目標是營利，因此一定程度的獲利考量會引導他們的動機。我們不能信任聲稱驚人的新檢驗方法就是絕對的事實，而且血液檢驗室與請他們安排檢驗的醫生之間幾乎完全沒有連繫，檢驗室往往不會告知醫生他們是如何得出那些結果的。請記住這一點，並小心你所相信的「事實」。

若你已服用抗生素並感受到病毒的反撲，或者你尚未接受治療，但已經歷我在本章描述的症狀，你很有機會可以藉由耐心且仔細地遵循下一節的建議重新恢復健康。漸漸地，你應該就能摧毀百分之九十以上的病毒顆粒，讓免疫系統把病毒送回昏睡般的潛伏狀態，並讓自己擺脫萊姆病。

療癒萊姆病

萊姆病的慢性症狀干擾人們的生活時，可能極具破壞性。多數病人都看過許多不同科別的醫生，而且不是得不到答案，就是拿到多發性硬化症、纖維肌痛症、類風濕性關節炎、休格倫氏症候群、偏頭痛、狼瘡、慢性疲勞症候群的診斷結果。當其中一位病人終於去看了萊姆病專科醫師，被診斷出罹患萊姆病時，可能會覺得鬆了一口氣，彷彿自己終於解開了謎團。

單單在美國，一年就有超過五十萬人其實有病毒感染的症狀，卻被當成細菌引起的疾病來治療——然後他們的病就被貼上了萊姆病的標籤。那已成爲我們這個時代受到最嚴重誤解的疾病。而隨著其氣勢增強，萊姆病未來將成爲最流行的診斷。這個稱號似乎提供了某種「確認」，征服了病人與醫生，即使那根本沒道理。

沒有人知道是由病毒感染引起的難解疾病，將持續被貼上「萊姆病」的標籤，但這個標籤無法解答你爲何生病。任何名稱都能用來代替萊姆病，就那個名稱提供的所有深刻見解而言，你也可以稱它「起士病」或「我不舒服病」。

了解萊姆病症狀背後眞正的原因非常重要，如此你才能保護自己與你所愛的人不踏入萊姆病的陷阱。

若你現在四十歲，到你六十五或七十歲之前，醫學機構都不會開始了解他們在想像與治療萊姆病方面的錯誤——這還是樂觀的估計。然而，如果你每天不間斷地遵循這一節提供的建議，就能迫使病毒感染回到潛伏狀態，讓它變得無害。

這個過程爲時多久依各種因素而定，例如：你身上的病毒株是否較具侵略性；你最近是否服用過抗生素；你身處健康的環境，還是可能誘發並餵養病毒的有毒環境；你是處於疾病的初期或晚期。大致說來，這個療癒計畫需要六個月到兩年的時間，才能完全發揮功效。

不要停止執行這一章的建議。你也可以翻到本書第四部，那裡能找到去除重金屬毒素，以及其他擺脫萊姆病症狀需要做的事的相關細節。所有讓你免於踏入（或完全繞過）萊姆病陷阱所需的資訊，都在本書中。

你有療癒的能力。你的身體想要眞正痊癒、想要好好的。若提供身體所需，並除去無效的元素，就能善用你的核心療癒力量，恢復健康。

療癒食物

某些療癒食物能幫助身體避開造成萊姆病症狀的病毒，或從中恢復健康。八角、蘆筍、野生藍莓、小蘿蔔、西洋芹、肉桂、大蒜、杏與洋蔥，是應該專注攝取的絕佳食物，因爲它們可以在殺死病毒顆粒、解毒、修復大腦細胞、恢復中樞神經系統健康與其他療癒過程等方面，提供各種幫助。

療癒藥草與營養補充品

- **百里香**：能殺死接觸到的病毒。百里香特別重要，因爲它可以跨越血腦障壁——也就是說，它能跑到血液之外的地方，攻擊入侵腦幹與脊髓液的病毒顆粒。
- **檸檬香蜂草**：能殺死造成萊姆病症狀的病毒輔助因子，包括鏈球菌、大腸桿菌、巴東氏菌屬、焦蟲、肺炎黴漿菌與肺炎披衣菌等細菌，以及念珠菌這種眞菌。如此可以減輕免疫系統的壓力。
- **鋅**：能降低對疱疹病毒家族製造出來的神經毒素的發炎反應。
- **甘草根**：能非常有效地削弱病毒顆粒移動與繁殖的能力。

- **離胺酸**：可削弱病毒顆粒移動與繁殖的能力。
- **歐山芹根**：有助於將病毒與細菌的排泄物與毒素，以及死掉的病毒與細菌的有毒屍體排出體外。
- **靈芝**：增加淋巴細胞、血小板與嗜中性球，以強化免疫系統功能。
- **水溶膠銀**：能殺死接觸到的病毒。
- **蝦紅素**：一種抗氧化物，有助於修復大腦組織與病毒造成的神經傷害。
- **初生碘**：能穩定並強化內分泌系統。

個案故事　走出萊姆病陷阱

史蒂芬妮曾是個幸福的全職媽媽，負責照顧他的先生愛德華與兩個小孩。當愛德華為了一名年輕女子離開史蒂芬妮，她被迫去找了一份賣化妝品的工作。不幸的是，她的老闆很喜歡折磨員工，威脅他們每天都要有業績收入，否則就得走路。

被丈夫背叛的痛苦，白天要工作、還得努力獨自撫養小孩的身體與情緒上的傷害，以及擔心失去工作而變得無家可歸的壓力，為一直藏在史蒂芬妮體內的病毒提供了展開感染攻擊的多重誘因。不到一個月，病毒就從潛伏狀態中甦醒了。

病毒離開它在史蒂芬妮肝臟裡的隱身處，入侵中樞神經系統。她開始覺得極度疲倦與遲鈍，頭腦也變得混沌。

史蒂芬妮很擔心，便去找家庭醫師檢查。醫生做了身體檢查，並抽血檢驗，但沒有發現任何異常。「只是壓力罷了。」醫生告訴她，「只要別再擔心，你就會好起來。」

但史蒂芬妮的高度疲倦與心智混沌狀態持續存在。隨著病毒繁殖，並一路行進到雙腿、雙臂與肩膀的神經，她開始感受到過去從未經歷過的神經系統症狀。左邊臀部與膝蓋的疼痛特別令她困擾，那妨礙了她每天例行的慢跑。她會突然差點被左腳絆倒，彷彿無法再正常行走。

史蒂芬妮回去找家庭醫師，但他仍然找不出任何問題。想到她有關節疼痛，便把她轉介給一位風濕科醫師。

那位風濕科醫師幫史蒂芬妮又做了一次詳細的身體檢查與血液檢驗，特別針對類風濕性關節炎。他也找不到任何問題。「你完全健康。」風濕科醫師斷定，「保持冷靜，並且要有足夠的休息，這些問題自然就會消失了。」

史蒂芬妮很想如此相信，但她的症狀不僅持續，還擴大了。無論睡多久，她整天都很累。左肩的疼痛也變得劇烈，左臂與左腿愈來愈沒力，讓她走路有點跛。此外，她還開始出現輕微的焦慮。

向朋友訴說她的苦惱時，其中一位朋友說：「你描述的症狀聽來跟我表妹雪莉的很像，她被診斷得了萊姆病。」

「萊姆病？」史蒂芬妮說，「我住在城市，也好幾年沒有去森林或靠近一隻鹿了，怎麼會被鹿壁蝨咬到？」

「我不知道，」她朋友說，「但其他人都幫不了你，或許你也該去看個萊姆病醫師。你還有什麼好損失的？」

這聽來很合理，於是史蒂芬妮去看了一位萊姆病專科醫師，納泰爾。

納泰爾醫師取了史蒂芬妮的血液，做了兩種檢查：酵素結合免疫吸附分析法與西方墨點法。這兩種檢查主要是尋找對博氏疏螺旋體這種細菌的存在有反應的抗體。但史蒂芬妮的問題不是出在博氏疏螺旋體，而是病毒，因此她的兩種檢驗結果都呈陰性反應。

雖然不知道原因，但納泰爾醫師的經驗足以讓他知道這些檢驗並不可靠。因此，跟史蒂芬妮之前的醫生不同，他很認真看待她的症狀。「你描述的症狀與萊姆病相符，」他告訴她，「我建議你進行三十天的抗生素治療，每天服用藥丸。若你真的有萊姆病，這會殺死讓你生病的細菌。」

史蒂芬妮覺得很有道理：終於有個診斷結果，也確定那些症狀真的存在了。她立刻同意接受治療。

接下來的一個月裡，史蒂芬妮感覺沒有任何不同。然而，抗生素不僅殺死壞菌，也殺死了史蒂芬妮腸道裡的好菌，而這長期下來其實會削弱她的免疫系統。抗生素還讓史蒂芬妮的腸壁黏膜發炎，導致痛苦的胃炎與胃痙攣。

納泰爾醫師早就料到這些問題，因此也開了益生菌，但它們不足以對抗這種藥物的副作用。史蒂芬妮難以消化食物，失去胃口，且反覆感受到胃部的灼熱感。

又過了一個月，她的疲倦與關節疼痛比接受治療前更嚴重，記憶模糊的狀況也是……現在還加上間歇性記憶喪失。

史蒂芬妮非常擔心，透過書籍與網路做了廣泛的研究。如果她沒有萊姆病，她推斷自己可能有慢性疲勞症候群、纖維肌痛症、狼瘡，甚至是多發性硬化症。既然納泰爾醫師幫不了她，她決定試試另一位萊姆病專科醫師，梅松。

梅松醫師做的血液檢驗比之前的範圍更廣，其中一項結果呈現焦蟲與巴東氏菌屬的陽性反應——考慮到一個人即使沒有萊姆病症狀，身上也會帶有不同類型的細菌與寄生蟲，這結果並不令人驚訝。然而，史蒂芬妮不知道焦蟲與巴東氏菌屬是無害的，而且與她的中樞神經系統問題無關，便鬆了一口氣，因為她覺得自己遇到了更有經驗的人。

當梅松醫師告訴她：「我們必須進行一個一到三個月的抗生素靜脈注射療程，而且這次我們會用藥效強很多的藥。」史蒂芬妮很快就同意了。

更強效、更具侵略性的抗生素，讓她經歷一種全新層次的疼痛與痛苦。它助長並強化了病毒感染，就像把煤炭加到火堆裡一樣。

注射這種更具侵略性的抗生素兩個月之後，史蒂芬妮的疲倦、關節疼痛、腦霧與記憶喪失狀況嚴重到她必須辭掉工作，此外，還開始出現全身性的神經疼痛與痙攣。她無法好好照顧孩子，因為她每天都必須花很多時間躺在床上。

梅松醫師向史蒂芬妮保證不需要擔心她的狀況為何變得更糟。「那只是代表抗生素在發生效用，」他說，「我們稱之為好轉反應。當死去的細菌釋放毒素的速度勝過你的身體排除它們的速度時，就會發生這種情況。」

梅松醫師有所不知，若問題如他以為的是由細菌引起，抗生素會讓症狀大幅好轉。他提供的解釋，其實是一種醫學界編造出來的、流行的合理化說法，用來說明為何病人接受了一種應該讓他們狀況好轉的治療，結果卻變得更糟。

事實上，史蒂芬妮敏感、發炎的神經正進一步被強效抗生素刺激，體內的病毒量也增加了。然而，史蒂芬妮相信她的醫生……且病得愈來愈嚴重。

接受第三個月的抗生素治療之後，史蒂芬妮深深覺得這種治療若繼續進行，她一定會死掉。她放棄了梅松醫師。然而，由於她的免疫系統受到損害，病毒感染又大幅增強，她仍然病得很重。

史蒂芬妮又去找了另一位萊姆病專科醫師，他開給她自然療法處方：綜合維生素、維生素D、輔酶Q10與很多魚油。這位醫生從過去經驗得知開抗生素不能那麼大手大腳，因此當史蒂芬妮注意到只吃那些營養補充品並沒有任何改變時，醫生便建議加上低劑量的抗生素藥物。他認為她之前服用的劑量太高，但每天服用低劑量抗生素三個月，就會讓她痊癒。

史蒂芬妮的萊姆病剛開始很輕微，若她避開抗生素，或許可以維持那樣的狀態。但她服用的抗生素愈多，愈是為她的萊姆病症狀鋪好路，讓它們得以完全發揮潛力。現在，選擇給抗生素另一次機會，等於提供她體內的不明病毒一把裝了子彈的槍。六星期後，史蒂芬妮遭受的腦部發炎與神經疼痛，嚴重到讓她覺得超出自己危機處理能力的範圍。她連說話都很困難。

她又放棄了現在的醫生，然後慌張地去看一個又一個另類療法醫師。

考慮到她症狀的嚴重性，其中一位醫生判定她根本不是真的有萊姆病，而是罹患了俗稱的「漸凍症」。

另一位醫生則宣告她得了多發性硬化症。

然後，又有另一位醫生告訴她，她得了格林—巴利症候群（事實上，史蒂芬妮確實有某種形式的格林—巴利症。醫學界認為那是一種明顯的功能失調，但它其實只是會影響大腦的病毒性神經發炎的另一個名稱。萊姆病周遭環繞著多少混亂狀況，這就是一個重要實例）。

最後，史蒂芬妮去看了一位另類療法醫師，他剛好是我的委託人，便將史蒂芬妮列為緊急病例轉介給我。

解讀與掃描完之後，我做的第一件事就是解除史蒂芬妮對自身病症的焦慮。「是的，」我說道，「我非常熟悉這種病。這不是由鹿壁蝨、馬蠅或蜘蛛咬傷造成的——也不是細菌。高靈說，是你中樞神經系統裡一種不起疹子的帶狀疱疹病毒株造成你的腦部發炎，而你一直在服用的抗生素讓它變得更強壯。」

光是知道到底發生了什麼事，就讓史蒂芬妮放下心中的大石，並給了她開始療癒的機會。同時，她也很氣那些醫生，氣他們把相當輕微的不明病毒感染變成差點致命的病症。要是她接受適當的天然療法，就不必忍受整整一年的痛苦了。

「你當然有理由生氣，」我說，「但你也應該知道，你的醫生是真心想幫你。他們根據對這種疾病本質的錯誤假設行事，而那種假設從四十年前就開始了。有數千人都經歷過同樣的試煉，現在重要的是，你知道了真相，可以恢復健康了。」

史蒂芬妮開始吃本章推薦的食物、藥草與營養補充品，並按照本書提供的二十八天療癒淨化法去做。她需要修復的傷害很多。六個月後，她重新開始做正常的家務，只需要在中午時分睡兩小時午覺就能維持精力。九個月後，她又能從事戶外活動了：走路不再跛腳、開車載孩子去練足球、跟她的狗溫柔地玩耍。實施天然療癒計畫一年後，史蒂芬妮感覺比她開始服用強效抗生素之前好多了。

漸漸地，她已經比第一次服用溫和抗生素之前還要強壯。史蒂芬妮終於完全恢復健康，重新開始慢跑，並找回了她的正常生活。

史蒂芬妮經歷的是個惡夢。每年都有數萬名萊姆病患者經歷類似的折磨，悲慘的是，他們很多人最後都承受了極大的痛苦。

好消息是，了解了萊姆病的本質，這些疼痛與苦難事實上都是可以避免的。而運用這一章與本書其他章節提供的針對性方法，就能療癒實際上的病。

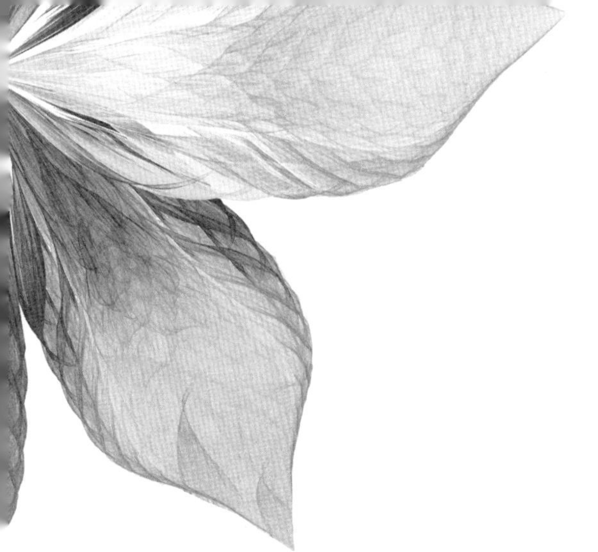

第4部

照顧身心靈的終極健康之道

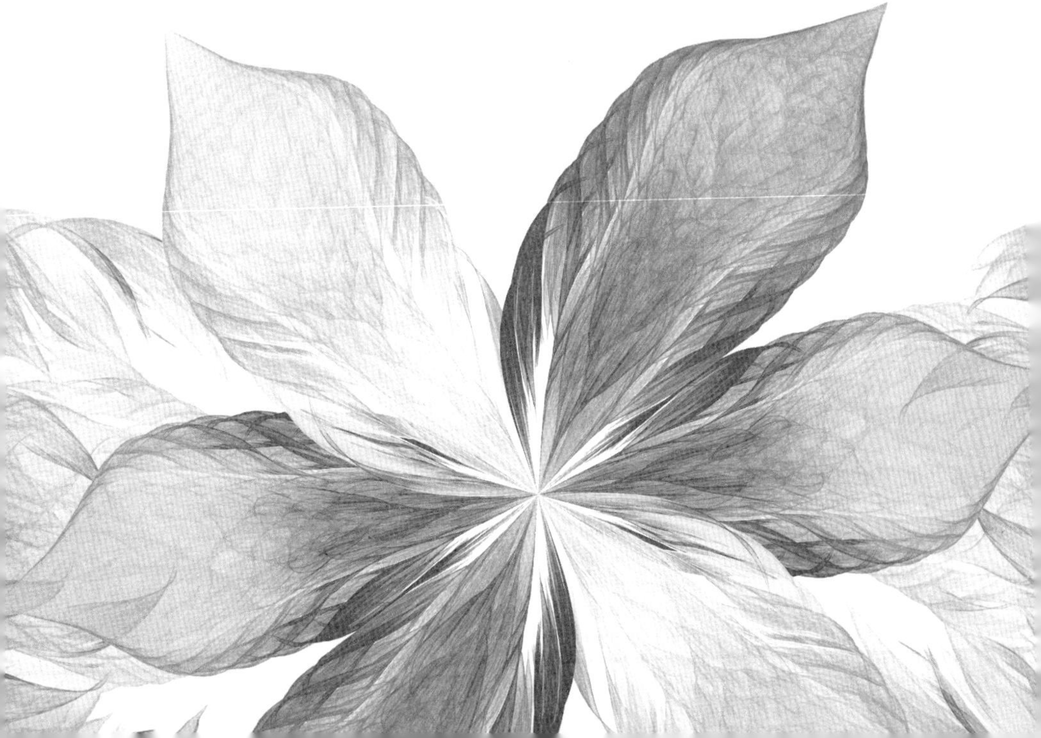

第17章 消化道健康是療癒之旅的最佳起點

沒有人知道食物進入胃部之後眞正的狀況。消化系統是個奇蹟，也是超出任何人理解範圍的現象。即使醫學上對其部分功能的運作有所了解，消化系統仍是個很大的謎團。

每個人都知道，我們咬下一塊食物、咀嚼、吞下去，然後食物就進入消化道，發生某種分解作用，我們再把它排出來。我們知道這是人獲得營養的方式，也知道這個過程有時不是那麼順利，會胃痛，或腸子不舒服，或者更糟。

然而，醫療科學發現了消化酵素，不代表它對消化作用已有全面的了解。

消化作用是人類生理學研究中發現得最少的部分。雖然我們若無其事地假裝它很直接、簡單，科學界也弄得很清楚了，它仍是我們身體運作方式中最令人難以理解的要素。

跟某些疾病不同的是，我可以告訴你，那些疾病的相關研究很可能在幾十年之內就可以發現它需要發現的事——也就是本書中的資訊——但消化道健康是另一回事。它的祕密運作方式或許永遠不會被這個地球上的醫學界發現，這也是爲什麼本章至關重要。

消化道是健康的重要基礎之一，因此，照顧消化系統是從內而外展開療癒之旅的最佳起點。

消化道包括胃、小腸、大腸（包括結腸）、肝臟與膽囊，負責確定你吸收到吃進去的食物的養分、適當地排出廢物與毒素，並維持強壯的免疫系統。

然而，消化道不僅在這些日常功能上不可或缺，它還有屬於自己的生命力。食物不只是透過身體分解食物的過程來消化，消化作用還涉及重要的靈性與超物質因素。因此，地球上的覺醒者都會運用一些飲食技巧，例如：緩慢而仔細地咀嚼；有意識、專注於當下地吃；用餐之前、當中或之後祈禱；與你的食物合一。

想像一條河流在你的結腸裡流動。河床（結腸黏膜）深處，有數千種不同的細菌與微生物在那裡維持著一個恆定的平衡狀態，好讓河水不會變得有毒（也就是消化道不會化膿、變得有毒）。

正如一條河流是有靈的，人類的靈很大部分也居住在消化道裡。那個靈是你自我的本質、你的意志，以及你的直覺。

消化道是你的力量所在。它有情緒細孔，因此情緒真的能控制有多少好菌或壞菌在消化道中活躍。消化道不健康會大幅阻礙直覺。

人的消化道中有七十五到一百二十五兆的細菌，這等於對由有毒且無用的細菌、微生物、黴菌、酵母菌、眞菌、黴菌毒素與病毒造成的感染敞開大門。若處理不當，這些病原體就會改變並妨礙你天生的直覺，且爲各種疾病創造溫床——除非你的消化道有平衡的好菌能抵銷這些效應。

本章涵蓋了最常見的消化道問題，包括：腸漏症候群、消化不良、胃酸逆流、腸道感染、大腸激躁症、胃痙攣、胃炎，以及胃部與其附近的一般疼痛。這一章會提供這些病症的相關重要資訊（遠超過醫學界所知），也會拆穿一些無用的消化道健康潮流與流行「療方」，並提供你能採取的簡單步驟，以眞正療癒你的消化道，讓你恢復健康。

何謂腸漏症候群？

腸漏症候群是醫學上一個非常複雜難懂的病症，也被稱作「小腸滲透」。這些名稱本身就很令人困惑，是不同醫學界人士用來描述不同病症與理論的名詞。

問題涉及腸漏症候群時，會有三方面的說法。先來看第一方面：正統醫學界的理解。大多數內科與外科醫師用「腸漏」這個詞來表示一種會讓腸道或胃部黏膜穿孔，導致嚴重血液感染、高燒與／或敗血症的重大腸道疾病。他們是對的，眞正的腸漏是非常嚴重的病，會造成極度的疼痛與痛苦。

腸漏可能來自深埋在胃部黏膜裡的潰瘍，也可能來自大腸桿菌的菌株在腸道黏膜裡形成囊狀空間；可能來自會導致巨結腸症的困難梭狀芽孢桿菌之類的超級病菌，或是出血、膿瘍或憩室炎。「腸漏」這個詞適用於前述之一的因素穿透腸胃道黏膜，讓病原體得以滲入血液的時刻。

另一種可能發生腸漏的狀況，是大腸鏡檢查出錯，刺穿了結腸（我有一位委託人就因爲這樣住院好長一段時間）。

不管原因爲何，眞正的腸漏都會導致可怕的症狀。

第二方面的說法，是另類、整合與自然療法醫師對腸漏症候群的理解。這幾個醫療領域用此名詞來描述一種因黴菌、念珠菌之類的眞菌或無用細菌在腸黏膜挖了許多微小的洞，導致微量毒素直接滲入血液，進而引起多重症狀的疾病。

這個理論需要調整一下。

雖然有毒的消化道環境，包括無用細菌與眞菌，確實可能是導致不健康的重大因素，但把這種狀況稱作腸漏，卻是誤導。假如這些病原體眞的穿透腸胃道黏膜，即使只有一點點，就會造成高燒、血液感染、極度疼痛與／或敗血症等嚴重症狀。「腸漏」應該只用來描述眞正的消化道管壁穿孔。

那麼，爲何另類醫療醫師要告訴數萬名覺得疲倦、全身疼痛、便祕、消化道不適與胃酸逆流的人，他們有腸漏或小腸滲透呢？

因爲眞正發生的另有其事，而這個被誤解的誘人說法，是醫生所能提供的最佳理論。在正統醫學領域，數百萬名病人都被貼上大腸激躁症、麩質過敏症、克隆氏症、結腸炎、胃輕癱或胃炎的標籤，來歸類這類症狀——但是，這些病症仍然神祕難解。不然就是他們經歷了消化道症狀，但得不到任何診斷結果。

這些其實不是腸漏的神祕消化道問題，確實是有解釋的。我稱之爲「氨滲透」，而這就是第三方面的說法。

氨滲透

請不要把氨滲透與最近流行的名詞「小腸滲透」弄混了。小腸滲透只是爲舊的腸漏理論取的新名稱，目的是給人進步的假象。

氨滲透是眞實發生的現象。要了解那是什麼，必須先了解關於你的身體如何處理食物的幾件事。

吃東西時，食物很快就會到達胃部，好被消化（若咀嚼得夠慢，讓唾液與食物混合，就會在嘴裡展開第一階段的消化作用）。對高密度的蛋白質基底食物——例如動物肉類、堅果與種子，以及豆類——胃部的消化作用大多透過胃酸加上酵素的行動產生，那樣能把蛋白質分解成較簡單的形式，好讓腸子進一步消化與吸收。

若胃部含有的胃酸處於正常濃度，這就是個相當順利的過程。

然而，若胃酸濃度變低，吃下去的食物就不會在胃裡充分消化。在緊張或壓力之下進食時，這種狀況就很常見。而當蛋白質到達較下方的腸子，便無法被好好分解，讓細胞得到養分；相反地，那些食物會留在腸子裡腐爛。這稱爲「腸腐」，也就是會產生氨氣的腐敗物，可能造成脹氣、消化道不適、慢性脫水等症狀，或經常毫無症狀。而那只是開始。

在某些人身上，好的胃酸減少，壞的酸性物質會取而代之。人可能活在這種狀態中很多年而不自知。但最後，壞的酸性物質會往上跑到食道（若你感覺到胃酸逆流，是這些異常的酸性物質導致的，而非胃酸。這是很常見的困惑，因爲醫學界對胃與腸子裡的所有酸性物質都一視同仁）。

一個相關的問題是，消化道黏膜會製造黏液，努力保護你不受壞的酸性物質侵襲。若大量黏液沒有明顯理由地往上跑到喉嚨，可能就是消化道在奮力保護你的安全，因爲那些異常的酸性物質正要腐蝕你胃部與食道的黏膜……這也表示你身上出現了一些需要處理的問題。此外，黏液也可能往下跑到腸道，阻止適當的營養吸收作用。

讓我們再回到氨氣上。這裡有個關鍵資訊：當食物在腸道中分解並製造出氨，這個有毒氣體便有能力像鬼魂般飄出腸子，直接進入血液。這就是所謂的氨滲透。

大多數與腸漏症候群有關的嚴重混亂，都是氨氣造成的，不一定跟小腸或結腸的感染或穿孔有關，也不是因爲念珠菌把毒素排出、穿過腸壁的關係。

數百萬人身上都有消化道的問題，其根源就是氨滲透。正如我說過的，許多另類醫療醫師診斷出來的腸漏症候群，跟你消化道裡的破洞或其他瑕疵處無關，也跟滲漏出來的酸性物質或細菌沒有關係。

那反而是和腸子裡的氨氣飄流到血液中有關……然後血液再帶著那種氣體流遍你全身。除了前面提過的消化道症狀之外，氨滲透也可能導致倦怠、疲勞、皮膚問題、睡眠不安穩、焦慮等症狀。

這時，你或許會很理性地問：「若這些症狀都是因爲胃酸太少，這又是什麼導致的呢？」

胃酸不足的頭號原因，就是腎上腺素。

大家還不知道的是，腎上腺素不只有一種形式。你的腎上腺會分泌五十六種不同組合的腎上腺素，來對應不同的情緒與狀態。而那些跟恐懼、焦慮、憤怒、怨恨、罪惡感、羞愧、憂鬱和緊張等負面情緒有關的腎上腺素，會對身體的不同部位造成嚴重傷害——包括胃部的胃酸供應。因此，若你長期覺得緊張或生氣，就足以緩慢地瓦解胃酸——以及你好好消化食物的能力。此外，我們在日常生活中經歷的不同壓力與情緒，還可能阻礙好菌並助長壞菌。

經常造成胃酸供應混亂的原因還有處方藥物。抗生素、免疫抑制藥物、抗眞菌藥物、安非他命，以及其他各種我們的身體尚未適應的藥物，都會擾亂胃部的化學平衡。

若你吃下太多蛋白質，例如動物肉類、堅果、種子與/或豆類，胃酸就可能受損（若蛋白質來自綠色蔬菜、芽菜或其他蔬菜，就沒有同樣的作用）。吃很多結合脂肪與糖分的食物（例如起司、全脂牛奶、蛋糕、餅乾與冰淇淋），對胃酸也可能產生同樣的有害效應。

消化這兩種類型的食物，比消化水果或蔬菜需要花費更多力氣，會爲消化道施加龐大壓力。這終究會「耗盡」胃裡的胃酸，削弱消化酵素。若你吃的是高蛋白質飲食（例如雞肉、魚肉或其他肉類），且感受到胃酸濃度過低的症狀，例如脹氣、胃部不適、便祕、行動遲緩與/或疲勞，那動物性蛋白質就少量地吃，限制在一天只吃一份。

不過，有個好消息：只要用一種到處都買得到的神奇藥草，你就可以恢復胃部的胃酸，並增強酵素。

重建胃部供應胃酸的功能

解決氨滲透的方法（如我們剛剛討論過的，氨滲透經常被貼上腸漏症候群或小腸滲透的錯誤標籤），以及處理幾乎其他任何消化道問題的第一步，就是重建胃部供應胃酸的功能，與增強消化系統。

有個簡單又有效得驚人的方法，可以做到這一點：每天空腹喝一杯五百毫升的**新鮮西洋芹汁**。

這或許不是你期待的答案，西洋芹汁感覺似乎不可能那麼有用。但是，請你很認真地看待這件事。這即使不是恢復消化系統健康最有意義的方法，也是幾大方法之一。也請記住：雖然坊間有許多對健康很好的綜合蔬果汁，但如果你的目標是恢復良好的消化功能，就得喝不摻雜其他東西的西洋芹汁。

一杯混合了二十種不同材料、西洋芹只是其中一種的蔬果汁，會分散其力道。有時，最簡單的就是最好的。胃需要西洋芹汁，而且只要西洋芹汁，就能讓它在這個部位進行深度修復工作。這是可以大幅改變消化道功能失調者生活的祕訣。

以下提供做法：

- 早上空腹時，清洗一把新鮮的西洋芹（若你不在早上喝，而是這一天稍晚的時候才要喝，請等到你上一頓飯後至少兩小時，這樣你的胃才會再度變空）。你胃裡的任何東西都會擾亂西洋芹的功效。
- 將西洋芹榨成汁。**完全不要加其他東西**，因爲其他任何材料都會擾亂西洋芹的功效。
- **立刻**把西洋芹汁喝掉——在它氧化之前，因爲那會減少它的力量。

這樣做之所以有效，是因爲西洋芹含有獨特的鈉化合物，而這些礦物鹽類是跟許多生物活性微量礦物質與營養素結合在一起的。若你早上第一件事就是喝西洋芹汁，就能增強一整天消化食物的能力。長期下來，那些礦物鹽類、礦物質與營養素就有獨特的能力，可以完全恢復你的胃酸。

你也應該知道，消化道問題通常不會只有一種，而是同時有好幾種相關問題。本章的其他部分將使你有能力處理其他的消化道問題。

排除消化道裡的有毒重金屬

身處這個時代，幾乎不可能不吸收到一定數量的有毒重金屬，例如汞、鋁、銅、鎘、鎳與鉛。這些重金屬往往累積在我們的肝臟、膽囊，以及/或腸子裡。因爲重金屬通常比消化系統與血液中的水還重，因此會往下沉澱在腸道裡——就像黃金沉積在河床底部一樣。

有毒重金屬是有害的，若它們開始氧化，它們的化學逕流（含有可溶性化學物質的逕流）將會改變，並傷害附近的所有細胞。然而，重金屬最大的問題在於，它們是壞菌、病毒、眞菌、微生物與寄生蟲的主要食物——那代表這些金屬物質很可能會吸引A型或B型鏈球菌、大腸桿菌與其許多菌株、困難梭狀芽孢桿菌、幽門螺旋桿菌與病毒，並成爲它們的覓食地。這些病原體攝取有毒重金屬時，會釋放一種神經毒氣，這種毒氣會附著在氨氣上，然後穿過腸黏膜。換句話說，氨滲透得到一個朋友，那個朋友就是重金屬汙染。氨滲透讓那些有毒氣體有可能穿過腸黏膜。

然而，別把黴菌毒素（眞菌毒素）跟滲透搞混了。目前醫療從業人員還不知道病原體在攝取重金屬時會製造神經毒素，也不知道這些神經毒素跟黴菌毒素有很大的不同。黴菌毒素無法帶來神經毒素造成的許多症狀，它們往往會待在腸道裡，且透過排便就能消除。你未來幾年內會愈來愈常聽到黴菌毒素的事，屆時要記得這一點。它們不是自體免疫疾病的問題根源。我不希望你陷入一種被誤導的潮流中，這事關你的療癒，別因外界誘人說法的猛烈攻擊而分心。

一旦我前面提到的病原體沉澱下來，它們就會開始讓你的消化道發炎，例如滲透到腸子或結腸黏膜。它們會直接透過自己製造的神經毒素，並間接經由自己的排泄物與有毒屍體，在消化道中釋放毒性。大多數人就是這樣患上大腸激躁症、克隆氏症（胃腸道發炎），以及結腸炎（結腸發炎，請見第十一章）之類疾病的。

在顯微鏡下，這些死去病毒的副產品與被棄置的病毒外殼，通常看來很像由寄生物引起的活動。這會使許多糞便樣本分析出現偏差，導致許多誤診的狀況，意味著某人被診斷出體內有寄生蟲時，往往是錯誤的。這是今日消化道健康課題中很令人困惑的狀況。

沒有處理重金屬雖然可能帶來許多問題，但它們相對容易排除。因此，若你有任何一種消化道疾病，甚至是消化器官方面的長期不適，最好採取安全措施，假設重金屬至少是問題的一部分，然後採取行動來排除它們。

以下提供一些強效做法，讓你排除腸道裡的有毒重金屬：

- **芫荽葉**：整片吃，一天吃半杯，可以灑在沙拉上，或加在果昔裡。
- **荷蘭芹**：整片吃，一天吃四分之一杯，可以灑在沙拉上，或加在果昔裡。
- **沸石**：請買液態的。
- **螺旋藻**（最好來自夏威夷）：若是粉狀（對排除消化道中的重金屬是最好的），一天加一茶匙到水裡或一杯果昔中。

- **大蒜**：一天吃兩瓣新鮮大蒜。
- **鼠尾草**：一天吃兩大匙。
- **左旋麩醯胺酸**：若是粉狀（對排除消化道中的重金屬是最好的），一天加一茶匙到水裡或一杯果昔中。
- **車前草**：把這種藥草泡成茶，一天喝一杯。
- **紅花苜蓿**：一天喝兩杯由兩大匙這種花泡成的茶。

消化道裡的天然防護物

醫學研究目前尚未發現，我們一生下來，整個腸道裡就排列著很細很細的絨毛。這種毛只能在顯微鏡裡看到，只比細菌大一點點。它有助於保護消化道不被病毒、壞菌、眞菌與寄生蟲入侵。此外，其存在也能作爲庇護數十億好菌的避風港。

直到十九世紀，這種絨毛通常都會終身存在人的體內。

但自從工業革命之後，我們一直遭受環境毒素、處方藥物與其他會灼傷消化道的化學物質攻擊，還有前一節描述的重金屬，以及現代生活的壓力與伴隨而生的滾燙腎上腺素。結果，你消化道中的絨毛黏膜可能到你二十歲時就大多被燒光了。這造成了今日許多人掙扎對抗的消化道健康問題。

醫學界之所以尚未發現這種絨毛，是因爲多數消化道手術的施行對象都是三十歲以上的人，那個時候它早就不見了。而在嬰兒的腸道組織切片中，這種透過顯微鏡才能看到的毛茸茸黏膜，根本還不會被注意到。

若你眞的還保有這種保護性絨毛，可以透過攝取對消化道特別健康的食物，來拯救與強化它。這些食物包括：品質良好的萵苣（例如蘿蔓、紅葉萵苣、奶油萵苣），奧勒岡、百里香與薄荷之類的藥草，以及水果，重點要放在香蕉、蘋果、無花果與棗子上。

此外，也要注意遠離可能有害健康的食物（可參考第十九章）。

恢復消化道菌叢，製造最大量的維生素B12

消化道中的好菌會製造大多數由身體供應的維生素B12，但不是消化道的任何地方都會發生這種事。小腸的最後一部分，迴腸，是吸收與製造這種維生素B12的中心，也是甲基化作用①發生之處。

需要的時候，維生素B12都會經由迴腸壁中能吸收它的微血管吸收，而且沒有其他方式。迴腸中製造的維生素B12，是大腦最能識別的。酵素會禁止任何其他毒素或營養素被這些迴腸血管吸收，並因此阻擋它們進入血液中。

科學界尚未發現這項資訊。

美國幾乎每個人都面臨維生素B12不足或甲基化作用的問題，或者兩種狀況都有。這些問題會以幾種不同形式出現。首先，當甲基化出問題，就可能妨礙重要的微量營養素與微量礦物質眞正的生物吸收性。第二，甲基化問題會阻礙非活性、體積龐大的維生素與其他營養素轉化成能被身體吸收的較小、具生物活性的型態。第三，肝臟中毒或體內病原體量上升會製造出許多有毒副產品，導致同半胱胺酸（一種胺基酸）的濃度升高，這可能會妨礙甲基化作用，阻礙營養素的適當轉化與吸收。

迴腸有充足的特定益菌時，你就會製造自己需要的所有維生素B12。充足的益菌也會增強甲基化作用，但每個人都缺乏這些細菌——它們就是自然存在特定食物中的微益生菌，會在我們攝取時進入消化道並充滿迴腸裡。你無法在商店的益生菌營養補充品裡買到，或是從發酵食物與飲料中得到這些具生物活性的微生物。

若你深受胃酸濃度太低、重金屬汙染與/或氨滲透之苦，整個消化道中的大量好菌可能會死亡。這會使迴腸發炎，因而產生許多負面影響，例如嚴重削弱免疫系統。此外，這也會讓消化道中維生素B12的製造驟降或完全停擺。

你無法仰賴維生素B12的血液檢查，因爲醫學檢驗室還無法檢測出消化道、器官，特別是中樞神經系統裡的維生素B12濃度。雖然服用維生素B12營養補充品能讓血液中充滿這種維生素，因此血檢中的維生素B12濃度會呈現充足狀態，但不代表那些維生素B12有進入極需要它的中樞神經系統。因此，無論血液檢查結果如何，都要服用高品質的維生素B12營養補充品（請尋找甲基氰鈷胺形式的維生素B12——最好是混合腺苷鈷胺——而非氰鈷胺形式的補充品。服用甲基氰鈷胺與腺苷鈷胺形式的維生素B12，肝臟就不必做任何事來把維生素B12轉換成可用的形式）。缺乏維生素B12是一種非常眞實的缺陷，會導致非常眞實的健康問題。

此外，也要採取行動，以恢復消化道好菌的正常濃度。健康食品商店貨架上或發酵食物中聲稱含益菌的那種培養出來的益生菌，不是本書要提供的答案。即使不是全部，這些微生物大多數在抵達小腸前就會在胃裡死去。而工廠製造的益生菌絕對無法到達小腸的最後一部分，也是最需要它們的區域：迴腸。

確實有能在消化道裡存活並負責恢復消化道（包括迴腸）菌叢的益生菌。這些益生菌幾乎不爲人知，我們也將其視爲理所當然，但它們的力量驚人，且能以讓人無法想像的方式改變你的健康狀況與生活。如果一個人的消化道很健康，通常是因爲他碰巧偶爾攝取到這些自然存在、能賦予生命活力的益生菌與有益微生物。

你可以在哪裡找到它們？就在新鮮、有生命力的食物中。

那些存在水果與蔬菜中的特殊益生菌，我稱之爲「崇高微生物」，有時則稱「崇高生物」，因爲它們蘊藏著來自神與太陽的能量。別把崇高微生物跟取自土壤的土基生物與益生菌②搞混，崇高微生物是現存最有助於消化道復元的選擇。它們正是迴腸蘊藏的微生物，也會製造身體、特別是大腦最能識別的維生素B12。

崇高微生物的首要來源，就是芽菜類。紫花苜蓿、青花菜、苜蓿、葫蘆巴、扁豆、芥菜、向日葵、羽衣甘藍等植物的種子發芽之後，都是充滿生氣的微型花園。在這微小、初生的生命形式中，充滿了能幫助消化道茁壯的益菌。

再說一次，這些益菌不同於土基生物和「益生原」。崇高微生物要在土地「上方」才能找到，位於蔬菜與水果的葉子與果皮上。

若你能找到有機農場、農夫市集，或是你自己的菜園，可以吃一些裡面栽種的蔬菜、水果，從中取得崇高微生物。重點是吃這些農產品要新鮮、生食且不要洗（但不用清潔劑輕輕沖洗也是安全的），因爲這些食物表面存在著數百萬能恢復元氣的益生菌與微生物。不過，吃未經沖洗的蔬果要小心，只有在你知道生產來源，並確定沒有會令你生病的毒素或其他汙染時，才這麼做。

當你從地上摘下一片羽衣甘藍，可以在葉子的囊狀空間中看見一層薄膜。這不是土壤、泥土或土基生物，這層薄膜是崇高微生物形成的——一種自然存在、還沒被沖洗掉的益生菌（別跟施過肥的羽衣甘藍搞混，那種的最好輕輕沖洗掉）。當你吃下那片羽衣甘藍葉，囊中的好菌就會被封起來並困在裡面，因此它們往往可以通過胃部。當它們在腸子裡被釋放出來，這數百萬的微生物就會對消化與免疫系統產生驚人的效果，因爲他們得以抵達迴腸，並補充了維生素B12的製造與儲存量。

一片直接摘自有機菜園、未經沖洗的生羽衣甘藍葉，或是一把從廚房流理台小菜園採收的芽菜，一顆從樹上摘下來、沒有農藥的新鮮蘋果，勝過每一種土基益生菌或實驗室創造出來的益生菌，以及所有能取得的發酵食物。若你一生中曾吃過其中一種包覆著崇高微生物的東西一次，它就已經在你不知道的情況下相當程度地保護了你。而你吃愈多不噴灑農藥或施肥、不上蠟、未經沖洗的新鮮農產品，得到的好處愈多。

請注意，「益生原」最近變得很受歡迎。這個名詞眞正的意思是：吃那些能餵養消化道中有益細菌的蔬果。而事實上，每一種可以生吃的水果與蔬菜，都能餵養那種好菌。

另一件你可以做的事，就是服用品質良好的市售益生菌或土基益生菌。然而，最好是另外從充滿生命力的農產品攝取好菌，因爲那是任何東西都比不上的。攝取一片新鮮蔬菜葉或果皮上的重要微生物，就像獲得九千匹馬力，而市售益生菌只有一匹小毛驢的動力。

用生的、有機的、未經沖洗的農產品來修復消化道菌叢，就是眞正恢復消化道健康的方法。那也是療癒所謂「亞甲基四氫葉酸還原酶基因突變」與其他甲基化問題的途徑。然而，請注意醫學界所貼的「亞甲基四氫葉酸還原酶基因突變」標籤是不正確的。有這種病症的人不是眞的有基因缺陷，他們的身體反而是承受了過量毒素，阻礙了營養素轉換成微量營養素。而這些強而有力的微生物會降低同半胱胺酸濃度，實際上也會推翻亞甲基四氫葉酸還原酶基因突變的診斷結果。

一旦重建了胃部供應胃酸的功能、排除消化道中的重金屬、排除飲食中的刺激性食物，並透過恢復有益細菌來修正消化道製造維生素B12的能力，任何消化道健康問題都有可能療癒。

消化道相關風潮與迷思

主流醫學之內或之外都有許多其實毫無成效的消化道健康趨勢——有些還不顧後果。身體不舒服時，我們往往病急亂投醫，願意嘗試任何事，因而很容易被時下各種流行療法說服。以下提出幾種非常受歡迎的風潮，以及你應該遠離它們的原因。

胃酸補充品

有些藥丸型補充品聲稱能補充失去的胃酸，雖然立意良善，但有兩個問題。

一，它們本身不會幫助你的胃製造胃酸。

二，這些補充品的製造商不知道胃酸不只由一種化學成分組成。雖然科學尚未發現，但你的胃裡其實存在著由七種不同的酸組合而成的混合物（大約十年內，這個眞相會開始出現在本書之外的其他資料中）。

這些補充品只提供這七種酸性物質的其中一種，因此是非常不完整的解決方案。

更糟的是，它們可能會壓倒性地獨厚混合物中的某一種酸性物質，造成一種化學不平衡，因而阻礙胃部重建其消化液。除非這一點被正確地研究與理解，否則胃酸補充品不是個好選項。

這些補充品不太可能對你造成什麼大傷害，然而，每天喝一杯西洋芹汁對你的好處會多很多。光是西洋芹，就能恢復你胃部的胃酸存量，重拾你的消化道健康。

碳酸氫鈉與念珠菌

許多人擁護用碳酸氫鈉——也就是小蘇打——作爲療方。他們相信消化道問題的根源是念珠菌，這是基於長久以來的念珠菌診斷潮流。他們認爲強鹼性的碳酸氫鈉能以某種方式阻止念珠菌滋長，因爲他們相信念珠菌是茁壯成長於酸性環境。

這一連串推論的每一個環節幾乎都是錯的，唯一的例外是，沒錯，許多病菌確實喜歡酸性環境。然而，念珠菌極少是消化道健康問題的原因。當你的消化道因爲重金屬而功能失調，就可能從好幾種來源形成感染現象，包括念珠菌。但念珠菌只是一種副作用，而且一般不會很嚴重。

事實上，可能因高濃度念珠菌而產生的最糟結果，就是腸子與/或結腸黏膜的發炎部位形成痂，稍微阻礙食物吸收。在幾乎所有病例中，念珠菌也只能糟到這樣（請見第九章）。

無論如何，用碳酸氫鈉來對抗念珠菌是無效的。說得更白一點，碳酸氫鈉對你的消化道**毫無幫助**；相反地，它會產生磨蝕作用，而且只會造成不平衡。若你大量服用碳酸氫鈉，下列狀況的任何組合都有可能發生：

．**胃痙攣**：也就是腸道與結腸的抽搐與緊繃。

．**身體恆定性危機**：突然把這麼多鹼性物質倒入體內，身體一定得拚命恢復平衡。

．**身體中毒危機**：雖然少量的碳酸氫鈉絕對安全，但超過一定濃度，對胃與腸道來說就變成一種刺激物。在某些病例中，這會造成腹瀉、嘔吐、嚴重脹氣，以及/或其他不適。

．**細菌與真菌感染的惡化**：碳酸氫鈉會瓦解消化道的好菌，因而削弱免疫系統功能。

．**消化道問題的惡化**：碳酸氫鈉會破壞胃酸，因而促成腸漏症候群。它也會妨礙腸子對食物的吸收能力。

把碳酸氫鈉當作一種「療方」有許多負面效應，我見過許多人在使用之後掙扎不已。

矽藻土

另一種風潮是試圖藉由攝取矽藻土來療癒消化道。矽藻土是一種由柔軟的沉積岩磨碎而成的細白粉末，有些人相信矽藻土能殺死寄生蟲，並清除消化道中的毒素。

然而，那對消化道一點用處都沒有。事實上，若你很敏感且有某種疾病，它可能會危及你的健康。

矽藻土會頑強地附著在腸道與結腸兩側，並嚴重妨礙它們吸收食物養分的能力。此外，它也會傷害胃酸、殺死好菌。在有些病例中，它初期會造成嘔吐與腹瀉，接著就是長期的胃痙攣與胃痛。

換句話說，它不僅具備所有碳酸氫鈉的不良效應，而且只會更糟。更何況，你或許要花好幾個月才能讓它從腸道鬆開來，因此，千萬別考慮服用矽藻土或攝取從食物而來的矽藻土。

膽排石法

這是透過喝各種奇怪的混合物，例如一杯純橄欖油，或是橄欖油加上藥草，以及/或檸檬汁、紅辣椒或楓糖漿，試圖清除膽囊中的膽結石與毒素。

人們會相信這些以油為基底的混合物有效，是因為他們喝下一杯之後的一天之內，就會在糞便中看到類似膽結石的東西。但他們不明白的是，他們看到的是自己喝下去的**油**。當大量的油被倒入你的體內，你的消化系統就會用黏液把油塑造成許多容易被排出去的小球（有時會呈現多種顏色，取決於你腸道的不同部位有些什麼食物）。這是為了保護負擔過重的肝臟。

我曾偶然遇見做了很多年、每年都接受多次膽排石法的人，仍然說他們會排出數百顆大型膽結石。若膽排石法真的有用，那就代表膽囊裡有數千顆結石——而膽囊只是一個手掌大小的小器官。從人類的角度來看，不可能有人能在體內製造或藏有那麼多膽結石。若你真的要排出一顆膽結石，它可能會卡在膽管裡，那樣你就得去掛急診了。

膽結石是由蛋白質、膽汁與膽固醇組成的，你不需要吞下五百毫升的橄欖油來排除它們——而且還可能製造危機。排除膽結石最好的方法，就是降低你對高密度蛋白質的攝取量，並採取重點放在富含鈉的蔬菜與含有健康生物酸的水果的飲食法。透過在餐點中融入更多菠菜、羽衣甘藍、小蘿蔔、芥菜、西洋芹、檸檬、柳橙、葡萄柚與酸橙——以及每天早晚各喝一杯檸檬水——你就能開啓溶解結石的過程。

在此提供一個安全且有驚人效果、可以溶解膽結石並恢復肝臟功能的方法：將一把新鮮的生蘆筍，跟其他任何你喜歡的、可以打汁的材料榨成汁一起喝。

而想要**預防**新的結石形成，最好的方法就是遵循本章對打造並維持健康消化道的建議。

發酵食物

讓我們回到冰箱發明之前的時代。數千年來，在地球的不同角落，人們都會爲了過冬，把最後一季收成的作物裝進甕裡，並丟入水果與蔬菜，然後這些東西就會經歷一個神祕的過程，不僅能預防食物完全腐爛，還能保存它們。

這種發酵製品非常重要——沒有它們，人類早就餓死了。那時沒有超市可以讓人在下班回家的路上匆匆進去採買，也沒有冷藏櫃或冰箱可以保存人們的食物庫存。

在現代，發酵食物已站上一個令人尊崇的地位——它們受到讚揚，被說成一種對健康非常有用的東西。那並不完全正確。

有一個誤解是：因爲發酵食物已幫助人類數千年，所以它們對健康就是有益的。事實上，發酵食物跟生存有關。一種能自行保存的食物，是在飢餓時生死存亡的關鍵。因此，最好將這些食品視爲重要的、有歷史意義的臨時替代品，而非健康輔助品。

發酵食物中所謂的益生菌無法賦予生命力量。裡面的細菌熱愛腐爛的過程——換句話說，它們熱愛的是死亡，而非生命。當一隻生物在森林中死去，會開始吞噬牠的肉的細菌，跟用來保存所有發酵食物的細菌是屬於同一類。

它們跟本章稍早提過的益菌屬於不同類別。在活生生的水果與蔬菜上的崇高微生物熱愛生命，所以有助於恢復消化道的健康，因爲我們也是活的。它們有著發酵食物中的細菌沒有的生命力。

想到益菌時，我們經常會想到優格。我們已經被制約去相信優格裡的益生菌能支持消化道健康。但若你正掙扎於某種健康問題，優格卻不是一種應該攝取的有益食物，因爲乳製品會助長各種問題。此外，若是加熱殺菌過的優格，過程中反正都已殺死所有益生菌了。眞正在生鮮的活優格中茁壯生長的益菌，禁不起胃酸的侵蝕，因此在胃裡就會死去，永遠不會抵達腸道。

絕大多數的發酵食物——韓國泡菜、德國酸菜、薩拉米香腸、義大利辣味香腸、醬油，以及由含糖紅茶與茶菇發酵而成的康普茶等——都是從沒有生命的食物中培養細菌。這類細菌對你的消化道是無用的。

對大部分人來說，這些細菌不會有害，它們只會通過消化道，然後快速地被身體視爲不需要的東西排出。我並不反對攝取它們。

然而，有些人的身體反應會比較激烈，認定那些細菌是外來入侵者，然後反應過度地奮力排除它們。這可能造成脹氣、胃痛、放屁、噁心與／或腹瀉。但即使發生，也只是短暫的情況，一旦那些細菌被排出就會停止。

因此，若你喜歡發酵食物，繼續爲其獨特的風味而吃是沒問題的。但若發酵食物會讓你的胃不舒服，或者你就是不喜歡，那就別吃，它們對你的消化道並不會提供很多健康上的好處。

若你認爲它們有重大好處，就是被誤導了。我們消化道中的胃酸對發酵食物裡的細菌是極度敏感的，因此會殺死那些沒有生產力的細菌，即使它們無害；胃酸就是會把那些細菌視爲敵人。這一點跟那些來自新鮮摘取的活生生食物、能賦予生命力量的細菌，有著天壤之別。一片直接從菜園中摘採的羽衣甘藍葉上的益菌，胃酸幾乎無法摧毀——因此，若你在尋找眞正對消化道健康有幫助的東西，那才是你應該關注的地方。

蘋果醋

若你正在擔心任何一種消化道健康問題並尋找療法，請遠離蘋果醋的迷思。

別弄錯我的意思。蘋果醋是目前所有的醋當中，最有益、最健康也最安全的一種，比白醋、白酒與紅酒醋、巴薩米克醋、米醋等要好。蘋果醋外用也很理想，例如處理皮膚紅疹、頭皮問題，甚至傷口。但是，任何喝進肚子裡的醋，都可能對任何一種消化道問題產生刺激效應，最終也都會有害。

若你無法抗拒醋，就使用高品質的蘋果醋，最好裡面有「醋母」，代表它是未經處理的活醋。

個案故事　消化道恢復健康，又可以吃東西了

從青少年時期起，珍妮佛的胃就很敏感。她經常胃痛，偶爾也會便祕與腹瀉。她永遠無法預測她的胃對吃進去的東西會有什麼反應。隨著年紀增長，她無法預期的沒胃口一向是家裡晚餐桌上的爭執來源。

她多年來都在看醫生。一位醫生告訴珍妮佛她應該只是想獲得關注。事實上，她最不想要的就是關注。她真正渴望的是不再感到疼痛與不適，好讓她能專注在自己熱愛的事情上，例如在動物救援中心擔任志工。

終於，在她二十五歲時，一位肝膽腸胃科醫師診斷出她的問題是大腸激躁症。雖然那位醫生沒有明說，但這個標籤就代表珍妮佛面對的是一種難解疾病。

自己的症狀有了個名稱，令她稍感安慰，但她仍然沒有放心的感覺。

珍妮佛於是改去尋求另類醫療的幫助。她找到一位很棒的醫生，注意到她對小麥麩質與牛奶和起司之類的乳製品過敏。他建議她在飲食中排除這些食物，並服用許多益生菌。不過，他也斷定她一定有念珠菌感染，並警告她要斷除所有精製與自然的糖分，包括水果。

六個月來，珍妮佛嘗試那位醫生的飲食療法：一天吃兩份雞肉、大量新鮮蔬菜，以及鮪魚或全熟蛋沙拉。珍妮佛嚴格遵守這份飲食指南，雖然一個月大約有一次，想吃甜食的渴望會取代一切，那時她就會屈服，在祖母家吃一小塊蛋糕。她注意到確實有些進展——她不再腹瀉了。但她仍掙扎於經常發作的便祕、胃痙攣、脹氣與疼痛。

帶著沮喪，珍妮佛決定去找一位新的另類療法醫師。這位醫生告訴她，她不僅對小麥與乳製品敏感，以及有念珠菌的問題，他還很確定她有腸漏症候群。他要她實行一種只吃紅肉、雞肉、蛋、魚和綠色葉菜的飲食法——也就是幾乎全是蛋白質。她將不能吃任何穀類或豆類，也不能吃含澱粉的蔬菜，但偶爾可以吃青蘋果。為了治療過度生長的念珠菌與腸漏症候群，那位醫生也開給她一種植物性的清腸產品。

珍妮佛持續這個療程八個月，卻沒有任何正面成果。她現在反而變得很疲倦，深受腦霧與更頻繁的便祕之苦，而且胃脹氣的程度已到了令她看起來像她自己說的「孕婦」一樣。她覺得自己毫無吸引力，而且永遠很難找到一個她和她最要好的吃素朋友都能去的餐廳。與自己的消化系統奮戰十年之後，珍妮佛認定她的命運就是孤立與受苦了。

然後有一天，珍妮佛的母親向一位朋友提到女兒遇上的麻煩，這位朋友便介紹珍妮佛來找我。我最初的解讀一開始，高靈便告知我，珍妮佛的胃酸幾乎快沒有了，這引起了氨滲透。在她消化道裡腐敗的蛋白質正在製造氨氣，導致發炎、疼痛，以及她覺得讓她看來像是懷孕的脹氣。

珍妮佛的腸道裡還有重金屬，而對較下方的小腸、包括迴腸健康很重要的微生物也不存在。珍妮佛確實對小麥與其他所有穀類及麩質過敏，還有豆類、玉米、芥花籽油與蛋，因此她需要避開這些東西。她也漸漸對動物性蛋白質過敏，因為它們沒有在消化道裡被分解與消化。此外，她的肝臟功能也不好，且正奮力應付使它過勞的動物性脂肪。

我立刻建議珍妮佛開始一天喝兩杯五百毫升的新鮮純西洋芹汁。

「我上一位醫生要我喝綜合蔬菜汁，」她說，「這有什麼不一樣嗎？」

我解釋綜合蔬菜汁無法恢復胃酸濃度，只有空腹喝單純的西洋芹汁辦得到。

為了停止用太多脂肪對肝臟施加壓力，我們降低珍妮佛的動物性脂肪攝取量到每隔一天吃一份，再用蔬菜與水果來取代，尤其是酪梨、香蕉、蘋果、所有種類的莓果、木瓜、芒果、奇異果、大量奶油萵苣與菠菜，同時在她的沙拉裡加入四分之一杯的芫荽葉，來解重金屬的毒。

與珍妮佛上次執行的飲食法對照起來，之前幾乎全都是動物性蛋白質，也幾乎沒有纖維質，而這個新飲食計畫中的水果則有助於將食物推出她發炎的腸道，讓她的便祕幾乎立刻就緩解。

一週後，珍妮佛「孕婦」般的脹氣就明顯減少。

一個月後，她不再便祕。

而三個月後，疼痛、痙攣、腦霧與疲倦都消失了。

她的胃酸濃度已自行恢復，氨滲透停止，肝臟也不用再處理脂肪，且能適當地儲存糖分，讓她得以減輕多年來增加的體重。

她也在夏天吃祖母家菜園裡的新鮮、有機、未經沖洗的羽衣甘藍與番茄。這些蔬菜表面上的崇高微生物恢復了珍妮佛消化道中的菌叢，特別是迴腸裡的，也讓她的身體重新開始製造維生素B12。

到了秋天，珍妮佛開始在動物收容所做全職工作。她和她最好的朋友也恢復緊密關係，現在週五晚上，她們都會一起為因收容所同事加入而成員愈來愈多的一群夥伴準備以植物為主的餐點。

珍妮佛的活力回來了。現在她可以偶爾在宴會或朋友家裡吃些「不該吃」的食物，身體也不須付出代價。她根本沒有腸漏症候群，也沒有過度生長的念珠菌——雖然它們是兩種讓無數人迷途的另類療法診斷趨勢。

①指一個分子轉出一個甲基（由一個碳原子與三個氫原子鍵結而成）給另一個分子的過程，是體內相當重要的生化反應。甲基化作用就像一套用來驅動基因的軟體系統，當其出錯或變慢，可能導致心臟疾病或癌症。

②即存在未被汙染的自然界泥土中的益菌，能抵抗胃部與腸道前段的酸性環境，到達腸道後段。

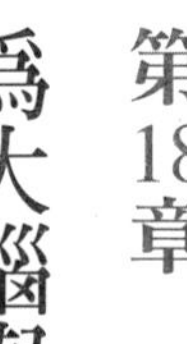

第18章 爲大腦與身體排毒

在人類歷史上，我們從未像現在一樣暴露在這麼多有毒物質之中。這些有毒物質包括：重金屬的汞、鋁、銅、鉛、鎳與鎘；空氣汙染；藥物；幾乎所有工廠製品上都會噴灑的奈米技術化學物質；殺蟲劑、除草劑與殺菌劑；工業用清潔劑；石油；海洋中的戴奧辛；以及每年被引介到我們的環境中、數以千計的新化學產品。這些毒物會滲入我們的水庫，也會從天空落下。

這些物質大多數都太新了，以致科學還要花好幾十年才會認清它們對人類的健康而言有多危險。只有在投注的資金與常識是往正確方向發展時，那些危險才會被發現，卻不太可能。多數工業的製造流程，都是讓產品愈快上市愈好——然後一路上再解決後果。

大多數人身上都帶有毒素，那些毒素幾乎已跟我們共存了一輩子，且一直潛伏在我們體內深處。這些舊的毒素是最危險的，像是有毒重金屬可能會漸漸氧化，然後殺死它們附近的細胞。

毒素會引起多重威脅。它們會直接毒害身體，損傷大腦、肝臟、中樞神經系統，以及其他重要部位。它們會削弱免疫系統，讓你對疾病沒有防備。最糟的是，它們會吸引並餵養癌症、病毒、細菌，以及其他可能挑起嚴重健康問題的入侵者。事實上，這些毒素就是目前流行的癌症與其他許多疾病，例如阿茲海默症的主要誘發因素。

本章會指出主要的毒素，並告訴你如何避開它們，這樣你才不會繼續累積新的毒素。在這個世界上生活，不可能遠離所有有害物質，因此我們會把焦點放在將暴露量減至最低。我們也將說明如何移除已在你身體中的毒素，來保護你免於可能的不適與疾病，讓你的免疫系統更容易恢復並支持你。

你永遠都有機會改變現狀。接下來的內容將給你掌握幸福的力量，讓你得以確保未來許多年的健康。

汞

將近兩千年來，人們試圖聲稱汞是青春之泉。他們說汞是所有疾病的終極療方、長生不老的祕訣，以及永恆智慧的來源。在古老的中藥裡，汞備受尊崇，以致許多帝王死於巫醫發誓會解決他們所有問題的含汞煉金藥——若從病態的角度來看，我想你可以說所有問題確實都被解決了。

汞這種藥物不僅在東亞受到喜愛，整個英格蘭與歐洲其他地方，含汞煉金藥都遠近馳名。新世界發展起來時，汞混合物也風靡一時。一八〇〇年代有段時期，美國與英格蘭的大學醫學院快速培養出許多醫生，而他們教導學生遵守的頭號標準規則，就是給任何不舒服的病人一杯加了汞的水——無論年齡、性別或症狀。這種「療法」特別常用在強迫流產，以及治療被貼上「女性歇斯底里」標籤、翻譯過來就是「女性爲自己發聲」的問題上。

十九世紀不全然是石器時代，當時早已確認汞是一種危險毒素，會摧毀任何玩弄它、服用它，甚至碰觸它的人的生命。已有好幾個世紀，人們都親眼見證過數百萬人因暴露在汞之中而死。那麼，爲何它仍受到喜愛？

原因之一是汞背後的偉大產業魔鬼。光是這個因素，就足以讓汞成爲最重要的萬靈丹。記住，健康潮流從未因有效而流行。

汞的流行風潮終於在一八〇〇年代中期遇到阻礙。在這個時期，就醫對各階層的人來說都比歷史上任何時期更容易了，這似乎是件好事。然而，隨著去看這些醫學院畢業生的人愈來愈多，有人也觀察到愈來愈多病人染上無法控制的顫抖、發燒、發狂、憤怒、身體痙攣、抽搐，以及胡言亂語。很明顯地，去看醫生可能導致中毒。

舉例來說，一位有五個孩子的母親可能送她丈夫去看醫生，想請醫生幫忙治療丈夫的痛風。一回到家，她的丈夫就出現妄想症，一邊大聲念童詩，一邊眼皮抽搐。只要有過一次這樣的經驗，一家人可能就受夠了。

有了這種普遍的認知之後，醫療事業經歷了一段二十五年無人上門的慘澹時期。無論是什麼原因讓他們感到不適，大家都認命了，因爲他們知道去看醫生會使自己的存活機率變低。大學醫學院能獲得的資金也創下歷史新低。

這剛好是自然療法醫師與治療師獲得信賴所需的機會。在這個短暫的時期，順勢療法、脊骨神經療法與其他形式的另類醫療大受歡迎。

正統醫學的醫生終於了解，並開始宣傳他們不再提供液態汞飲品，因而贏回一些信任。然而，汞背後的魔鬼仍希望人們能大量暴露在汞之中，因此努力想出其他有創意的隱祕方法，讓汞進入人的體內。不只是各種工業都把汞倒入每一條河流、湖泊與可能傾倒的水道，還有在即將跨入二十世紀時誕生的其他各種形式的含汞藥物。此外，牙醫也仍在使用汞合金填充物來補牙。

帽子的生產也是依賴汞的工業之一，他們使用的汞是一種用來加速製氈過程的溶液。製帽工人開始在工廠工作後，平均只能再活三到五年。而暴露在汞之中的不只有工人，整個一八〇〇年代與一九〇〇年代前半，每一個戴毛氈帽的男人額頭冒汗時，汞都會注入他們的皮膚裡（這也提醒了我：別在二手店試戴古董帽）。

那段時期，幾乎所有精神疾病都來自汞中毒。十九世紀與二十世紀初的精神病院充滿了瘋狂與痙攣的人。而治療的標準規則是什麼？給他們喝汞混合物，或是吞含汞藥片。林肯總統的憂鬱症正是因服用含汞藥片而嚴重惡化——一種可能因幾杯「藥用」的汞萬靈丹開始引起的憂鬱症。

關於汞，那不可告人的祕密

為何我要一直談這些跟汞有關的事？因為那是大家認為我們不該談論的不可告人的祕密，你不應該知道汞對歷史的形塑造成了什麼影響。即使是微小到看不見的劑量，汞都可能具有毒性，卻沒有任何警告標誌寫著：「小心汞！」

若由汞背後的魔鬼來決定，我們會以為汞是無害的，甚至對人是好的。更好的是，汞可以完全被隱藏起來，我們甚至不會知道它的存在。汞從未離開——除非你採取特定步驟解毒。它得以一代傳過一代，歷經好幾個世紀。你的曾曾祖父母與其他祖先幾乎百分之百肯定吃過汞萬靈丹。你的父母體內有汞，而他們是從他們的父母那邊得來的，那同樣的汞在受孕時就傳給了你。有些人身上的汞已經存在一千年，甚至更久。

汞所投射的邪惡無情陰影已造成如此龐大與嚴重的影響。這種有毒重金屬變成了我們的一部分，也反映在我們的健康上。

貪婪、草率、黑暗與漠視，是讓汞得以折磨人們的主要因素。過去的汞礦場主人可能不在乎工人開始在礦場工作後是否只能活六個月到三年——因為有利可圖。

汞到底發揮了什麼好處？沒有。它對我們**毫無幫助**，什麼用也沒有。它是種不需要的神經毒素，在醫療與工業上的用途可以被更安全的東西取代。

汞已經消失了嗎？這個夢魘終於結束了嗎？我們已經覺悟並學會為了人類、我們的健康與幸福、我們的孩子，而不顧一切地避開它嗎？

沒有，我們只是眼不見為淨。仍有大量的汞等著我們攝取。它不斷以極具爭議性的方式，在我們手邊等著隨時被使用。

正是拜現代生活所賜，你的身體會漸漸累積汞之類的有毒重金屬。我們持續暴露在這種毒素中，因為它不會受到注意。比方說，它就沒有被醫療照護與工業體系注意到。汞是真的會被吸收到大腦縫隙中，我們所有人體內都含有某種程度的汞，那是無法避免的。

那我們為什麼需要在乎？

因為汞是癌症、病毒與細菌的頭號燃料。汞暴露會導致發炎，並用大量的症狀與疾病綁架人們，包括憂鬱、焦慮、注意力不足過動症、自閉症、躁鬱症、神經系統疾病、癲癇、刺痛、發麻、抽搐、抽痛、痙攣、熱潮紅、心悸、掉髮、記憶喪失、意識混亂、失眠、喪失性欲、疲倦、偏頭痛與甲狀腺失調。

人們有多常被告知他們的病症是自找的，例如憂鬱症？這都是汞的「責備受害人遊戲」的一部分。那些憂鬱的症狀，其實是汞在代替病人說話，但並未經過他的同意。

有時汞會跳過綁架階段，直接把人帶走，讓人因阿茲海默症、帕金森氏症、失智症或中風而死。事情就是有那麼嚴重。汞已經傷害或取走超過十億人的生命。

沒有人喜歡阿茲海默症，那是種令人恐懼的嚴重疾病，但它正快速變得普遍——而它百分之百是汞造成的。你在這裡是第一次聽到：汞要為阿茲海默症負百分之百的責任。

醫療產業絕不會因為那種病或其他任何疾病而責怪汞——那樣的話，大家就會把矛頭直接指向汞背後那不知眞實姓名的人。

而事情牽涉到汞的不可告人祕密時，我還只是說出了基本事實。

若我們無法阻止汞背後的魔鬼（他甚至到現在都還在誘使我們與我們的孩子暴露在這種有毒重金屬中），那麼，我們可以藉由愈來愈警覺於可能帶給我們傷害的情況，來把力量拿回自己手中。**為了保護自己與家人，你必須詢問每一樣東西的來歷。**

我們也可以去除體內累積的汞，好完全取回自身健康的掌控權。我們可以把簡單的解毒計畫列入日常例行事務的一部分。

你的生命是珍貴的、神聖的，也是重要的。你理應知道如何保護自己的生命。

海鮮裡的汞

我們攝取到汞的許多方式之一，就是透過海鮮。汞存在所有魚類當中，但一般在鮪魚、旗魚、鯊魚，以及其他高油脂的大型魚中含量較高。那是因為我們的海洋已受到汞汙染，而從工廠製造過程中產生的汞逕流（過去留下來的，以及今日仍在累積的），最後就會找到途徑進入某人的鮪魚沙拉或鮪魚三明治裡。

你可以藉由吃小型魚類來減少風險，例如沙丁魚與鯖魚。吃適量的野生鮭魚也算安全。

牙科用的汞合金填充物

牙科用的汞合金填充物是汞暴露的另一個常見來源。有太多人現在或過去某個時候，口中都有這些汞合金填充物。

在整合醫學的牙醫診所，愈來愈流行把所有以汞爲主要成分的填充物移除。這似乎很合理，是件正確的事，但過程必須非常小心。儘管牙醫診所擁有最好的技術與防護措施，同時移除所有的汞合金填充物都可能引發極大量的汞暴露。這種暴露會把大量的汞施加在免疫系統上，成爲任何健康問題的誘發因素。

我知道有人一次被挖出十顆牙齒的汞合金填充物，結果血小板降得太低，害他們差點死掉。

最好只在單顆牙齒需要時再移除金屬填充物，例如填充物變得不牢固或牙齒受損時。若你的牙齒與填充物都處於良好狀態，而你仍急於把汞合金移除，那麼就一次取出一顆牙齒的汞合金填充物。每次移除至少間隔一個月。

若你已經移除所有的金屬填充物，那麼現在正是做些淨化工作來保護自己的時候。

如果你有新的蛀牙，請選擇市面上最好的陶瓷填充物——要知道，任何東西都比以汞爲成分的填充物好。

解重金屬的毒

移除重金屬最好的方法，就是每天攝取下列五種東西：

．**大麥苗汁萃取粉**：能移除脾臟、腸道、胰臟與生殖系統裡的重金屬。大麥苗汁萃取粉能讓汞準備好完全被螺旋藻吸收。取一至兩茶匙加入水中或果汁裡喝掉。

．**螺旋藻**（最好來自夏威夷）：能移除大腦、中樞神經系統與肝臟裡的重金屬，並吸收被大麥苗汁萃取粉拔除的重金屬。取兩茶匙加入水中、椰子水或果汁裡喝掉。

．**芫荽葉**：能深入難以到達的地方，拔除從過去承接而來的金屬物質。取一杯的分量混入果昔或果汁中，也可以加進沙拉或酪梨沙拉裡。

．**野生藍莓**（只用來自緬因州的）：能把重金屬從大腦中拔除，也能療癒與修復任何移除重金屬時形成的空隙，這對大腦組織特別重要。這是徹底改變阿茲海默症最強而有力的食物，一天至少吃一杯。

．**大西洋紅藻**：能與汞、鉛、鋁、銅、鎘與鎳結合，且跨越血腦障壁。跟其他海藻不一樣，大西洋紅藻本身就擁有移除汞的強大力量。紅藻能深入身體的隱藏部位，找出汞，與它結合在一起，然後永不放開它，直到它離開身體。每天吃兩茶匙紅藻薄片，若是一整片，就撕成長條狀，吃同等分量。

你應該在間隔二十四小時內攝取這五種食物與營養補充品，以得到最理想的效果。若你無法全部吃到，試著一天吃兩、三種。這五種能強力移除重金屬的食物，也會留下能修復重金屬傷害並恢復身體功能的重要營養素。若你想要額外增加效果，可在這個程序中加入牛蒡。

要移除重金屬，沒有比這更有效的方法。若你長時間嚴格執行這項重金屬解毒計畫，就能徹底改善狀況。我就見過有人透過移除體內留存了幾世代的汞，而奇蹟般地康復。你爲健康所能做的事，幾乎沒有比排出身體裡的重金屬更好的了。

請注意，坊間還有其他食物與藥草，例如綠藻，以有益於排除重金屬來宣傳。請當心。雖然綠藻在營養補充品世界很流行，但其不可預測性，使它比我前面列出來的東西效果更低。論及要保護你避開汞的危險這件事，綠藻是不可靠的。

水汙染

在這個時代，即使我們已經知道所有關於環境傷害的事，我們的供水仍持續受到汙染。對於避免空氣與土地汙染，能做的事並不多（除了搬到生態上較乾淨的區域之外）。但對於水，能做的事卻很多。

你可以買瓶裝水來完全避開你居住地區的汙染源。若要這麼做，請確定儲存水的塑膠瓶是不含雙酚A的，那是一種有毒的工業用化學物質。雖然塑膠有其缺點，瓶裝水還是比含有塑膠副產品的自來水安全一些。

你也可以買高品質的濾水器，來移除自來水中的毒物。若你選擇這個，請購買能移除重金屬、氯與氟化物的系統（很多社區因誤信有好處，而在水中加入氟化物。但氟化物其實是鋁的副產品，而且是一種神經毒素）。

有些淨水系統是使用逆滲透過程，有些則是製造蒸餾水。這些過程非常有效，但它們會把對你有好處的礦物質連同毒素一併排除。若你選擇這類系統，就需要同時購買微量礦物滴劑加入水中，以復原被逆滲透或蒸餾排除的礦物質。

有個很棒的東西可以加在任何處理過的水中：一顆現切檸檬或酸橙榨成的汁。大部分的水因爲過濾與處理過程，已流失它的生命要素。這很容易讓水死亡，但加入一顆新鮮檸檬或酸橙的果汁就能重新活化與喚醒它，因爲檸檬或酸橙中的水是活的。如此一來，水就比較能抓住你體內的毒素，然後把它們排出去。

抗氯和氟化物的茶

爲了強力排除器官與身體其他部位的氯與氟化物，將同等分量的黑莓葉、覆盆子葉、洛神花與玫瑰果混合在一起，然後取一茶匙這種混合藥草泡在一杯熱水中當茶喝。

殺蟲劑、除草劑與殺菌劑

我們經常處於暴露在殺蟲劑、除草劑與殺菌劑的危險中。途徑之一就是採慣行農法栽培的農產品。舉例來說，非有機的番茄就經常被噴灑毫無規範、超高濃度的農藥。光是攝取慣行農法栽種的番茄，以及其他非有機的水果與蔬菜，身體就可能得到高劑量的除草劑。最低限度，你應該清洗你買到的任何慣行農法栽種的農產品，以盡量去除上面的毒素（別因害怕而遠離所有水果與蔬菜，它們的營養是健康的關鍵）。盡可能多買有機農產品。

若你有吃肉類產品，如果不是餵食牧草或自由放養的，至少也必須是有機的。雖然這些產品仍會含有來自二〇一一年福島核電廠災變輻射落塵的輻射量，但至少它們含有的殺蟲劑、除草劑與殺菌劑濃度較低，因爲非有機的肉類產品中這些化學物質的含量極高，比任何慣行農法中有噴農藥的水果或蔬菜都要高（輻射含量很快也會變得更高）。

公園也會噴灑大量的除草劑與殺蟲劑。請做好預防措施，例如若你打算坐在公共綠地上，要使用墊子（之後要洗過）。也請避免在自己家裡的草坪上噴灑有毒化學物質，並試著避免在家裡使用殺蟲劑。

抗殺蟲劑、除草劑和殺菌劑的茶

要去除儲存在你體內的殺蟲劑、除草劑與殺菌劑，可將同等分量的牛蒡、紅花苜蓿、檸檬馬鞭草與薑混合在一起，然後取一茶匙這種混合藥草泡在一杯熱水中當茶喝。

塑膠

我們的世界到處都是塑膠。若任由塑膠製造商來決定，我們可能從媽媽子宮裡出來時身上就包裹著塑膠。

我們使用塑膠袋將購買的食物與飲品裝在其中帶回家，用塑膠容器來整理與儲存食物與飲品，用塑膠保鮮膜來覆蓋食物與飲品，然後用更多塑膠袋來丟棄剩下的東西。藥品中的塑膠含量也極高。結果就是塑膠無可避免地以各種方式進入我們體內。

有些類型的塑膠相對良性；然而，其他的卻有促使發炎、擾亂大腦神經元與神經傳導物質、使身體的荷爾蒙紊亂，以及餵養癌症、病毒與細菌的性質。要分辨無害與有害的塑膠幾乎是不可能的。

因此，舉例來說，使用布製提袋來裝食物是個好主意，以玻璃容器而非塑膠容器來裝食物也很好。而當你無法避開塑膠，例如購買大量瓶裝水或一部食物處理機時，請確定廠商用的是不含雙酚A且對人類友善的塑膠。

抗塑膠的茶

要排除你體內的塑膠與塑膠副產品，可將同等分量的葫蘆巴、毛蕊花葉、橄欖葉與檸檬香蜂草混合在一起，然後取一茶匙這種混合藥草泡在一杯熱水裡當茶喝。

清潔劑

工業用清潔劑是設計來消滅灰塵與汙垢的，卻沒有充分考慮到它對吸入其氣味的人產生的效應。舉例來說，傳統的地毯清潔劑含有四氯乙烯、氫氧化銨、氫氟酸與氮基三乙酸之類的化學物質，這些都對人的健康有害。此外，許多地毯本身就含有毒素，因此「清潔」這件事是毒上加毒。若你很多時間都待在室內，等於每天大多數時候都在吸入這些有毒氣體，那會削弱你的免疫系統，還可能誘發某種健康問題。

有個解決之道是拿掉地毯，改用硬木地板與小地毯（雖然要小心在塗裝硬木染色劑與密封劑時也可能會釋放有毒氣體）。或者，你也可以買環保地毯，並雇用有環保概念的地毯清潔公司——或者自己使用有機清潔劑來維護地毯。同時也請避免使用主流的家庭清潔產品，可以改用市面上很多的有機清潔用品。

另一個值得留意的毒素來源是衣服。主流的衣物乾洗店使用的化學品，會在你日復一日穿著你的衣服時滲透到皮膚與肺部。要避免這種狀況，就去找環保乾洗店。

同樣的道理，買新衣服時，也要留意上面經常有甲醛或其他致癌化學物質，以防止衣物變皺或發霉。穿新衣服前一定要洗過。

抗清潔劑的茶

要將暴露在清潔劑中的效應減至最低，並淨化儲存在體內這些化學物質，可將同等分量的金盞花、洋甘菊、墨角藻與琉璃苣混合在一起，然後取一茶匙這種混合藥草泡在一杯熱水裡當茶喝。

輻射物

當一座核電廠把輻射物質釋放到空氣中，那些輻射物就會永遠存在，微微地照射在全世界的食物、水與空氣上。

你無法做任何事來避開這類型的飄浮輻射物。要限制因福島核電廠災變導致的輻射暴露，方法之一就是吃食物鏈下層的食物。在這個時刻，我們所有的肉類、乳製品與禽肉都有很高濃度的輻射物。這些動物吃大量的飼料與牧草，兩者都含有來自核微粒的輻射。這個稱爲生物放大作用的過程，會導致食物鏈上層的生物體內累積更高濃度的有毒物質。

我不是想用這件事來嚇任何人。若你想忘掉在這裡讀到的內容，我可以理解。

但是，你也可以移除體內的輻射物，並努力限制自己暴露在其他所有輻射物質中。例如，若你在牙醫診所照X光，要堅持除了嘴巴之外的所有身體部位都要覆蓋在鉛衣或其他防護之下，包括你的喉嚨，那裡可能因輻射暴露而發展出甲狀腺癌。可能的話，試著把將牙科X光的照射次數降到最低，即使你的牙醫使用的是數位影像系統。同時，面對任何醫生，都不要自動同意照X光。若你不確定照X光是否有必要，別怕提出問題。有時照X光並非必要，反而在某種特別的醫療考量下是可選擇的。

同樣的道理，碰到任何涉及輻射的醫療方式，都要鉅細靡遺地提問。例如，若你正要照胸部X光，一定要取得一件能蓋住你的生殖系統的鉛衣。這並非每次都會提供，因此你可能必須主動詢問。

很多時候都有風險程度較低、較不具侵略性的治療選擇。例如，女性應該考慮用一種紅外線熱像儀來掃描乳癌，而不是覺得一定要做另一次乳房攝影。

人類身體對輻射的敏感度比醫生所知的更高。對其他任何主要毒素也是一樣，可能的話都要努力避開。

吃海菜是保護器官與腺體免於輻射傷害的絕佳方法。害怕海藻本身就被輻射物或重金屬滲透，因此可能傷害你的健康，是個錯誤的觀念。海菜只會吸收毒素，但不會釋放毒素。舉例來說，若你吃進一把已經集合了一些海洋汙染物的紅藻，它們不會在你的體內排出那些汙染物，反而會牢牢抓住那些輻射物與重金屬，並在行經你的消化道時再集合更多這種毒素，最後在你排出紅藻時把毒素一併排出體外。盡量選擇來自大西洋、而非太平洋的海藻，它們會有更大的能量來吸收你體內的毒素。

抗輻射的茶

要製作針對輻射暴露的解毒劑，可將同等分量的大西洋海藻、大西洋紅藻、蒲公英葉與蕁麻葉混合在一起，然後取一茶匙這種混合物泡在一杯熱水中當茶喝。

其他解毒方法

檸檬水

想爲身體解毒，一個極有效的方法就是在起床後空腹喝兩杯五百毫升的水，每一杯裡面擠進半顆現切檸檬的汁。檸檬汁能活化水，讓它更能抓住你體內的毒素，然後把它們排出去。

這對淨化肝臟特別有效。肝臟在你睡著時還整夜工作，蒐集並淨化你體內的毒素，所以你醒來時，首先就要用活化的水來爲它補充水分，並將它沖洗乾淨。喝了檸檬水之後，要給肝臟半小時的時間淨化，然後才能吃早餐。若你把這變成一種日常慣例，長期下來，你的健康狀況將有驚人的改善。

想額外增強效果，可以加一茶匙的生蜂蜜與一茶匙現磨的薑到檸檬水中。你的肝臟會攝取蜂蜜來恢復它的葡萄糖存量，同時深入清除毒素，來挪出更多儲存空間。

蘆薈葉汁

爲肝臟與腸道解毒的一個絕佳方法，就是一天吃一片蘆薈葉的新鮮凝膠。你可以這樣做：切下一段約十公分的蘆薈葉片（若它很大片的話。市售的蘆薈經常是這樣。若你使用的是自家種的蘆薈，可能就會有較小、較薄的葉片，那就切多一點），然後像幫魚去骨那樣切開葉片，把綠皮與刺修掉，挖出透明的凝膠（小心不要挖到葉子底部會苦的部分），把它混入果昔中或直接吃。

果汁斷食

另一個對解毒計畫有幫助的要素，就是執行一天的「斷食」——除了果汁之外，不吃任何東西。

你的果汁應該由西洋芹、小黃瓜與蘋果組成。

想要的話，可以加一點菠菜或芫荽葉來增加多樣性。核心食材必須有西洋芹、小黃瓜與蘋果，這個組合含有正確平衡的礦物鹽類、鉀與糖，可以在身體清除自己的毒素時穩定你的葡萄糖濃度。

把上述蔬果製成一杯五百到六百毫升的果汁，然後每兩個小時喝一杯。期間除了水之外，不吃任何東西——最好是喝每一杯果汁一小時後喝一杯五百毫升的水。結果，你應該一整天會喝到六杯蔬果汁與六杯水。

第一次嘗試可利用週末在家的時候。若你過去從未試過解毒，它從你身體帶出的毒素可能會令你感到不舒服。若是如此，就躺下來休息。等你經歷這種解毒過程幾次、且覺得很舒服之後，就可以選擇延長爲兩天的果汁斷食，但至少要計畫第二天待在家裡，以防你的體力下降。對許多人來說，體力其實是增加的。

你可以在果汁上做實驗，加入其他材料——例如用羽衣甘藍取代菠菜，或偶爾加一小撮薑來增添風味，或額外加一些芫荽葉。但也別實驗過頭，西洋芹、小黃瓜與蘋果都能將毒素排出你的身體，若加入太多其他東西，等於占用了這些重要材料的空間。

若你每兩週做一次這樣的果汁斷食，應該就能獲得很大的解毒成果，並眞正感受到有所不同。

清水斷食

比果汁斷食更極端的形式，就是清水斷食。

這種解毒法是**完全只喝水**——具體來說，是每小時喝一杯五百毫升的清水，從起床開始，持續到睡前。

因爲你不需要身體去處理任何東西，等於給你的消化系統放了一天假。它會利用這次的休息大掃除，排出平常沒有機會處理的毒素。

請在家中進行這種斷食，因爲你可能會發現經常需要排尿，而那在工作場合或許會讓人覺得很奇怪。你也可能感受到體力下降或強烈的情緒，那時你應該毫不猶豫地躺下來休息或睡覺。

若你喜歡這種斷食法，且發現它很有效，就一個月做一次，至少做三個月，成果會很驚人。

彈跳

另一個解毒方法是在彈跳床上輕輕地跳上跳下。一天這樣彈跳十分鐘，會強迫增進整個淋巴系統的循環，並有助於解除全身的毒素，特別是肝臟。

紅外線蒸氣浴

還有一種對解毒意外有用的方法是紅外線蒸氣浴，它散發出來照射在皮膚上的紅外線，能達到療癒的目的。這種光線會深入你的身體，提供增加血流量與血液的氧化作用、移除皮膚裡的毒素、消除全身疼痛與增強免疫系統等好處。

你可以在住家附近的健身房、按摩會館與／或三溫暖找到紅外線蒸氣室。一星期利用它做十五到二十分鐘的療程兩次，若方法正確，你應該在每次療程後立刻感覺到身體狀況有所改善。

按摩

自有人類開始，相愛的人就會把手放在彼此身上以示支持。按摩是最古老的治療形式，到今天仍是最有力的療癒方法之一。一次高品質的四十五分鐘全身按摩，能促進全身的循環，並有助於拔除毒素，特別是肝臟裡的毒素。

按摩會提升腎上腺與腎臟功能，讓你的心臟放鬆，並抒解緊張。

最理想的是按摩之後馬上喝一杯五百毫升的新鮮檸檬或酸橙水，這將讓你的療程發揮最大的解毒效益。

個案故事　遏止阿茲海默症的非主流飲食計畫

惠特妮的健忘長久以來一直是家人之間的玩笑。多年來，她丟過皮包與鑰匙無數次，記不得她丈夫詹姆斯公司的電話，連她孩子的生日都忘了好幾次。每次要出發去練足球，惠特妮的女兒坎卓拉都會在她們走出家門前問：「媽，你有沒有忘了什麼？」孩子們以為這一切都是正常的，甚至很好笑。

事情在惠特妮五十三歲那一年的聖誕節有了改變。每個人都早早聚集在客廳準備拆禮物——除了惠特妮之外。

「媽呢？」她女兒麥莉終於問道。惠特妮通常是假日第一個起床的人。

詹姆斯發現惠特妮在樓上的臥室裡，彷彿那天是上班日一樣地在臉上化妝。他告訴她，孩子們在樓下等她，惠特妮皺著眉頭看著詹姆斯，但還是跟他一起走到客廳。當看見亮著燈的樹與樹下那堆包裝好的禮物時，她震驚不已。她忘記那天是聖誕節了。

詹姆斯陪惠特妮去看他們的家庭醫師，之後又去看了神經科醫師與幾位專科醫師。最後的診斷結果是阿茲海默症，全家人都對預後感到極度震驚：惠特妮最多只剩三到五年有品質的生活可過。他們面對的是無法想像的狀況。惠特妮的醫生告訴詹姆斯，要趁惠特妮心智還清醒時安排好家裡的事。

十七歲的提摩西、十四歲的麥莉與十二歲的坎卓拉年紀都已經夠大了，足以了解情況的嚴重性。麥莉開始花很多時間上網查詢阿茲海默症的資訊，了解它會導致的創傷。在恐慌來襲的空檔，坎卓拉開始為惠特妮列出日常生活中的提醒事項。提摩西則是從高中休學，好在他母親允許的範圍內幫忙解決她的困難。

惠特妮的妹妹雪倫匆匆帶她去看好幾位另類療法醫師，尋找能翻轉這個疾病的答案。在某個候診室裡，雪倫偶然翻到當地報紙上的一篇文章，裡頭在寫到幫助人們治療難解疾病的事情時，提到我的名字。

第一次與惠特妮見面時，高靈把我的注意力導向她大腦左半球裡兩個很大的汞囊袋，它們從她童年時就存在了。那兩個汞囊袋正在快速氧化，造成迅速擴散的逕流，傷害大腦組織，並加速疾病的進展。

高靈建議立即進行重金屬解毒的食療法（如本章所描述的），結合少到完全沒有脂肪的飲食。那是因為高脂飲食會提高血脂濃度，因而使汞快速氧化。富含抗氧化物的水果與蔬菜，以及低脂的飲食，能減緩甚至停止氧化作用，並可完全解除汞毒素。

惠特妮因為動物性蛋白質中的脂肪而將其從飲食中完全排除，並只吃植物性脂肪，例如酪梨、堅果、種子與少量的油。她把飲食內容轉換成各種水果，特別是野生藍莓，搭配大量綠色蔬菜，例如菠菜、羽衣甘藍與芫荽葉。惠特妮也可以吃馬鈴薯、番薯與其他含澱粉的蔬菜。

漸漸地，健康、解毒、支撐葡萄糖、富含抗氧化物的飲食，阻止了惠特妮體內汞氧化的進程。她的阿茲海默症症狀開始翻轉。

提摩西重回高中就讀，並在一家有機超市找到一份週末的工作，這樣他就可以買有折扣的農產品回家。麥莉轉而運用她的網路搜尋技巧去查詢以植物為主的食譜，坎卓拉則開始安下心來，並且跟她姊姊一起在廚房裡試做各種綜合果昔。

執行這個飲食計畫六個月後，惠特妮的記憶力回復到那次聖誕樹惡夢前的狀態。

執行計畫一年後，惠特妮的記憶力比提摩西出生前還要好。

能幫助惠特妮真正戰勝病魔所需的水果與澱粉類蔬菜量，是今日的飲食風潮絕對不會允許的。流行的飲食法一定會要人適應高蛋白質，翻譯過來就是高脂肪，但那會讓疾病快速進展，而非翻轉。

由於惠特妮的阿茲海默症現在已經被遏止了，一家人再度覺得很安心。很少再發生惠特妮忘了帶鑰匙的情況，但當她真的忘了，她、詹姆斯與孩子們只會哈哈大笑。

第19章 你該對哪些食物說No？

我們都想完全掌握自己的健康，想擁有選擇的自由。

我們喜歡決定早上穿什麼衣服、什麼鞋子。我們想要可以離某個手上拿菸的人遠一點，才不會吸入二手菸。我們喜歡選擇自己要吃的食物。

我們想知道加諸我們身體之上、在身體周遭，以及進入身體的東西。

除非你對那一切都不介意。你允許自己穿尺寸不對的衣服、吸入香菸的煙、吃垃圾食物，而你不在乎——但你知道自己正在做這些事。那是你的選擇，你有意識做出的選擇，那就必須被尊重。

然而，要是你**不知道**自己正在做的事可能阻礙你，或傷害你的健康呢？那會因此奪走所有的選擇。

而那正是目前在發生的事。人們攝取著可能挑動與刺激健康問題，以及限制生活品質的食物、營養補充品與添加物，卻渾然不覺。縱容自己吃巧克力蛋糕，但知道它可能增加幾公斤體重是一回事；若那塊蛋糕含有你不知道，但可能傷害你的健康，甚至可能讓你少活一年的成分，則完全是另一回事。

每一天，人們都受到哄騙而攝取毒物、刺激物與其他會耗損健康的物質。他們對此毫無意見，因爲他們不知道這種情況正在發生。那帶走了我們的選擇、自由、決定與掌控權。

當然，你可以抱持以下態度：「那只是一點點而已。」「殺不死你的會令你更強壯。」「那會讓你像個男子漢。」「大家都這樣。」或「事情沒有那麼糟吧！」若你非常健康、沒有任何不舒服，或者你很年輕，且感覺什麼都傷不了你，那麼或許某些有毒成分在你不知情的狀況下進入你的身體，還不至於太糟。

但如果你非常擔心自己的健康——若你有任何敏感反應或症狀、已經在與疾病搏鬥，或只是關心如何預防疾病——那麼盡可能避開誘因與挑動因素是非常重要的。你的身體需要每一個可能層面的支持，讓它得以療癒，並維持最理想的健康狀態。

涉及健康時，沒有「殺不死你的會令你更強壯」這回事。這一直是多年來一種普遍的錯誤觀念。事實上，攝取毒物不會讓你對它們免疫；相反地，你體內的毒物愈多，只會變得愈虛弱、愈脆弱。

現在，我們都聽過防腐劑與人工香料的事了——基於非常好的理由，我們知道要避開那些東西。但還有其他有問題的成分，你也應該知道要避免。這些成分可能會助長現存的病毒性、細菌性與眞菌性症狀，而這些症狀會導致發炎——也可能破壞消化系統、削弱與擾亂免疫系統、使腺體與器官過勞、妨礙身體任何部位的細胞功能、瓦解或摧毀大腦神經元與神經傳導物質、讓你焦慮或憂鬱（或兩者都有）、引發中風或心臟病等。

你理應完整了解自己攝取的東西，以及它對身體產生的所有效應。閱讀本章的內容之後，你可以開始保護自己。你值得被保護。你應該對進入身體的東西擁有掌控力，並且在知情的狀況下做出有根據的選擇——想要恢復健康，這是強而有力的一步。

玉米

玉米曾是地球上的重要營養來源之一。

不幸的是，基因改造生物的科技已使它無法再作爲可用的食物了。

玉米產品與副產品會造成大量發炎，它是一種會餵養病毒、細菌、黴菌與眞菌的食物。即使是宣稱非基因改造的玉米，仍有很高的機率會誘發任何一種健康問題——而且那很可能還是基因改造的。

試著避開**所有**玉米與含玉米成分的產品，包括玉米片、墨西哥塔可玉米餅、爆米花、玉米穀片，以及任何明顯加入玉米糖漿或玉米油的東西，例如汽水、口香糖、高果糖玉米糖漿、牙膏、用玉米取代小麥的無麩質食物，以及利用酒精作爲防腐劑的藥草酊劑（那很可能是玉米酒精，可購買無酒精的酊劑來取代）。

盡最大的努力試著仔細閱讀成分標示。

遠離玉米產品與副產品可能要費很大的力氣。在夏天想享受一下時，直接品嘗一根新鮮有機玉米是可以的。爲了健康著想，請在其他時候戒除玉米。

大豆

大豆也遭受跟玉米一樣的基因改造命運。

大豆曾是種健康食物。然而，現在你可以假定任何你看到的大豆製品都可能有一些基因改造生物的汙染，或含有添加的味精。吃大豆、毛豆、味噌、豆漿、大豆堅果、醬油、組織化植物蛋白、大豆蛋白粉、大豆製成的素肉製品之類的食物時，要很小心。

試著盡可能遠離大豆。若你眞的喜歡大豆，且沒有它會覺得被剝奪了樂趣，請堅守最安全的選擇：有機純豆腐或印尼傳統發酵食品「天貝」，或是最高品質的日式生醬油。

芥花籽油

現在的芥花籽油大多是基因改造生物做成的。無論如何，芥花籽油都會造成很嚴重的發炎。它對消化系統特別有害，可能在小腸與大腸黏膜留下傷疤，也是大腸激躁症的主要成因。芥花籽油會餵養病毒、細菌、眞菌與黴菌。

此外，芥花籽油對動脈內部有一種類似電池酸液的效應，會造成嚴重的血管傷害。

芥花籽油被許多餐廳使用，也用在數千種產品上，經常作爲橄欖油的低價替代選擇。即使聲譽良好的健康食品連鎖店與餐廳也會使用芥花籽油，好讓價格無須調升，有時也會宣傳芥花籽是種健康食物。不幸的是，即使一盤完美的健康菜餚除了一小部分芥花籽油之外，都是有機與全天然的成分，但因芥花籽油太有破壞性了，你或許也應該避開那道菜。

若你正面對某種難解疾病或健康問題，請試著不惜一切代價避開芥花籽油。

加工甜菜糖

目前爲止，基因改造的甜菜大多保留來製造加工甜菜糖。因此，你應該避開含有加工甜菜糖的產品，那會餵養癌症、病毒與細菌。

這跟在沙拉灑上磨碎的新鮮有機甜菜，或是把新鮮甜菜做成果汁不同。若你堅持有機，大多數你在自然食品超市或農夫市集買的整顆甜菜，都是安全可食的。

蛋

人類吃蛋已經數千年了。地球上有些地區曾經一年中有某些時間沒有其他食物選擇，蛋就曾是絕佳的維生食物。但情況在即將邁入二十世紀時有了改變——也就是自體免疫、病毒性、細菌性疾病，以及癌症開始流行的時候。

一般人一年會吃超過三百五十顆蛋，那包括一整顆蛋與所有隱含蛋成分的食物。

若你正在對抗任何疾病，例如萊姆病、狼瘡、慢性疲勞症候群、偏頭痛或纖維肌痛症，避開蛋能給予身體痊癒所需的支持。

蛋最大的問題在於，它是癌症與其他囊腫、類纖維瘤、腫瘤與結節的主要食物。有多囊性卵巢症候群、乳癌，或其他囊腫與腫瘤的女性，應該完全避免吃蛋。而且，若你想預防癌症、對抗現有的癌症，或避免癌症復發，也應該避開蛋。完全從飲食中排除蛋，將給你強有力的戰鬥機會，去徹底改變疾病並療癒。

蛋還會導致發炎與過敏，餵養病毒、細菌、酵母菌、黴菌、念珠菌與其他眞菌，以及引發淋巴系統水腫。

被診斷出有念珠菌或黴菌毒素的人，通常會被告知蛋是很好、很安全的蛋白質，能餓死念珠菌與黴菌毒素。再也沒有比這更遠離事實的說法了。

我知道蛋有多受歡迎。有一股愈來愈流行的風潮把它當成一種重要的健康食物來推廣，加上它吃起來美味又有趣。但是，如果蛋對現在的我們有好處，我一樣也會推廣它。

乳製品

牛奶、起司、奶油、鮮奶油、優格與其他此類產品含有大量的脂肪，對消化系統（特別是肝臟）來說，處理這些脂肪是很沉重的壓力。

乳製品含有乳糖，而脂肪與糖的組合對健康有負面影響，特別是如果你有糖尿病的話。此外，血液中的乳品脂肪還會幫助繁殖病毒與細菌。

乳製品也會分泌黏液，那是發炎與過敏的一個主要原因。

這些都是乳製品永遠眞實存在的問題，即使來源是有機與採自由放養方式的也一樣。而現在，因爲牛、山羊與綿羊被施打荷爾蒙、抗生素，餵食基因改造玉米、基因改造大豆與麩質，這種有問題的食物已經成了有毒食物。

若你希望有個順利的療癒過程，最好完全不吃乳製品。

豬肉

避開任何形式的豬肉，包括火腿、培根、加工豬肉製品、豬油等。由於這些食物的高脂肪含量，攝取任何種類的豬肉產品都會使療癒任何慢性疾病變得困難。

養殖魚類

養殖魚類經常被豢養在狹小、封閉的空間，那會培養出水藻、寄生蟲與其他疾病，因此養殖業者經常會讓魚服用抗生素，並用有毒化學物質來處理水的問題。這些都會讓食用養殖魚類變得很冒險。

最安全可食用的魚是野生魚類，例如鮭魚、大比目魚與黑線鱈。無論你選的是哪一種，都要當心汞汙染——特別是旗魚與鮪魚之類的大型魚類。

麩質

麩質是存在許多穀物中的蛋白質。人們特別容易過敏的麩質形式，存在小麥、大麥、黑麥、斯佩爾特小麥中（提到燕麥要注意的是，種植與處理的過程有時會使它們與含麩質的穀物交叉感染，但燕麥對較不那麼敏感的人會是非常好的食物。請尋找那些標示無麩質的燕麥）。含有麩質的穀類也含有多重的過敏原與可能誘發任何病症的蛋白質，它們會造成混亂與發炎，特別是在腸道與腸子裡。它們還會擾亂免疫系統——那是你對抗疾病最主要的防護罩——也經常誘發麩質過敏症、克隆氏症與結腸炎。

吃這些穀類會讓你的身體很難療癒。若你想盡快從疾病中恢復健康，就把任何穀類的攝取量降到最低。

味精

味精是一種使用在數萬種產品與餐廳菜餚中的食品添加物。它是在麩胺酸（一種非必需胺基酸）中自然產生的鹽，但它可能對你造成的重大傷害卻一點也不自然。

味精一般會聚積在大腦中，深入大腦組織，然後可能造成發炎與腫脹，殺死無數腦細胞，擾亂電脈衝，削弱神經傳導物質，耗損神經元，令你感覺混亂與焦慮，甚至導致輕微中風。它也會削弱與傷害中樞神經系統。

若你有涉及大腦或中樞神經系統的疾病，味精會特別有害。然而，在任何情況下它都不會對你有好處。因此，這是一種你應該**永遠**避開的添加物。

由於許多產品內都含有味精，仔細閱讀食品標示就非常必要。知道要尋找什麼也很重要。味精因其理所當然的壞名聲而經常在標示中被「隱藏」起來，以下這些名詞通常就代表味精是成分之一：麩胺酸、水解、自溶、蛋白分解酵素、卡拉膠、麥芽糊精、酪蛋白鈉、巴薩米克醋、麥芽、麥芽精、酵母萃取、啤酒酵母、玉米澱粉、小麥澱粉、食用修飾澱粉、明膠、組織化蛋白、乳清蛋白、大豆蛋白、醬油、高湯、高湯塊、純高湯，以及調味料。

天然香料

任何有「天然香料」之類名稱的成分，都是隱藏的味精。天然櫻桃香料、天然柳橙香料、天然檸檬香料、天然水果香料……它們不只是水果萃取物，也不是你的朋友。煙燻香料、火雞香料、牛肉香料、天然薄荷香料、天然楓樹香料、天然巧克力香料、天然香草香料，以及所有它們的「天然」與「香料」表兄弟們也一樣（雖然純香草萃取物在使用上是安全的）。

每一種天然香料都隱含多種生物危害物與化學化合物。天然香料調味品的危險性未受重視，而被允許加入數千種健康食品商店販售的產品中，還被宣傳說對你和你的孩子很好，安全且健康。

媽媽們請注意，天然香料是隱藏味精最新、最偷偷摸摸的魔術把戲之一。小心閱讀標示，讓你與你的家人得以避開這個隱藏的成分。

人工香料

人工香料可以代表數千種在實驗室中製造出來的任何化學品。別冒險攝取它們，盡可能遠離化學添加物。

人工甜味劑

多數人工甜味劑會扮演神經毒素的角色，因爲它們含有阿斯巴甜。這種東西會擾亂神經元與中樞神經系統，長期下來，人工甜味劑會造成神經系統損害與腦部中風。若你渴望甜食，可以盡量吃水果。水果能對抗疾病，且有強大的療癒特性。

檸檬酸

與本章中其他的添加物比較起來，檸檬酸還不算太糟。不過，它對胃部與腸道黏膜而言非常刺激，因此若你對它很敏感，就會導致嚴重發炎與不適。

檸檬酸（添加物）跟柑橘類水果中自然產生的酸是不同的東西，可別將兩者搞混了。柑橘本身是療癒食物，然而單獨的檸檬酸成分經常源自玉米。

特別是如果你正感覺到任何一種胃痛，更要當心成分標示上的檸檬酸，並考慮略過含有它的食物。

應該避免的營養補充品

許多直接去商店就能買到的營養補充品都很棒，但這一節介紹的營養補充品可能對你不是很適當（依你的情況而定）。

左旋肉鹼

若你有任何一種疱疹病毒，你的醫生可能告訴過你要少吃富含精胺酸的食物。雖然那是對的，但來自精胺酸的風險跟其他名為肉鹼的胺基酸比起來，算是較少的。肉鹼是所有疱疹病毒的頭號燃料，疱疹之外的各種病毒也一樣。左旋肉鹼也對癌症沒有幫助。你要小心左旋肉鹼，永遠要遠離以濃縮營養補充品形式存在的這種胺基酸。

腺體補充品

以動物製成的腺體補充品是病毒、細菌與癌症的主要食物，它們都是靠著吃濃縮荷爾蒙快速繁衍的。

無論用量多麼少，服用含有牛或其他動物的器官或腺體濃縮菁華的補充品，都要小心。這些是低等的類固醇化合物，而且醫生還經常開這種處方來治療腎上腺及其他內分泌腺體與器官。

乳清蛋白

乳清蛋白是一種除了造成感染，對你沒有顯著作用的牛奶副產品，而且它通常含有味精。

然而，使用高品質的有機大麻籽蛋白粉通常是安全的。買之前要檢查成分標示，以確保那種粉末不含任何本章勸告不宜攝取的東西。

魚油補充品

魚油的風潮如今已無法阻擋了，但了解吃進身體裡的是什麼很重要。雖然吃少量的野生魚類沒有問題，但魚油補充品是另一回事。你可能會以爲那都一樣，但其實非常不同。

最主要的問題是存在大多數用來製造這些補充品的魚體內的汞與戴奥辛。當你吃進含汞的魚肉，那些汞很容易留在你的腸道、肝臟與胃，而攝取魚油補充品則是另一件更危險的事。雖然製造商說他們的補充品已排除實質的汞，但那種聲明是不可能且不實際的。

在魚身上，汞大多會自行濃縮在不穩定的omega油中。因此當爲了取魚油而加工處理數百萬條魚，汞濃度就處於空前的最高點。接下來，營養補充品製造商試圖降低汞含量而採取的程序，事實上卻讓這種有毒重金屬變得不穩定。它會變成一種極容易被吸收、順勢療法版的汞（如果你對順勢療法有興趣，說明如下：物質被稀釋愈多次，頻率就提升得愈高，施加在身體上的力量與影響也愈大）。

這種最後存在魚油補充品中的濃縮汞，可以跨越血腦障壁，並且很容易就能進入敏感的器官，繞過並擾亂身體的系統。它也能強化並餵養病毒與細菌。魚油補充品會讓你走上通往阿茲海默症、失智症與大腦慢性發炎性疾病的捷徑。

不幸的是，魚油的流行列車正在軌道上快速行駛，錯誤資訊則爲它添加燃料。它很強大、受歡迎——而且有害。請盡可能避開它，與其吃魚油補充品，不如尋找不含魚類、以植物爲原料、取自海藻的omega補充品。

每當你開始感覺要被支持魚油的論點說服，請記得：魚油就是今日的蛇油！要謹慎地看待它，它不會實現其承諾的。

我並不是想用牴觸主流的資訊來製造不安，我只是無法忍受選擇最不會遭遇抵抗的道路，重複外界那些錯誤資訊，彷彿受歡迎就能讓那些資訊變得正確。因爲，這事關你能否藉由眞相恢復健康。

鐵質補充品

即使正確含量的鐵質對你有好處，病毒還是很愛以這種金屬爲食。幾乎所有的貧血病例都是輕微的病毒感染造成的。因此，你應該避免不是以植物爲原料的鐵質補充品。

想要以自然的方式增加你的鐵質，可以吃菠菜、大麥草、火焰菜、南瓜、南瓜籽、蘆筍、不含硫的杏乾，與其他含鐵量相對較高的蔬菜與水果。病毒不太可能從這些來源攝取鐵質，因爲蔬菜與水果具有天然的抗病毒特性。

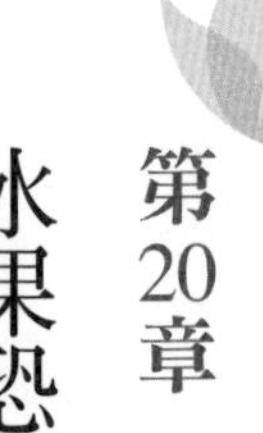

第20章 水果恐懼症

每個人都是獨特的——這句話如今已普遍爲人接受。我想我們都同意，每個人都是不同的，每個人的靈魂也是。沒有人會爭論希特勒的靈魂跟聖者的靈魂是相同的。

想想岩石。有沉積岩、變質岩與火成岩——而每一個分類中還有許多類型。每一種岩石的形成也有不同的故事。它們看起來不一樣，風化的程度不一樣，呈現的方式也不一樣。舉例來說，爬上頁岩的岩石表面要當心，因爲它很容易裂開——你不會想失手掉落到地面上。

再看看水吧。所有瓶裝水公司會認爲他們提供的商品都一樣嗎？不會。那正是爲何高級瓶裝水製造商要花大錢做廣告，宣傳他們品牌的卓越優勢。要是把一杯飲用水和抽水馬桶裡的水、紐澤西公路上水坑的水、一座原始山頂剛融化的雪水，或水族館、浴缸、游泳池裡的水做比較呢？它們都是H_2O。但它們都一樣嗎？不可能。

糖的效果也是如此。你無法把所有不同類型的糖混爲一談，然後說它們都不好。你不能說「糖就是糖」。

但那正是現今發生的事。近幾年來，大量食物中添加的加工糖——特別是以玉米糖漿的形式——會助長肥胖、病毒、眞菌、癌症與其他許多疾病的重要事實陸續被揭露。突然間，健康照護領域的集體意識開始攻擊**所有的糖**，自然與正統醫學的醫生同樣出於善意地對糖宣戰。

無辜的受害者就是水果。

「水果」幾乎成了一個禁忌字眼。

以至於對我來說，連寫出這一章都有點冒險。本章的內容聽來很傻，卻很眞實，因爲我接下來即將揭露的與水果有關的事，與當前的看法牴觸。

問題不是出在水果

現在有個快速發展的風潮：全國數百萬在對抗健康問題的人去看醫生、治療師、飲食專家或療癒師，都會立刻聽到：「要從飲食中排除水果。」採行東方醫學的醫生說，水果會造成身體裡的濕氣。採行西方醫學的醫生則說，水果會助長念珠菌與癌症。營養師與飲食專家說，水果會促使糖尿病發生。健身教練則說，水果會讓你超重，甚至肥胖。

那是因爲健康專業人士與醫學界把水果的糖與高果糖玉米糖漿、加工過的蔗糖、蔗糖、乳糖、其他甜味劑和食用糖連結在一起了。那些專家告訴人們，水果導致了他們的念珠菌、黴菌、體重、癌症、糖尿病、心血管系統，甚至牙齒的問題。

事實上，誰會吃那麼多水果？在主流的飲食中，水果已成了一種新奇的東西。雖然人們偶爾還是會吃香蕉或把蘋果當午餐，但更常吃的水果是伴隨著其他東西的，例如草莓酥餅上的草莓，或是泡在奶油、蔗糖裡，以及點綴藍莓派用的一些淋上糖汁的藍莓。

所以那數百萬有各式各樣疾病的美國人之所以生病，都是因爲偶爾吃的青蘋果嗎？數百萬牙齒壞掉爬上牙科治療椅做根管治療的人，都是因爲他們在假日宴會上吃的小柑橘嗎？眞實的情況是，即使是很關心糖攝取量的一般人，一年仍會攝取超過四十五公斤的**精製**糖。

水果中的糖根本不是疾病應怪罪的對象。那跟高果糖玉米糖漿或小餐館裡的方糖不一樣。

水果沒有讓人們生病。

我不是說從水果中加工與分離出來的果糖是理想的食物來源。但完整的水果，充滿水分與富含纖維質的果肉，對你的健康是眞正的好物。

近年來在美國，水果的攝取量已大幅下降。在二〇〇〇年，每個美國人一年平均攝取一百三十公斤的水果，但到了二〇一二年，已掉到一年只有一百一十一公斤，幾乎減少了百分之十五。

在此聲明，一百三十公斤的水果並不多。正確說來，那等於一整年只吃了五箱水果。

別把四百五十公克的水果與四百五十公克的糖搞混了。四百五十公克的糖就是同等重量的糖。四百五十公克的水果則是獨特的混合物，含有創造、拯救、維持生命的植物營養素，以及其他能阻止疾病與幫助延年益壽的植物性化合物。

水果沒有含那麼多的糖。水果是由有生命的水、礦物質、維生素、蛋白質、脂肪、其他營養素、果肉、纖維、抗氧化物、果膠，以及一小部分的糖組成的。若我們要比較四十五公斤的精製糖與同等量從水果中攝取的糖，看到的會是十倍以上重量的水果。

自從二〇一二年開始，厭惡水果的風潮便如火如荼展開。我們很可能朝著比二〇〇〇年的人均水果攝取量減少百分之四十的方向前進。

那不應該是一種風潮。

在精製糖的產品與生意成爲一項重要工業、把像食用糖與高果糖玉米糖漿的產品變成一種飲食必需品之前，我們仰賴的是一種重要的生命來源。那個來源就是水果。從有人類開始，我們便一直依賴所有種類的水果維生。生命之樹就是互相連接、繁殖與永恆生命的古老象徵——那正是因爲這種傳奇的樹結的果實。水果是我們生命本質的一部分、我們成爲人的基本要素。沒有水果，我們無法在這個星球上生存。它的重要性勝過任何其他食物中的營養素。

但當前朝低碳水化合物飲食前進的「健康」運動，卻使水果被列入瀕臨絕種生物的名單中，目標是使它們滅絕。

這是否認、無知、愚蠢嗎？我們談論的不是驅動這種風潮的無知百姓，我們指的是擁有醫學與營養學博碩士學位、聰明、高知識水準的專業人士。若他們跟病人宣傳要避開水果，一定是因爲他們所受到的訓練、外界的錯誤訊息，或是他們自己的興趣選擇。

你聽過焚書嗎？若反糖戰爭的動能持續，下一個被丟到火焰中的，就會是果樹。

水果與生育力的關係

醫學界開始把水果的糖與其他的糖區分開來，是極爲重要的。否則，這場戰爭可能比任何人所知的更危險，會造成其他無辜的受害者：即女性，以及人類的未來。

那是因爲沒有水果，生育力就面臨危機。女性必須面對的不孕問題已經夠多了，而善意的醫生告訴女性病患要避開水果時，並不知道那反而助長了女性懷孕的困難。女人的生殖系統就像一朵開花的樹，需要適當的營養去孕育果實。而那些營養，其實就來自水果。

生育力（與整體健康）特別仰賴水果中自然產生的果糖與葡萄糖，以及與那些糖結合在一起的植物性化合物。女人的生殖系統也要依靠數十種只存在水果中的抗腫瘤、抗癌抗氧化劑（與許多尚未被醫學發現的成分），以及水果的多酚、生物黃酮、防止疾病的果膠、維生素與礦物質。這些元素有助於阻止多囊性卵巢症候群、盆腔發炎疾病，與一個過度擴展的生殖系統——以上是幾種導致不明不孕的病症。

水果的古老起源

人類種植水果已經有數千年，且遍及整個地球。在亞洲，桃子與柑橘都具有歷史上的重要性。在俄國，蘋果與梨子是主要食物；在英國則是莓果與葡萄。在中東地區，無花果、棗子與芒果曾經占有重要地位（至今仍是）。在南美洲，香蕉與酪梨在健康與文化領域中一向扮演不可或缺的角色。

回溯到伊甸園時期，水果是人類飲食的重要支柱。一旦開始有農業，文明與貿易路線也建立起來之後，能活得最久的，就是那些富有到能讓人把水果運送給他們的人——也就是帝王、國王、皇后、公爵、伯爵、男爵、騎士與法老。

由於一整年都能吃到水果，疾病不會對皇室貴族帶來像對較低階層人民一樣的問題。農夫與其他一般人必須以穀類、麥片粥、少量的肉乾與一些蔬菜爲主食。他們一整年幾乎吃不到一片水果。因此，他們深受營養不良的折磨。

醫學研究已標示爲是因維生素C不足而造成的壞血病，在這些較低階層的人當中十分猖獗，但這種疾病也是因爲缺乏水果中可找到的其他重要營養成分（科學尚未發現）。還有許多人死於會侵蝕肌肉與骨頭的佝僂病。單純的感染也會威脅到生命，而因蛋白質、脂肪與穀類而茁壯的非惡性腫瘤，是歷史上這個時期極多數人的痛苦來源——全都是因爲他們無法取得足夠的水果。

同時，地球上富有的國王能有較長、較健康的生命，是因爲在他們之下的人爲了獻殷勤，會把世界各地的水果帶來奉獻給他們。他們可以像我們打電話訂披薩外送一樣下個命令要柳橙，然後你瞧！柳橙就出現了。

（順帶一提，披薩裡的糖比在水果中能找到的糖還要多。）

這些統治者經常能吃到非當季的東西，享受其他地區能提供的最佳食物，並攝取數百種能保護生命的重要營養素。

吃當季……以及非當季的食材

這使我想起另一個主題：吃當季食材的風潮。

這個風潮有其好處。吃當季食材風潮的流行，讓人們會去造訪農夫市集買新鮮水果與蔬菜——那樣當然很棒。享受每個季節產出的當地物產，是任何事都無法比擬的。

而壞處是，非當季的水果（即從自己國家或全球其他地方運過來的水果）卻背負了壞名聲。人們開始略過雜貨店裡提供的冬季黑莓或夏季柑橘，只因它們不符合他們居住地的生長季節。那對他們的健康來說是一種罪行。這種心態奪走了人們得到防止疾病的營養素的機會，因爲他們轉而用飲食中的其他東西來取代。事實上，**那些水果在它們生長的地方確實是當季的**。

若你在秋天從美國密西根州到西班牙南部旅行，即使你家鄉的當地攤商買不到芒果，難道你就不會在外地吃新鮮芒果嗎？你會不承認世界上不同地方有不同的作物生長季節與不同種類的農產品，然後就不讓自己去享受那些美味嗎？

只因你不是在度假，並不代表你就應該忽略那些從外地運送過來的水果。那正是統治階級數千年來生存與茁壯的方法——而現在，他們健康的祕密已經對大眾公開了。

有些人比較不關心與季節同步，而是比較關心從其他地區運輸農產品對環境的衝擊。那是可以理解的——但若是運送過程造成的汙染阻止你購買厄瓜多香蕉，那麼你也要重新思考使用車子、洗衣機、電腦、手機、雲端儲存、上美容院、穿幾乎所有現代服飾、訂購任何宅配到府的東西……這份清單還可以繼續列下去。不做上述其中一類的事，然後允許自己購買來自紐西蘭的梨子或墨西哥的蜜香瓜，對你的好處都會多很多。水果為你的健康帶來的好處是值得的。

換句話說，若你較喜歡去除所有現代化的生活習慣，過著像一八五〇年的生活，我不會阻止你。你只要知道限制飲食中的水果，會增加你生病的機率，並縮短你的預期壽命。

關於水果熟成的眞相

另一個關於水果的常見錯誤觀念是：若水果尚未成熟就提前摘下來，好撐過運送與放置在雜貨店貨架上的時間，就沒有食用價值。

眞相是：若水果眞的太早被摘下而沒有營養價值，它根本就不會熟成，你也會發現它不能吃。

果樹與植物擁有和天堂連結的內建訊息資料庫，一旦它們在季節裡累積了足夠的生長時間，生長的條件也對了，較高的源頭就會傳送訊息，水果即進入成熟階段。在這個時間點，任何時候都可以摘採水果，它們仍然會變熟，並滋養你的身體。

確實，某些水果在樹上成熟前是不宜摘採的，例如莓果。但其他水果，例如芒果、番茄與香蕉，只要越過那個特定的生長門檻就可以了，而農夫通常都很了解那個門檻。

破除對雜交育種的迷思

別對雜交或雜交育種感到困惑或擔心——別誤認爲那是基因改造技術與基因改造生物。嫁接與人工授粉是人類數千年來創造新品種水果所使用的安全技術，那是栽培過程中健康的適應與進化。雖然原生種水果可能眞的比較有營養，但也別迴避它們雜交的近親，這些水果仍是對抗癌症與其他疾病的預防神器。

培養吃水果的習慣

水果具有鎮定腎上腺、強化整個內分泌系統、修復血管系統、修復肝臟與恢復大腦元氣的特性。沒有其他食物（與藥物）能像水果一樣改善這麼多身體功能。

水果維持身體運作的方式，科學根本還沒開始去徹底了解。水果絕對是人體必需品。沒有葡萄糖這種身體分解食物後產生的單醣，人就無法正常運作。葡萄糖會爲大腦、神經系統與全身細胞提供燃料。

若你是位運動員——或是個要兼顧家庭與公司的多重工作的母親——那麼只吃動物性蛋白質、堅果與蔬菜，是無法讓你有良好表現的。你還需要含有糖的食物，而最高品質的糖分來源就是水果。若你試圖排除飲食中所有的糖，早晚身體會強迫你「作弊」，去吃一些提供你需要的糖分的東西，因爲身體的每條肌肉都要靠葡萄糖來運作。你很可能會狂吃某些對你沒有營養好處的東西，例如酥皮甜點、義大利麵或巧克力棒。

若能養成每天吃水果的習慣，你的身體會好很多。它會幫助你控制對糖的渴望，並爲你的健康帶來極大的改變。

水果最好是單獨吃，或跟生的蔬菜一起吃，特別是綠色葉菜。那是因爲你的胃可以快速且輕易地消化水果與生蔬菜。相反地，蛋白質、脂肪、複合性碳水化合物與煮過的蔬菜，要花相對較長的時間消化，因此若你在這些混合食物中加入水果，它們會卡在你的胃裡等待被消化。這雖不是嚴重的傷害，但會造成排氣與其他不適，可能因而使你打消吃水果的念頭——那就會很糟。因此要考慮單獨攝取水果，或是跟生的綠色葉菜或其他蔬菜一起吃，然後在你享受完水果之後至少一小時，再吃其他種類的食物。

水果的抗病力

幾乎所有健康專業人士與醫療從業者都建議他們的病人避免加工過的糖，因為癌症有以它維生的潛在可能性。那是很棒的建議。

麻煩的是，這些健康照護專業人士經常也會因水果中含有糖，而接著指責它們是一種有害的食物來源。

水果不會餵養癌症。它是**抗癌**的。**水果對抗癌症的功效比其他任何食物都要高**。任何把水果從飲食中排除的癌症病人，等於放棄對抗疾病最強有力的自然武器。

蔬菜也能對付癌症，但只有大約水果的四分之一功效。若醫生堅持要你排除飲食中所有的水果，你最好把蔬菜的攝取量增加四倍來補償。

當醫生建議癌症病人不吃水果，諷刺的是，癌症（與其他疾病）會吃每一種不是水果或蔬菜的食物。

在一九六〇年代，古柯鹼成癮者當中有一個流行風潮，就是提高兩倍的維生素攝取量，來保護身體免於這種非法刺激品的傷害。古柯鹼吸食者認爲攝取愈多維生素C，就可以注射更多古柯鹼。

我試圖說明的是，吃愈多巧克力蛋糕、汽水、動物性脂肪、牛奶、起司、油炸或油膩食物、非水果與非蔬菜的食物，最好吃更多蘋果、莓果、木瓜、葡萄、瓜類、奇異果、柳橙、蔬菜與綠色葉菜，以及此類食物，來平衡那種飲食習慣並保護自己。

若你持續吃水果與蔬菜之外的食物，沒有人能保證你可以對疾病免疫。然而，在飲食中加入大量水果，將是一項對抗癌症影響正面而主動的步驟。

癌症無法靠水果中的糖維生，那些糖具有像多酚之類的重要成分，包括白藜蘆醇與其他抗氧化物。這些癌症殺手無法與水果中的糖分開，它們會組成團隊一同行進。

針對糖與癌症的關連所做的研究，一直都是以蔗糖與高果糖玉米糖漿爲對象。實際用一片水果或大多數眞正會餵養癌症的食物爲對象而做的正確研究，尙未有人進行過。但謠言製造者的力量愈來愈強大，而水果恐懼症有可能阻擋了無數人預防癌症與其他健康問題的機會。

癌症已經以驚人的速度攀升中。隨著水果的攝取量大幅下降，我很不願意去想像這會造成什麼後果。這是另一個我們的子子孫孫要去承擔的錯誤。有些事情，例如國家的債務，不是我們能控制的，但確保未來的世代知道如何維持健康，且不落入流行的圈套，卻是我們可以控制的。

水果不僅能對抗癌症，還能殺死所有種類的病毒與細菌。某些水果，例如香蕉、野生藍莓、蘋果與木瓜，則是地球上最強有力的天然驅逐病毒武器。

水果對消化道健康也極其重要，而消化道健康則是健康免疫系統不可或缺的條件。舉例來說，蘋果中的果膠，無花果與棗子的皮、果肉與纖維，對殺死與／或清除任何不屬於腸道的東西特別有效，包括念珠菌之類的眞菌、蠕蟲與其他寄生蟲。

若你擔心水果中的糖會餵養念珠菌，請翻到第九章。你會知道，首先，水果中的糖很快就會被胃消化，因此幾分鐘內就會直接進入血液，代表那些糖根本不會到達腸道去餵養念珠菌。其次，水果會**殺死**念珠菌細胞（念珠菌本身很少是眞正的問題，它通常是身體有其他地方出問題的指標）。

另一個錯誤觀念是水果的糖會妨礙肝臟功能。那眞是再嚴重不過的誤解。這種流行觀念只顯示出我們的醫療系統一定有哪裡出了錯。

「脂肪肝」這個詞聽來像是一種水果糖分導致的病症嗎？不是。大多數人偶爾吃的一片水果，不是肝臟疾病與肝功能失調蔓延與增加的原因。

正如其名稱所暗示的，脂肪肝來自攝取脂肪。幾乎所有肝臟疾病都與蛋白質和脂肪有關，因爲病毒會因蛋白質與脂肪而茁壯。只是太多高脂食物同時含有大量不好的糖，而且不僅是杯子蛋糕與冰淇淋那樣顯而易見的食物，還有全脂牛奶（結合了乳脂與乳糖）、漢堡麵包（動物性脂肪與碳水化合物），以及薯條（浸滿了油）加番茄醬（充滿添加的糖）。因此在過程中的某個時刻，健康專業人士便突然得到水果因它含有的天然糖分會傷害肝臟的錯誤印象。

讓某人從肝臟疾病與／或C型肝炎中康復的最佳方式，就是讓他們只吃水果與蔬菜。那是解決他們痛苦的答案。

說到肝臟，因飲食中含有太高的脂肪與蛋白質，而使肝臟失去其葡萄糖存量的肝臟功能失調，通常是低血糖症開始的原因。在這裡，糖不是壞人，特別是來自蘋果、莓果、柳橙、瓜類、香蕉、芒果、木瓜、奇異果，以及其他又甜又美味的水果中的糖。水果會透過提供肝臟運作、避開疾病，以及穩定血糖所需的葡萄糖存量來保護它。

爲何我要積極支持水果？誰在乎健康照護專業人士是否告訴他們的病人要避開水果，誰又在乎吃水果的習慣完全消失？

我們全都應該在乎，也全都應該支持，因爲水果對每個人的健康都極爲重要。女性吃足夠的水果更是必要，如此她們才能避免疲倦、癌症、腫瘤、病毒、盆腔發炎疾病、多囊性卵巢症候群與其他疾病。水果對孩子的未來也很重要，而他們目前得到的訊息是不要吃水果。

若你的主要目的是想讓肝臟、腎臟與胰臟垮掉，那麼就盡量聽從各種醫生的建議，吃高蛋白質——因此也是高脂——的飲食與避開水果糖分吧。我並不支持任何特定的食物計畫、飲食或營養的信仰體系。我不反對動物性食物，只是若動物性製品取代了你飲食中的水果，長期下來，你就無法獲得保護你的足夠養分。

水果是克服疾病的方法中極重要的一環，我已經從我的委託人身上親眼見證到這一點超過二十五年了。

別擔心。水果是你的朋友，它不會引發疾病。相反地，在預防疾病、殺死寄生蟲與修復身體上，沒有其他食物像它這麼有效。

水果是青春之泉

「長壽」如今是個很受歡迎的字眼，每個人都想知道活得更久的祕密，卻有這麼多人被一種反糖心態蒙蔽，以致無法看見眞相。在這個星球上還留存的有限食物中，只有一種食物族群擁有賜給我們較長壽命的能力。現在你應該可以猜到那是什麼了——就是水果。

阿茲海默症、失智症、記憶喪失，以及帕金森氏症與肌肉萎縮症之類的神經性疾病，都可以用水果來預防。

那是因爲水果不僅能預防這些疾病，還能預防氧化——那是使我們老化的過程，跟半公斤絞肉暴露在氧氣下過久而變成棕色是同樣的過程，就像我們的肌肉會因老化與氧化作用而鬆垮。基本上，我們每天都會多氧化一點點，除非我們採取行動去對抗。最好的方法就是吃富含**抗氧化物**的食物，而你可以在水果中找到最豐富而廣泛的抗氧化物。來自水果的抗氧化物甚至可以**逆轉老化**。

地球上最強而有力的水果就是野生藍莓。科學尚未完全理解野生藍莓具有的療癒、生理調節特質。它們是目前可取得富含最多抗氧化物的食物，能預防與逆轉疾病，也是現存最強有力的大腦食物。

別把野生藍莓與它們人工栽培的近親（高叢藍莓）搞混了。雖然人工栽培的藍莓是一種有營養的食物，但它們不是像野生藍莓（矮叢藍莓）那樣的超級食物。每一顆野生藍莓都含有數千年的生存訊息，而你攝取的每一顆藍莓，都能讓這種智慧進入你的身體，幫助你適應今日這個變遷的時代。

因此，若你想看起來並感覺更年輕、活得更久，那麼就在飲食中加入野生藍莓（還有葡萄、李子、柳橙與同類的東西）吧！

我們一生中有這麼多頓飯要吃——以一般人的預期壽命來計算，大約是八萬頓。因爲水果已愈來愈不受歡迎，大概只占其中的一萬頓（若你夠幸運的話是一萬五千頓），所以，除非用蔬菜彌補大部分的差距，否則可是大大錯失了獲得養分的機會。

若你追求的是幸福與長壽，就會希望每一餐都能發揮某些作用。最好的方式之一，就是吃更多水果——別被反糖遊戲連累了。

水果才是眞正的青春之泉。

與水果做朋友

若你被困在一座荒島，唯一可取得的食物是雞肉、蛋或牛肉，等你兩年後被救回來，你的健康會因身體系統全部酸中毒（不只是一個身體系統變酸性）而成爲一場災難——如果你還活著的話。

但若你被困在同一座荒島，除了酪梨、木瓜或香蕉之外，沒有其他東西可吃，在兩年之後，你的健康不僅沒問題，還會處於非常好的狀態。不相信的話，你可以委託某人去試試！

俗語說：「一天一蘋果，醫生遠離我。」這句話中提到水果是有理由的。俗話說的不是：「一天一顆蛋，醫生遠離我。」「一天一片牛肉，醫生遠離我。」或「一天一塊雞胸肉，醫生遠離我。」

這不是說大家都不應該吃雞肉或牛肉，而是水果是健康的基礎——而我們知道這件事已經很久了。

對某些人來說，加入飲食中的蘋果比較可能是一個月一顆——而那顆蘋果正是他們維持健康狀態的基本架構。

我們許多人現在生活的世界，是一整年都吃得到新鮮水果的，那些水果擁有療癒、預防疾病、讓生活得到甜食的撫慰、賦予我們能量，以及讓我們重拾正常生活的力量。正如我之前說過的：大部分的健康風潮都不是因爲有效才流行起來的。認爲「所有的糖都一樣」的信念，就是那些強大的風潮之一，而且正快速發展中，已讓許多健康專業人士轉而反對水果。

若這種風潮繼續以此速度前進，未來將有某種水果禁令出現。我們就必須把家裡的覆盆子樹僞裝起來，才不會被沒收，還得躲在衣櫃裡偷吃葡萄乾點心了。

當你從某位朋友或醫生那裡聽到你應該避開水果的說法，請記得你剛剛讀過的內容。散布錯誤資訊不是他們的錯，他們只是搭上了流行風潮的列車。保持冷靜，別讓那部列車把你載走。你現在已經知道眞相了。

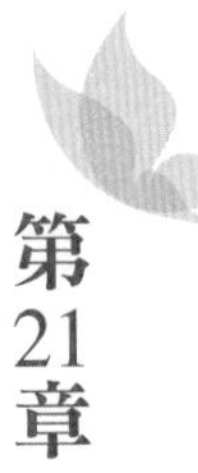

第21章 二十八天療癒淨化法

身體無條件地愛著我們。它們不評斷、責怪或心懷怨恨。日復一日，所有身體系統——例如淋巴、內分泌與中樞神經系統——都毫無怨尤地為我們工作。免疫系統則是不斷準備好要戰鬥，在身體每個部位巡邏，搜尋入侵者。

我們把這些都視為理所當然。我們吃身體不喜歡的東西，放縱自己吃安慰情緒、而非滋養身心的食物。我們尋找能隔離情緒干擾的點心、餐點、飲料時，身體就成了我們靈魂損傷的受害者。對於喜歡吃的東西與身體需要的東西之間的那條界線，我們經常感到困惑，也經常跨過那條界線。

最後，身體真的開始出現耗損。剛開始只是小故障，接著就是較大的故障。想像一部車的油快用完了，你還可以靠著車子排出的氣前進一會兒，但到了某一刻，油就會變得太少。你發動車子、引擎加熱，造成摩擦，然後「碰！」——排氣閥就毀了。

人類的身體永遠是寬容的。你的身體希望痊癒，而它也能痊癒。即使受到多年的忽略、折磨或誤解，身體仍會用沒有其他事物與其他人辦得到的方式爲你戰鬥。當你用正確的方法照料身體，它就有能力從最極端的症狀與疾病中恢復精神與健康。

你眞的必須把身體視爲一位老朋友。想像自己向這位正在爬出深谷的朋友伸出援手，這是你的承諾，要運用你的自由意志與意念的力量，給予身體迫切需要的支持。

當我們與身體連結，眞正傾聽它們的聲音，並給它們所渴望的滋養，一切就會改變。眞正的奇蹟就會發生。

許多人生長在這個世界，都是自己選擇任何想吃的東西。這可能是很難改變的心態。我們吃東西的習慣感覺像是我們的一部分，但隱藏的癮頭與無益的選擇也經常潛入其中。

我們都有渴望，重要的是別把這些渴望與直覺搞混了。我們可能感受到想吃某種特定食物的渴望，卻誤以爲那種渴望是身體在告訴我們它需要那個培根起司漢堡，或那塊美式煎蛋捲。

當人們吃世上的任何東西，讓肝臟、胰臟、膽、心臟與更多器官，受到油膩、危險、加工過的、油炸的烹飪調製品的控制，那是因爲靈魂與身體的不一致。這種情況會發生，是因爲我們在這個地球上經歷的苦難會傷害我們的靈魂。我們用食物來尋找能眞正塡補空虛或減少不愉快情緒的方法——只是這種方法無效。吃無益的食物，我們的身體會變得更不好，我們的靈魂也會更難受。

若你正掙扎於任何健康問題，就必須改變遊戲方式。吃有助於恢復健康的東西，並排除會導致問題的食物，是療癒任何疾病或健康問題最重要的觀念。

我在本章提出的食物療癒計畫，可以克服艱難的健康問題。那就像是為你身體所設的重新啓動鍵，按照這些建議執行四週，將有助於降低疾病導致的發炎現象——不只是我在本書各章探討過的疾病，還有更多受限於本書篇幅無法提及的疾病。它能對心理健康帶來極大轉變，而如果你很健康，只想減重，或想維持並發揮你最大的潛能，這個淨化法也會有幫助。

我明白不只是欲望會讓人搞不清該吃的正確食物是什麼，還有健康相關文章、風潮、廣告、同儕壓力與健康照護產業的建議。永遠都有關於新超級食物的新聞報導、關於這種或那種飲食方式的新說法、看似健康但其實對你有潛在壞處的食物的新謠言。

現在你可以停止收聽那些噪音了。花二十八天，把你的食物選擇集中在列於此處的選項，會讓你不用再浪費精力在外界的過量資訊上。這套美味的療癒淨化法已為我的許多委託人帶來深刻的效果，它改變了人們的生活，也能改變你的生活。

若你嚴格遵循這裡的建議，你將發現身體會以無法形容的方式回應你。身體一直耐心地等待你發現這個資訊，它已準備好跟你一起努力，準備好按下重新啓動鍵。它已準備好要被療癒。

二十八天的療癒淨化飲食計畫

計畫是這樣的：**只吃生的水果與蔬菜四個星期**。

爲了得到最好的成果，請遵守以下的計畫整整二十八天。雖然那是最好的時間長度，但即使只執行一星期，也可能帶給你顯著的成效。另一個選擇是每星期實施一天淨化日。若你覺得現在不是嘗試這個淨化法（不論爲時多久）的正確時機，就把你的注意力轉向書中提到的其他療癒技巧，然後等你覺得準備好，再回頭看這一章。另一方面，若你的健康正陷於可怕的困境中，或者你的體重超標太多需要減重，也歡迎你把一個月的淨化期延長。

這個計畫之所以如此有效，原因之一是它能將你從每一餐中得到的營養價值提升到最高。生食的水果與蔬菜含有所有食物中最高等級的養分，也是身體最容易吸收的形式。當你如此大量地攝取這些養分，就是讓身體充滿它渴望的建構基礎。那些維生素、礦物質、微生物與其他營養成分，將有助於淨化並增強你身體中的每一個系統。

消化系統也是受益者之一。消化道的健康對免疫力與整體健康有重大影響，一般來說，消化作用會耗費身體非常大的能量。

那差不多就像你的身體有一張每日待辦事項清單，每一天都有它**必須**照料的事，例如維持你的心臟跳動、你的肺呼吸，以及食物到達你的腸道。接著還有許多它**但願**能辦到的事——即排出有毒廢物、修復重要組織等——只要它有時間，並且可以得到支持的話。

想像你的房子裡有一個鬆動的門把，有一天它會掉下來，你的大麻煩也將隨之而來。每一天你都想修理它，但付帳單、做飯給家人吃、剷除門外的雪取得了優先地位——加上你的螺絲起子也不見了。身體的狀況也是如此。當它因難以消化的食物與失去重要養分而負荷過大，那些願望清單上的事項只能繼續往後延了。

身體能快速且輕易地處理沒烹調過的水果與蔬菜，而這些食物也含有酵素，能讓消化作用進行得更順利。當你的身體沒有忙著處理難以消化的脂肪與蛋白質，或是添加物與過敏原，每天就能騰出好幾小時在細胞層面自我重建。那就像有人出現在你家門口，準備免費幫你掃除車道與人行道上的雪，同時給了你一組完備的工具包。突然間，沒有任何事情能阻止你去修理門把——或是地板上翹起的釘子、漏水的水龍頭。

請注意，雖然肉類、魚類、穀類與澱粉類蔬菜也含有有益的養分，但它們對身體來說可能也不太容易分解。當我們的身體因疾病或毒性，甚至只是功能不佳而負荷過重，就會失去以最理想的方式處理這些食物的能力。下列的計畫會讓我們的消化器官恢復活力，可以再度吃這些食物。

這計畫也有助於淨化與重建靈魂。當你的身體再礦化、鹼化、解毒與好轉，你的靈魂就知道，像水果這樣精力充沛的食物才是眞正會爲它帶來撫慰的食物。當你經歷這二十八天之後，那些你知道對身體有害的食物，就不會像過去一樣對你有影響力。

你的靈魂、精神與身體也將以一種新的頻率運作。你吃的每一片水果、每一片生菠菜葉，都包含著具生命力的振動。當你攝取它，你就能融入那樣的振動。那具生命力的食物能讓你重新活過來。

準備好展開你的療癒過程了嗎？那麼，接下來的四個星期，請吃這個星球上最具療癒力的食物——其他的東西完全不吃。

換句話說，就是攝取生的（最好是有機的）水果與蔬菜，重點是要維持很低的脂肪攝取量。鹽的攝取量也要限制——只加一小撮喜馬拉雅山岩鹽到需要的菜餚中。用大量的開水、椰子水、藥草茶與／或新鮮果汁來保持水分（泡茶用的熱水不會破壞藥草中的養分，反而會釋放出藥草的醫療特性）。若你正苦於某種病症，而本書有列出其特定的營養補充品與療癒食物，那麼就把那些東西加入你的飲食計畫中。

就是這樣了，請準備開始療癒吧。

一大早

用淨化飲料作爲一天的開始。西洋芹汁、小黃瓜汁、檸檬水、椰子水加夏威夷螺旋藻、藥草茶，或是大麥苗汁萃取粉與水的重新組合，對於讓身體一整晚進行的解毒工作發揮最大成效，以及補充你一天所需的水分，都會有神奇的效果。

若你早上的時間太趕，跳過這一步也沒問題，可改用白開水作爲一天的開始。

早餐

做一杯果昔來當早餐。一份基本的優質配方是三根香蕉、兩顆棗子與一杯莓果。若你覺得這樣不夠飽，盡量加進更多香蕉與莓果。別剝奪自己的胃口——重點不是挨餓。木瓜、梨子與芒果也能增添美味。

其他能添加到果昔裡的健康食材包括：一把羽衣甘藍、菠菜或芫荽葉之類的綠色蔬菜，兩根西洋芹，或是一湯匙的大麥苗汁萃取粉。只要確定水果仍是主要成分即可。

上午

如上述做法再製作另一杯果昔（或早餐時就做兩杯，現在喝第二杯）。

午餐

中午做一份以菠菜、萵苣與小黃瓜爲主的沙拉，然後加入你選擇的水果，例如莓果、芒果切片、木瓜切塊、葡萄，以及柳橙或葡萄柚切片。至於醬料，可混合半顆酪梨、一把芫荽葉與兩顆柳橙擠出來的汁（喜歡的話，可以加上大蒜或新鮮的薑來增加美味，兩種都加也行）。這原本就是一份大分量的沙拉，因此要確定你有吃飽。

額外的選項包括切碎的高麗菜、西洋芹或花椰菜；芝麻菜或嫩羽衣甘藍；芽菜；以及青蔥。

下午

下午覺得餓時，吃任何你選擇的水果當點心。好的選擇包括蘋果或梨子切片、棗子、柳橙與葡萄。每吃一份水果，都搭配嚼一根西洋芹。一湯匙的生蜂蜜也會讓人心情瞬間大好。

晚餐

要做一碗濃郁的晚餐菠菜湯，可將兩把菠菜、三顆中到大型的番茄（或等量的聖女或其他小番茄）、一顆柳橙的汁、一根西洋芹棒、一小把芫荽葉，以及一瓣大蒜（若想要的話）一起放入高速攪拌機。你可以用其他對你有吸引力的藥草來調整配方，例如羅勒。要得到最好的效果，就先攪拌番茄與柳橙汁，然後再加入其他材料。想要的話，可以用芽菜、切碎的青蔥與番茄、大西洋紅藻與／或藥草來增添風味。

你也可以用小黃瓜切絲來搭配這道菜一起吃，那會有趣得多，可用刨絲器或螺旋刨絲器之類的廚房用具來做。這些工具能很輕鬆地把蔬菜變成細長又脆口的條狀。請記得，雖然南瓜麵變得很受歡迎（也比小麥麵條健康許多），但生的南瓜可能有點不好消化。若你的優先考量是達到最大的療癒與解毒功效，就把南瓜（還有紅蘿蔔和奶油南瓜）麵留到完成這個淨化過程後再吃。

晚上

若你晚餐之後仍會餓，就吃一顆蘋果與一顆棗子當點心。

療癒淨化計畫修改版

你不用每天都完全按照這份菜單去吃。喜歡的話，可把午餐與晚餐的餐點交換，或是吃兩份沙拉，或是午餐或晚餐喝一杯果昔。此外，你也可以循環吃不同的沙拉與蔬菜湯。

別理會那種說吃太多菠菜之類的特定綠色生葉菜會對你有害的流行風潮，那是錯誤資訊。若你每天喝生菠菜湯一個月，會是你爲自己做過最棒的事。別害怕，你想吃多少綠色蔬菜都沒關係。

一整餐只吃一種水果也沒有問題。舉例來說，若你很想吃的話，可以早上只吃芒果。你可以吃幾根西洋芹來平衡，如果那樣讓你感覺最好。若你發現某種食物你吃得特別多，許多店家或農夫會打折賣你成箱的農產品。

說到芒果，還有一種美味的餐點選擇，就是芒果莎莎醬。你可以自己做：把切塊的芒果、番茄、小黃瓜、西洋芹、芫荽葉與大蒜（想要的話）放入食物處理機。可以用挖掉肉的大黃瓜、萵苣葉當容器來裝這種莎莎醬，或放在綠色葉菜上吃。

而要取代酪梨柳橙沙拉醬，可以試試把一些酪梨沾醬搗碎，放在你的沙拉上，然後在上面灑上酸橙汁。

另一道很棒的解毒餐點，是用食物處理機磨碎的蘋果加花椰菜或蘋果加高麗菜。重點是，你是有選擇的。只要記住這一點：生的水果與蔬菜。

這裡還有更多可能的選擇：

若你的消化道需要療癒，可空腹喝一杯新鮮的純西洋芹汁作爲一天的開始（更多相關資訊請見第十七章）。

若你特別關注血糖濃度或能量水平，可運用我在第八章提到的少量多餐法。

想得到眞正強大的淨化，可試著一星期或更久不吃酪梨或其他脂肪含量高的東西，也要完全摒除含鹽的食物。你會從水果與蔬菜中攝取到許多天然的鈉。

另一方面，若你認爲療癒速度慢一點沒關係，可在晚餐中加入半顆酪梨。此外，還可以用生椰奶、堅果與種子來替沙拉增添風味，或是作爲淋醬或沾醬的濃稠湯底。

你也可以自行控制這套飲食方法，例如把菠菜湯晚餐更換成簡單煮過的蔬菜。用蒸的、烤的（用一點點椰子油），或用南瓜、馬鈴薯、山藥、青花菜、花椰菜與／或蘆筍之類的蔬菜做成湯。要發揮最大的消化作用，可和一些生的芽菜、綠色蔬菜或西洋芹一起吃。這可作爲較不激烈的淨化飲食的一部分，也是進入或離開全生食淨化飲食絕佳的轉換方式。

療癒淨化飲食計畫

	參考菜單1	參考菜單2	參考菜單3
一大早	西洋芹汁	檸檬薑汁水	大麥苗汁萃取粉（加水混合）
早餐	果昔（香蕉、棗子、冷凍野生藍莓）	果昔（香蕉、棗子、冷凍櫻桃、大麥苗汁萃取粉）	蜜香瓜
上午	果昔（配方同上）	果昔（香蕉、木瓜、草莓、新鮮蘆薈葉凝膠、芫荽葉）	香蕉與西洋芹棒
午餐	沙拉（嫩菠菜、奶油萵苣、小黃瓜、芽菜、柳橙切片） 混合醬汁（新鮮柳橙汁、酪梨、大蒜）	切碎的沙拉（菠菜、嫩羽衣甘藍、小黃瓜、番茄、紅洋蔥） 混合醬汁（酸橙汁、酪梨、芫荽葉、大蒜）	沙拉（嫩菠菜、蘿蔓菜心、小黃瓜、番茄、木瓜、芫荽葉） 混合醬汁（番茄、木瓜、青蔥、大西洋紅藻）
下午	梨子切片（大量！）配上西洋芹棒	桃子切片配上草莓與覆盆子	椰子水加螺旋藻；葡萄配西洋芹棒
晚餐	菠菜湯（菠菜、番茄、西洋芹、芫荽葉、新鮮柳橙汁、青蔥） ＊淋在小黃瓜絲上。	芒果莎莎醬（芒果、番茄、西洋芹、小黃瓜、芫荽葉、大蒜） ＊淋在紅葉萵苣上。	芒果切塊（大量！） ＊旁邊放蘿蔓葉一起吃。
晚上	蘋果切片與棗子	藥草茶	蘋果切片與棗子

過渡期

調整到這種飲食方式時，你可能會想念某些慰藉食物。在沒有它們的這段期間，可堪告慰的是，不是永遠要這樣。這個淨化法爲期一個月。若你今年四十歲，你已經活了四百八十個月，對你來說，以前一個月一眨眼就過去了。

解毒的過程中，你也可能經歷不愉快的情緒與身體感受。剛開始的淨化階段中，你的血液會自我淨化；之後，你的肝臟會接著開始運作，釋放它儲存了很久的毒素——有些人是儲存了好幾年，甚至好幾十年。這段期間自然需要額外的休息，以及所愛的人額外的體貼與關心（想了解心靈支持方面的資訊，請翻到第二十二與二十三章）。

當你的細胞釋放來自你過去吃的無益食物的毒素，渴望與記憶可能會從你意識的表面爆發出來。把每一種這樣的心理痛苦視爲一份禮物，那代表有一大群毒素正在遠離你。若你向那種渴望投降，可能會覺得暫時得到滿足，但那將中斷解毒過程，並把留存的毒素封鎖在肝臟中。

這個淨化過程也可能令你狂喜。我們不只會壓抑負面情緒，也會壓抑喜悅。有時我們因世事的煩憂而感到筋疲力竭，因此覺得自己不值得快樂。這個解毒計畫將幫助你改變那個想法。當身體排出那些有毒垃圾，大腦就會變得清晰，你就能發現自己體會到對眞正的自我，以及對你渴望的人生方向的理解。接受那樣的經歷，傾聽它，你的快樂對人類的利益與福祉很重要。

至於結束後的過渡期：別出去吃用大量的肉做成的披薩來慶祝你完成這個淨化過程，也別訂巧克力冰淇淋蛋糕。若你立刻再度爲身體引進大量脂肪，你的肝臟與消化系統會變得負荷過重。要有耐心，一點點、平均分配地，從加入一些煮過的蔬菜、豆類、低脂蛋白質、多一點點的脂肪，或一些藜麥或糙米之類的健康穀類開始。若你想要享有你的最佳健康狀態，就要永遠在飲食中排除第十九章列出來的食物。

而若你覺得這個淨化法太棒了而想繼續下去，或是繼續執行稍加修改的淨化飲食計畫，例如多一點酪梨、堅果、種子、椰子、冷壓橄欖油，或偶爾吃一頓熟食，我不會阻止你這麼做。若你想終身都吃低脂、以植物爲主的飲食，就盡量去做吧。

每個人都是不同的，都有不同的營養需求、不同的生活與財務狀況、不同的健康史、不同的身體。在有些人未淨化的生活中，需要動物性蛋白質才能讓他們覺得世界很美好。有些人覺得午餐吃一碗糙米配鮭魚，是讓他們保持活力的來源。其他人則非如此。

請自己去體會，一天一天去執行，做適合你的事。

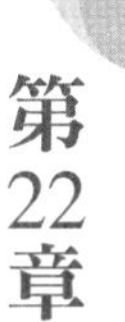

第22章 療癒靈魂的方法與靜心技巧

每個人都在追尋靈魂。即使他們不知道、不這麼說，但都在這麼做。我們追尋靈魂，是因爲有一部分的我們感到迷失、不完整，或因爲覺得沒有活出自己靈魂的潛能。

一次或一連串的負面經驗，經常會促使一個人感到沮喪或空虛，而希望能再次覺得完整。那就是在追尋靈魂。這種行動會以參加閉關、去聽激勵演講、向所愛的人尋求忠告、參加心理治療，或許多其他活動的形式呈現。當我們期待療癒與提升靈魂、強化人生使命，那就是我們會去做的事。

有時追尋靈魂會讓人們與自己更親近，但很多時候則會令他們感覺比以前更迷惘。在僞裝的「幫助」下，你或許聽過疾病只是爲了吸引他人注意的錯誤理論。你也可能聽過壞事發生在我們身上，是因爲我們錯誤的思考所導致的說法。

我之前說過，但我要再說一次：若你正在生病，或是經歷離婚或失去之類的磨難，那不是你顯化的。你沒有吸引那種事，那也不是懲罰或報應。你不值得生病或不快樂。那不是你的錯。

你值得療癒，值得快樂，值得覺得完整。

本章將幫助你了解遭遇困難時，我們的靈魂發生了什麼事，而那會教導你如何爲自己的靈魂帶來療癒。我提供的練習是靈魂追尋者的眞正答案。因此請準備好，你即將得知讓你的靈魂與精神恢復活力、找到平靜，與重新覺得完整的祕密。

釋放痛苦記憶，爲情緒解毒

從任何傷害或病痛中痊癒有個重要的情緒層面——特別是難解疾病。當身體自我淨化了毒素或病毒量，你會發現情緒的解毒也發生了。

舉例來說，若你從大學時代就苦於慢性疲勞症候群，且已從本書中得知病毒是背後的原因，隨著遵照書中章節的指引並看著你的身體自我修復，你可能就已感受到初步的解脫，甚至歡欣鼓舞。

但隨著你的細胞釋放那些身體毒素，情緒毒素也會浮現。你可能會發現自己對那些說你的疾病是身心失調的人感到生氣，也可能爲自己因生病而失去的那些歲月感到悲傷。你也可能對那些餵養病原體或促使你體內發炎的食物感覺到強烈的渴望。

這個情緒層面是療癒絕對自然的一部分。別擔心，只要知道這是個暫時的階段，你不用努力去面對每一件浮現的事。若你試圖有意識地去處理每一件浮出檯面的小事，會讓自己不堪負荷，且會有沉溺於過去的危險。然而，確認對你的痊癒極爲必要。把這本書當作是一種確認，確定你的痛苦是眞實的，你並沒有把你的疾病與任何困難帶到自己身上，以及你値得過著健康的生活。

在情緒解毒的期間，你的目標是釋放那些負面情緒與痛苦記憶（可能的話就在潛意識層面），並用撫慰人心、正面的參考觀點來取代。你的心愈平靜，創造出的環境就愈有利於免疫系統發揮功能。那就是本章將幫助你培養的心態。

若你有某種尚未解決的疾病或健康狀況，本章對於讓你自我強化，好去面對並療癒那個狀況非常重要。

使用接下來的靜心練習與技巧，你就能揮別過往，並重拾神——較高本源、光、神性——希望你過的生活。

靜心的形式

靜心是一種存在狀態，能讓你的潛意識重新連結到更平靜的狀態，以療癒你的靈魂。

即使你從未試過，或許也會很熟悉較普遍或傳統的靜心方式，包括坐在一個安靜的房間、選擇專注在單一事物上——例如一句咒語、一根蠟燭——然後進入一個較平靜的意識狀態。

假如那剛好對你有用，這類的靜心很棒，我也很推薦。

然而，方法不只一種。任何你發現能令你放鬆、令你再次肯定自我意識與幫助你重新充電的活動，都具有靜心的特質。這些活動包括騎腳踏車、游泳（特別是在「活」水中，例如海洋或湖泊）、其他有趣的運動（例如跳舞、跳彈跳床）、聽音樂、閱讀、祈禱、多休息、照顧寵物、跟新朋友學習一項新技能、與所愛的人相處、找人按摩，還有用瀉鹽與精油泡澡。

以上只是一張小小的選擇清單，你還可以做些特別的消遣，例如清潔烘衣機的棉絮過濾網或進行筆算，來鎮定你的心，因爲那件事能在你的小宇宙中創造秩序。任何能帶給你平靜的事——能讓你對世界抱持正面、充滿希望的觀點的事——若能在其中注入靜心的覺知，就能促進身體與靈魂的療癒。而當你感到踏實、樂觀，就可能遇到其他喜歡跟你在一起又很棒的人。

除了培養自己特別的興趣之外，你也可以試試下列高靈已向我證明極爲有力的靜心形式。這些練習表面上看來很簡單，但若你了解其深刻意義，它們就具有幫助你翻轉疾病、重新掌握你的靈魂，以及清理負面能量、爲你最美好的生活騰出空間的能力。

海灘上的海浪

在海灘上看著海浪，有可能到達一種極佳的靜心狀態——若你知道如何進入。我見過許多委託人用這個技巧擺脫自己的創傷後壓力症候群、疼痛與痛苦。

當你在海灘上坐著、站著或走著，觀想每道海浪像是一波波療癒靈魂的能量。當一道浪襲來，想像它洗滌所有爭戰的創傷、刷洗掉所有受傷的情緒或思想。當浪退去，讓自己的不愉快記憶、來自前世的傷害與靈魂上的汙點都被清除。看著它們全部被沖到大海中。等你感覺被淨化了，讓每一道新的海浪爲你的精神與靈魂帶來力量與更新。

要得到額外的好處，可以呼喚海洋天使，她會幫助你處於最佳心智狀態，讓靜心發揮最大功效（你會在下一章學到更多獲得天使支持的方法）。

涉水也會對你有好處。要知道，任何天然的水資源都是活的，不管是湖、河、溪流或海洋。它有生命，也有意志與精神。當你走入活水中，觀想你在生命中想實現的事。

被樹環繞

想充分利用大自然，光健行是不夠的。爲了達到最大的療癒效果，你應該這樣做：當你進入一個樹林茂密的區域，無論是一座城市公園或你自己的土地，請呼喚樹木天使。然後花一點時間去感謝那平靜的環境，特別是在你周遭聳立的樹木。

將你的心思轉移到它們的根部系統，想著它們從土地深處汲取的礦物質與水分，往上通過它們的樹幹，再到它們的樹枝。當你在感受自己被這土地深處的能量包圍時，觀想根從你的腳長出來，並深入大地之母的土壤中。

等你直覺地感受到該結束這神聖的「落地」體驗時，在你鬆開連結離開時，想像你讓根在土地中被保護、被留存。這些根仍是你的一部分，無論你在何處，超越所有時間與空間，你都能從它們在土地中的位置汲取療癒能量。

這是現存最強而有力的落地療法。它會保護你的存在的每個層面，會強化你的生存意志、鼓舞你的精神去接收正面能量並避開負面能量，以及爲身體與靈魂創造增強的頻率。它會讓你準備好免於恐懼，活出最美好的人生。

像鳥一樣自由

賞鳥是一項療癒活動，只因它能帶你進入大自然中。但當你專注在觀察與聆聽鳥，就等於把賞鳥提升爲你能做到最具啓發性的靜心之一。

鳥鳴是音樂最神聖的形式，鳥唱的是天使與天堂的歌。鳥鳴會修補破碎的靈魂並翻轉疾病，這是因爲這些旋律的頻率會與我們的DNA產生深層的共振，因而得以在細胞層面重組身體。若你帶著尊敬與感恩的心聆聽鳥鳴，不把牠們視爲理所當然，你的人生絕對會開始轉變。

觀察鳥也有同樣強大的力量。在地球上，我們的靈魂會被囚禁、靈性會被壓抑，而當我們親眼看著鳥自由飛翔，就能激發與解放靈性，並打破靈魂的牢籠。此外，鳥只會停留在牠認爲安全的地區——若那個地點不安全，牠也有能力振翅飛走。當我們注意看著一隻鳥如何降落在一根樹枝或地上，就能啓動自己的療癒，並增加我們靈魂中的安全感。

若你在尋找的是療癒、覺醒、與神性連結、靈性、智慧、熱情、知識，與了解你的更大使命，那麼別從貓頭鷹身上去找，該找的是蜂鳥。把貓頭鷹當作一種神聖美麗的生物來欣賞，但你可以從蜂鳥身上得到深刻的影響。牠是日行性的鳥，以地球上的花蜜爲食，吸完花蜜再爲花授粉。這是最具靈性的進食方式，且展現了最偉大的智慧。

爲了療癒，別像貓頭鷹一樣白天睡覺是非常重要的，反而要遵循蜂鳥的教導，晚上睡覺（需要的話，白天可以小睡片刻）。

蜂鳥是光之工作者。每當你看見一隻蜂鳥，要將牠視爲光的眞實神聖象徵。看著牠像仙女般散播天使的神聖光芒，讓牠淨化你的思想與意念，然後送給那隻蜂鳥一個祝福或祈禱。牠會把你的訊息帶給正確的接收者。

賞蜂

賞蜂是種不爲人知的神奇靜心。當蜜蜂從一朵花飛舞到另一朵花上，吸取花蜜並一路散布花粉，便散發出一種翻轉疾病和促進靈魂與情緒修復的療癒頻率。這是我們在理性層次無法完全理解的事，但我們的細胞了解。當你讓自己意識到蜜蜂的存在，並要求身體把頻道對準牠們的頻率，身體中的所有細胞都會開始與這種療癒振動共振。

蒐集石頭

當你想清理自己的負面情緒，就到大自然走走，並留意那些呼喚你的小石頭。在散步的過程中，挑選三顆讓你感覺良好的石頭握在手中，然後爲每顆石頭貼上你心中想讓它離開的任何情緒標籤。例如，你可能會把那些石頭取名爲罪惡感、恐懼與憤怒。

把那些石頭放在你的床頭櫃上，跟它們建立關係，成爲朋友。這些礦物質的療癒頻率會扮演病痛解藥的角色，無論是情緒、靈性或身體的病痛。

當你感覺那些石頭完成任務的時刻自然到來，你也準備好要讓它們離開時，就把它們帶回大自然，放到水中，例如池塘、海洋、湖泊、河流或溪流。那些活水將淨化它們從你身上汲取的毒物，離開它們時，你也會得到淨化。

日光浴

早在科學家發現太陽可以提供的所有療癒益處之前，日光浴便已存在數個世紀了。那不只令人鎮定、感覺溫暖，而且太陽光含有神祕的元素，能促進我們體內的生物化學反應，製造出不只是維他命D的更多養分。

只要看看我們的寵物多愛找塊溫暖、有陽光照射的地方曬太陽就知道了。所有動物都喜歡做日光浴，牠們知道那是種強而有力的療癒工具。

想受益於太陽，就每天花點時間讓你的皮膚吸收陽光。試著一次曬十五分鐘的太陽（小心別曬傷了）；若正逢一年當中天冷的時刻，就在室內找個陽光從窗戶照射進來的安靜角落。要讓靜心發揮最大成效，可呼喚太陽天使，協助陽光進入你的存在，以安撫你的靈魂，療癒你的身體。

採水果

採水果是現存最強有力的靜心方式之一。這是爲了食物的奇蹟，而向大地之母表達尊敬與感謝之意的神聖行動。即使你一生中只採過一次水果，也會是一個你可以只透過思想一次又一次重新燃起、來啓動靈魂療癒的經驗。

每一顆還長在樹上的水果，都是充滿生命力的食物，透過植物的根，與土地深處的活水連結著。假如你造訪一座開放採果的蘋果園，那麼當你碰觸樹上的一顆蘋果，你的細胞就會跟那顆蘋果與土地連結的本質共振，平靜感也將遍及你的全身。

此外，當你伸手摘蘋果、彎腰或蹲下來撿拾它們，就會自然地做出療癒的伸展動作與姿勢。這些自然的伸展可取代任何人類創造出來的運動，你的心與靈魂的喜悅會跟每一個採果的身體姿勢合一，而對你產生獨特的療癒功效。瑜伽之類的運動雖然很美，但它們終究是人類設計的，因此不會帶來同樣的療癒效果。

摘採莓果，甚至野花，也有同樣的效果。自從人類存在於這個星球開始，摘採莓果就是一種慶祝豐足的活動。當我們遵循這個千年的傳統，它就會啓動我們靈魂中那古老的生命慶典，並促進療癒。

當你摘採草莓、黑莓、覆盆子、蘋果或桃子時，請靜心冥想它們成長到這一刻之前的所有月份。首先，這棵植物從一顆種子或根接開始，長到可以結果的大小；到達成熟期時，它不會在那年的每個月開始結果——反而是隨著季節發育。想像那棵果樹、灌木或藤蔓處於休眠期，那時它看起來一定沒什麼動靜；接下來，觀想樹葉重新冒出來，長出花苞，農夫悉心照料，花開了，然後傳授花粉的昆蟲來訪。我們的生命也是經歷類似的循環。當我們花時間專注在自然的韻律上，就啓動了靈魂當中的信任與信心，相信我們對活出美好人生的努力將會結出成功的果實。

看著你的花園成長

跟採水果類似，照料自己的花園也是種很棒的靜心形式。爲了種植新生命把手伸進土裡，能讓你的身體落地、增強精神，並使你的靈魂恢復元氣。此外，土壤帶有大地之母的靈魂，（眞正地）與它接觸能讓你和神聖的自然韻律同步。若你種植的是蔬菜或水果，還能得到額外的好處，吃到無毒且超級新鮮的勞動成果。如果你種的是花，最後可以把它們插在花瓶或花籃裡——這件事本身就是絕佳的靜心方式。

在花園裡工作時，你會聽到大自然的聲音，那是非常療癒的。即使你同時也會聽到除草機與車子的聲音，大自然聲音的功效也不會稍減。鳥兒的啁啾聲、蜜蜂的嗡嗡聲、風吹過樹葉的沙沙聲——若你能把自己的心與這神聖的音效調頻到一致，將能為你的身體與靈魂帶來平靜。

除草對你的生活也會有深遠的影響。若你觀想每一棵從土裡拔出來的雜草就是一個不健康的思想、負面情緒、世俗爭鬥的傷口、背叛事件，或是你想同時從靈魂與心中移除的痛苦回憶，就能為你人生中的豐足挪出空間。正如雜草會占據你的特殊植物的生長空間——霸占土壤中的水與養分，且遮住下方幼苗需要的光線——這些意識的「雜草」阻礙了你生命中的正面事物得以發展的機會。這個練習將騰出空間，讓彷彿從天上掉下來的新機會得以進入你的生命。

若你住在連一小塊土地都沒有的公寓，那麼就在窗台或陽台種植物。經常去公園，讓你自己與大自然的循環、美麗與豐盛調頻一致。而在城市中等同於拔雜草的事，就是打掃公寓。若你將它轉變成一種靜心，那麼當你整理衣服、用吸塵器吸掉灰塵與捐出不用的物品時，就是在清除心智與靈魂中的碎屑。

鍛鍊創造力

藝術對靜心狀態、主體支配感與其促進的淨化效應，有極大的好處。但爲了得到療癒的最大益處，你必須知道關於創造力另一個全然不同的觀點：當你在創作藝術時，你的身邊其實圍繞著天使層次的觀眾。

你畫畫時，天使們會跟隨著畫筆的每一道筆觸；寫作時，他們會閱讀每一個字；唱歌或彈奏某種樂器時，天使會聆聽每一個音符。每次你用任何方式發揮創意時，天使都在一旁見證著。即使沒有人看見或聽見你所做的，你的創造性行動也絕不會消失在虛空中。創造力不會死去，它擁有超越我們而存在的專屬生命力，還會被記錄在宇宙中。當你意識到創造力天使與天堂的其他存有正在看著你雕刻、跳舞或縫紉，事情就有了新的意義。

下一次你坐下來畫素描時——或是想到一種充滿創意的方式來包裝孩子的午餐、想到一個鼓勵你的員工記錄工時的創意方法時——想像天使們在爲你歡呼。做出美麗、有用或具備療效（或三者兼具）的事物，是一項會被銘刻在天堂的神聖行動。

以日落恢復信任

我們都經歷過一些事，傷害了我們相信他人的能力。在一定程度上，那對生存是有幫助的。過於天眞可能形成一次重大背叛的基礎，而且正如本書解釋過的，即使全然信任一位善意的醫生，都可能爲你的健康帶來危險。

然而，若你承受了一次重大背叛——例如配偶外遇或生意夥伴偷走你的錢——那可能會癱瘓你相信**任何人**的能力。更糟的是，那或許會危及你對自己與你的判斷力的信心。

類似的情況是，若你被告知你之所以生病，是因爲你的免疫系統失去控制，在自我攻擊，你可能在某種程度上甚至會失去相信自己身體的能力。此外，若曾有人因爲眞正的問題根源是病毒或細菌，而給了你錯誤的訊息——如本書中許多病例的狀況——你也可能對自己的內在感知失去信心。

此類情緒衝擊會造成靈魂的傷害，也會阻礙你完全相信自己能戰勝疾病、恢復健康的能力。

想要療癒這類傷害，有一個簡單卻有深刻效應的方式：開始覺察到日落時分的存在。在一天快結束時，花幾分鐘看著太陽落下（千萬不要直視太陽，那會傷害眼睛）。若你身處看不見天空的建築物，就在太陽西下時想著它。如果一天的這個時候你的眼睛通常都盯著電腦螢幕，就設個行事曆提醒來轉移你心思的焦點。

太陽西下時，你可能會有一種失落感，彷彿一位朋友離去……帶著明天會回來的承諾。那就是這個技巧能在很深的層次產生共振的原因：你面對即將降臨的黑暗，卻絕對、不容否認地知道光明一定會再回來。一星期至少做這個練習三次，將改變你對生命的感受，而且是以最好的方式。要達到最大的功效，請召喚信任天使來協助。

當隔天早上太陽從地平線升起，即使那時你還在睡覺，你的身體也將與地球的律動調頻。你會立刻與那一如承諾的事實融合，你的朋友回來了。太陽在你生命中的每一天都會升起，你在這世上的一輩子，它都會持續這麼做。與這個事實連結，太陽永遠不會讓你失望，靈魂將重新學會至關重要的信任，也將因而啓動療癒的能量。

凝視星空，取回自己的靈魂

一個人的靈魂因挫折或壓力而受傷並不罕見，特別是如果他多年來一直面對難解疾病。因此，神才會為我們的靈魂創造一個內建的安全機制。

你靈魂的大部分都跟你一起在這個地球上，但在遙遠的太空、星星之上，神守護著你靈魂的本質。天使們在天堂保護它，因此，不管下面這邊發生了什麼事，你的靈魂都是安全的。那有點像是在車庫的鑰匙箱中保留你房子的第二份鑰匙，好讓你萬一遺失平常用的鑰匙時，還能進到屋內。也像是用密碼保護你的筆記型電腦，並保留一份備用的加密鑰匙，以防你忘了你的登入憑證。同樣的道理，神把我們靈魂的本質保留在星星之上的地方，也是為了預防我們失去自我。

有太多方式會讓人們在地球上失去自我。人的靈魂在走過人生時可能會破裂，碎片可能會遺失。傷害——無論是身體或情緒的，來自前世、工作或童年的——會讓人開始追尋靈魂。上癮症也會以各種形式降臨，然後可能奪走一個人的靈魂。有酒精與藥物上癮，也有食物、賭博、以負面方式看待自己的上癮等等。上癮症是一種毒藥，會讓人遠離自我，以致幾乎變得沒有靈魂。

然而，你永遠不會眞正失去自我，永遠有能力與自己的靈魂重聚，因爲神做了安全保護措施，這是高靈要求我在這裡透露的。你無須再去尋找那樣的整體感。

要重新取回自己的靈魂，就每天晚上花時間凝視天空。首先熟悉一下星星，你的靈魂跟它們有直接的心靈感應連結。讓它們的光與它們存在的奇蹟共振一會兒。

然後，把你的注意力轉移到星星之上的空間。觀想你眞正的家就在上面，在一個脫離痛苦的地方。那是某些人稱爲天堂、神、光，或無限的所在。你可能對那些字眼有不自在的聯想，而比較不喜歡那樣稱呼那個目的地。無論如何，請提醒自己，你的一部分就安居在那個聖殿中，未受到地球磨難的傷害。當你終於離開這個地球，那就是你會去的地方。告訴自己，**這就是我歸屬的家，有一天我會回到這溫暖的地方**。

只要你喜歡，盡量多花時間在這個練習上。目標是重複與強化。只要一個晚上凝視星星三分鐘，你就能發現自己的靈魂以閃亮的方式更新了。

你為誰工作？

你從事任何一種工作——無論是護理師、心理治療師、銀行櫃員、卡車司機、律師、老師、藝術家、志工、全職媽媽、企業經營者、郵局員工、侍者、編輯，或景觀設計工作人員——或許都有特定的理由。你會為了薪水、福利、養活家人、服務客戶、取悅老闆而工作，那是每個人都知道的部分。

但如果你的工作感覺是個負擔——若你有個愛貶低人的主管或會累死人的工作計畫表，若你覺得自己的工作沒有意義或沒人感激你——那麼就是你改變心態的時候了：無論你做的是什麼、在哪裡做，你都是為了神而工作。每天大聲重複這句話——以任何你覺得最自在的用詞——與之連結，然後一切都會改變。

早上起床、打開門迎接這一天時，就說：「我為神而工作。」（或者說：「我為更高的源頭而工作。」「我為光而工作。」「我為神性而工作。」）

或許你在大賣場擔任收銀員，工作時往往都得面對煩人的經理與客人，而你也只能忍著不哭地撐到休息時間，因為那不是你想像的生活。你曾打算改變世界的。

若你藉由確認自己是為神工作來開始你的一天，到店裡時，你就會有不一樣的看法。也許你的經理還是很煩人，但那沒什麼大不了——你知道他不是你**真正的**上司。然後，當顧客開始把他們要買的東西放上輸送帶，當你在處理提貨券與信用卡時，你會了解你是在讓人們有機會滋養自己。或許排隊隊伍中的某人會注意到你的光芒，而向你尋求建議，然後，你就能在不知不覺中改變一個人的生命。到那個星期結束時，你的經理可能會用全新的眼光看你，然後請你加入店裡的社區服務團隊。

當你了解到，你在這個世上扮演一個神聖的角色，你身上會閃耀著使命的光芒，更多需要你獨特優點的機會就會開始來到你面前。而如果你覺得幫助世人的負荷過重，那麼每天確認你是爲神而工作，將幫助你找到處理工作的新方法，或者讓你連結到其他人，來分擔你的工作量。無論你的挑戰是什麼，只要你提醒自己是爲誰工作，你的人生將以無法言喻的方式改變。

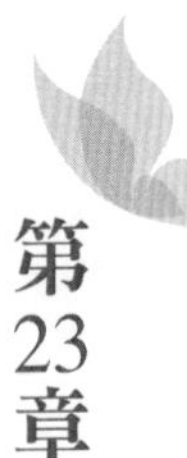

第23章　助你度過艱難時刻的菁華天使

你生來就擁有神賦予的權利，能在任何你需要的時刻尋求天使的幫助。若你一直在跟身體或情緒的健康問題搏鬥，他們也一直是你的見證者。諸位天使希望幫助我們放鬆心智、重建精神與靈魂，以及療癒身體。

他們想引導我們往最有意義的方向前進。自有人類開始，天使就一直存在，幫助我們在這個地球上適應與生存。

當你在尋找伴侶、找不到工作，或者覺得看不到新機會，你就是碰到了一場「乾旱」。天使會在那裡幫助我們適應這種環境，並存活下來，直到他們能帶來涼爽的雨水，也就是對的伴侶、財務方面的支持，或是令人興奮的改變。

當你福杯滿溢，有太多工作、太多機會，或是一段豐盛到讓你喘不過氣來的關係，你就是處於「洪水」中。天使會在那裡支持你，幫助你繼續漂浮在水面上，當你在平衡你的承諾時滋養你的關係，並把流出計畫的水龍頭關小一點。

「熱浪」則是當你有太多壓力、時間不夠用，或是有衝突、責任，或是與所愛的人之間出現問題時。這種情況下，天使也隨時準備好介入衝突，幫助你減輕壓力、降低對時間的要求，並讓你可以更堅強地承擔任何仍須負起的責任。

最後，當預料之外的問題與混亂發生，例如意外事故、疾病、被解雇、失去所愛之人，這種情況就叫「地震」。你可以呼喚一些天使來幫助所愛之人死後去到對的地方、化解損失、從（情緒或身體的）意外事故中恢復、保住工作，或是從疾病中痊癒。

就像一份天氣圖能展現全國不同地區完全不同的天氣狀況，你也可能經歷上述各類狀況的組合，甚至可能同時經歷上述四種狀況。例如，你可能有缺乏支持的乾旱、工作太多的洪水、責任過重的熱浪，以及蒙受損失的地震。

然而，你並不孤單。

你的人生與道途尚未成定局，你可以選擇一個新的方向。

換句話說，當我們的靈魂抵達地球，我們可以決定扮演某個既定的角色，然後從不偏離……或者，我們也可以運用自由意志，寫出自己的角色。一切都尚未被寫成，一切都尚未發生。

我們都可以選擇打破模式，我們有權決定自己的命運。

天使就在這裡協助引導我們做出決定，協助我們善用自由意志。他們在這裡阻止麻煩、呈現機會。他們在這裡幫助我們成長、改變，並處理人生路上碰到的問題。他們在這裡幫助我們看見光、指引我們，把我們從黑暗中拉出來。然而，你需要去想像或詮釋天使，無論是詮釋成光的存在、動物，或是另一種你的內在之眼覺得獨特的生物，他們就會以那樣的形態來幫助你。天使的存在不是爲了滿足我們的每個願望與渴望，他們是要幫助我們做神的工作，無論那是讓自己從疾病中療癒、重新取回自己的靈魂，或是幫助其他需要幫助的人。他們已經這樣做了數千年。

在此提供祕訣：你必須知道詢問的是對的天使，你必須知道詢問的正確方式，你必須有信心、夠開放，而且必須與他們一同工作。這就是我在本章即將敘述的內容。

關於天使的眞相

天使有時是因他們個別的名字而聞名。例如，每個人都喜歡大天使麥可與大天使加百列，他們是強大的天使，已爲神對抗黑暗數千年。

對於這些天使，你必須了解的是：他們太受歡迎了，現在他們會精選自己的工作。他們如此忙碌且備受愛戴，因此喜歡選擇對他們有特殊意義的工作。

關於天使的三個基本事實是：他們爲神工作、他們的力量巨大但有限，以及他們有自由意志。

而因爲最後一項事實，他們也容易受到自我意識的影響（任何具備自由意志的存有，無論人類或天使，都難以抗拒這一點。若你聽過墮落天使，他們就是自我意識變得太大，覺得自己比神還要偉大，而試圖推翻神，並因此失去恩寵）。

所以，既然所有人都知道大天使麥可與加百列，來自全球各地尋求協助的請求也令他們應接不暇，這兩位天使可能就無法滿足每個人的要求。我不是要你打消召喚他們的念頭。他們受到神的命名與鍾愛，擁有極大的力量，只是現在對神的天使的需求很大，大於過去任何時期。大天使麥可與加百列的電話已經響個不停了。

我們還有其他更具威力的天使可以召喚，這些天使可能在我們的生活中更有用，也會聽見我們的祈禱。這些天使是女性，而且很少被召喚，每一位都以一個代表她們本質的力量詞語而聞名。

二十一位菁華天使

這裡列出的二十一位菁華天使，在你需要時極具關鍵性。二十一這個數字代表重生、新的開始、再生、從廢墟中升起，以及新的開端。雖然還有其他知名天使，但這些是最強大、也是在今日的艱難時刻對我們最有益處的天使。

跟精油一樣，這些天使非常有效，而且每位都有不同的屬性。就像你可以使用單方精油或複方精油，你也可以單獨或成群召喚這些天使。

・**仁慈天使**：在你感覺最黑暗的時刻，她是你目前能召喚到最強大的天使，甚至比大天使還要強大。她是神的天使王國中最堅強的天使之一，神已多次召喚她來對抗黑暗。

・**信心天使**：可以用任何適合你的方式召喚她。若你每天都這樣練習，這固定的節奏將幫助你把習慣轉變爲成熟的信念。告訴信心天使你終於準備好了。

・**信任天使**：能在你努力想從背叛中恢復信任感時幫助你。

・**療癒天使**：能提供暫時的緩解與／或療癒所愛的人（要得到長期療癒，你得請求其他天使來協助增強你的體力，到你能自我療癒的地步）。

・**復元天使**：她了解精神與靈魂會受到怎樣的打擊，而她能幫助你從情緒創傷中恢復過來。這位天使將協助你解決內心深處的問題。

・**解脫天使**：這位天使能爲經歷世間審判的人提供解脫，例如某人的配偶訴請離婚，或是學校董事會不公平地解雇一位教師。她也能幫助你的靈魂脫離恐懼與憤怒的牢籠，以及擺脫欺騙的傷害。

・**太陽天使**：當你沐浴在陽光中，呼喚她敞開你的身體細胞，好讓細胞完全吸收陽光的療癒力量。

・**光明天使**：說出她的名字，以沐浴在神賜予她的促進康復的天使之光中。光明天使比地球上的任何光更強大，甚至比太陽的光還要強大。

・**水之天使**：你可以請她改變你沐浴用的水的頻率，讓它更富淨化、滋養與落地的效果。若把傷口泡在水中，你可以召喚她來加速傷口癒合。

・**空氣天使**：遭遇一次吵架之類的惱人事件後，立刻請求空氣天使清理對方傳遞到你身上的負面振動。她特別而純淨的能量將改變你周遭空氣的頻率，促進和諧。這是改變你心境的強大技巧。

・**純潔天使**：當你想讓自己擺脫某種上癮症，這位天使能幫助你斬斷有毒習慣的枷鎖。

・**生育天使**：有助於懷孕與懷孕足月。

・**誕生天使**：可在生產過程中維持母親與孩子的健康。

・**和平天使**：可幫助療癒你心理上的痛苦，帶來希望與積極的新種子。

・**美之天使**：若你覺得與周遭的自然之美——太陽、樹、山丘或河流——有隔離感，就召喚美之天使。她將以你認爲不可能的強大方式打開你的心，讓你能欣賞與沉浸在周遭的環境中。當你的戀人熱中於談論人的外型、某位同事的迷人外表讓他變得自負，或是某個手足的美麗外表讓她贏得所有的關注與喜愛時，這位天使也是你的盟友。請求美之天使轉變人們的心態，去認出眞正的美，亦即閃亮靈魂的美。

・**使命天使**：若你正掙扎於自己在這地球上的使命——若你感到麻木、困惑，或是擔心你對他人甚至自己都沒有用——就召喚她。如果你對某件事或所有事都失去信心，使命天使會在你身邊支持你。

・**知識天使**：當所愛的人需要建議，而你不知該說些什麼，或希望不只是拍拍對方的背而已，那麼，當你召喚這位天使時，你會驚訝於自己說出的療癒、安慰話語。你自己需要訊息或建議、但不知要去何處或如何尋找時，也可以尋求她的協助。

・**智慧天使**：要做某個重要決定時，她可以提供指引。

・**覺察天使**：人總是試圖更活在當下、保持正念。要讓這樣的意念得以完整——只有那樣，你才能真正活在當下——召喚覺察天使是至關重要的。同時，若你希望周遭的人對你的批判少一點、比較容易溝通，也可以召喚這位天使來協助打開他人的心。

・**關係天使**：若你跟配偶或約會對象出了點問題，或者單身的你想尋找適合的對象，這位天使可以幫助你。

・**夢之天使**：你可以向她祈禱，請她進入你的夢中，幫助你整理並解決情緒上的騷動。很多人曾在年少時感覺到夢之天使——就是她讓他們能在睡夢中飛起來。即使你醒著的時候生活上有很多困擾，仍可召喚她幫助你重新體驗那夢中的靈魂自由感。

修復身心靈的無名天使

沒有人知道還有另一類天使。這些天使**沒有名字**，被歸於「無名天使」。這些現存的無名天使確切來說有十四萬四千位，這是神尊崇的神聖數字。

因爲他們未被命名，還沒有得到惡名或稱讚，因此很少有讓他們發展出自我意識的誘惑。有些無名天使是所有天使中最有力量、也最少被需要的，若你相信他們，他們就能展現奇蹟。他們會在你睡著的時候工作，修復你的身體與靈魂。

這群天使之所以如此強大，是因爲生命會在我們內心安裝某種未知的恐懼。在地球上，每個人、每樣事物都有名字，因此我們必須重新進行一些連結，才能看見無名、未知事物的價值，也才能獲得儲存於內心深處、相信這些天使所需的信心。然而，當我們眞正接觸到那最高形式的信任，它就可能徹底影響我們的人生。

比方說，你可能召喚了光明天使在你醒著時來修復你的靈魂，但上床睡覺時，可以同時召喚無名天使在睡眠中幫助你療癒與恢復活力。面對慢性疾病時，召喚無名天使也可能爲生命帶來轉變。你可以只請求一位，或是請求一群——例如三位或四位——無名天使一起前來。

無名天使渴望有機會影響我們。若你召喚無名天使，你會發現自己觸及了療癒身體、心智、心靈、精神與靈魂的深邃力量之源。

如何獲得天使的幫助？

我在本章提到的跟天使有關的事情中，這是最重要的一件：**你必須說出對他們的請求**。

你不能只是在腦子裡想（除非你無法說話——若是如此，請見接下來的第四段）。

這一點非常重要。天使要處理這個星球上這麼多負面事物——暴力、流行疾病、貪腐——因此我們必須主動（還要盡可能先發制人地）吸引他們的注意。我們的心靈是一張思想與情緒的網，交織著執著、恐懼、憤怒、不安全感、罪惡感、擔憂、痛苦、電視廣告音樂與其他音樂、想像與讓我們生氣的人的對話，甚至是快樂的念頭……天使並不想被困在其中，要把眞正想尋求幫助的要求從中解開太難了。

要記得，天使擁有自由意志。我們要花一點力氣表現出自己是眞誠、誠實且堅定的。天使不喜歡被玩弄或測試，他們希望我們認眞對待他們。

爲了得到天使的回應，你必須在心中完全專注地想著她，然後眞正說出她的名字。你不需要尖叫或大吼，即使一聲低語也有用。只要從你口中說出來，就能把它跟你意識中的其他事情分開來，成爲一個清晰的訊息傳送出去，而非一個緊附在其他事物上的訊息。

如果你失聰、有某種語言方面的損傷，或是虛弱到無法說話，那麼就透過手語或你的思想來尋求解脫天使的幫助，她會把你靈魂的願望快遞給其他天使。

這個隱祕的眞相將改變你與天使的關係。曾對天使失去信心、尙未看到祈禱的結果、認爲天使的概念是一派胡言的人，這就是他們還沒學到的事。

與天使連絡，跟打電話很類似。你不會只是看著電話，沉默地用意志力讓它安排人送土壤覆蓋物過來。你會撥打苗圃的電話，對方接了電話後，你會以清楚的聲音恭敬地跟電話另一頭的人說話（若你失聰，也會使用手語轉接服務），然後要求送一卡車的土壤覆蓋物過來，放在你的車道上，好讓你用來抑制花園雜草的生長。等貨送到了，你還得願意收下它，把你的車從車道上移開，讓東西有地方放，然後還要準備好一把鏟子，來把覆蓋物鋪在你的植床上。這個過程需要意志與意念。

若你想與療癒天使連繫，就要把注意力轉移到她身上，然後虛心地說：「療癒天使，請求你，我需要你的協助。」若你以專注的意念來做這件事，且願意收到她的回應，那就夠了。如果她沒有太忙著幫助別人——天使的力量令人敬畏，但也有限——療癒天使就會在幾秒鐘到幾分鐘之間前來幫助並安慰你。奇蹟或許不會立刻發生，但如果你持續呼喚，她將會支持你，直到你到達你的目的地。

你可以在任何地方、任何時候以這種方式進入天使王國，只要你夠專注在你所呼喚的事物，眞正打開心接受幫助，並相信那一定有效（若你缺乏信心，可以先呼喚信心天使）。

你可以跟天使談談你認爲對你的人生最有幫助的特定結果，但要保持開放。重要的是要注意，天使的回應或許不是你期待的。若你向關係天使祈求讓你跟配偶分開一段時間，天使可能反而會藉由改變你配偶的振動頻率，促使他針對讓你想跟他拉開距離的錯事道歉，來給你一個驚喜。

另一種情形是，若你向生育天使祈求給你的女兒一個小弟弟或小妹妹，而你還是沒有懷孕，這不代表天使沒有聽到你的呼喚，只意味著你可能命中未注定得到這確切的結果。也許天使知道另一個嬰兒會讓你的財務過於吃緊，或者她知道某個潛在的健康問題——但你的姊妹會生下一個男孩，結果就像你女兒獲得一個弟弟一樣。

別害怕要求天使的力量幫助解決你的問題。需要幫助並不代表軟弱，你不必只用正面話語或肯定語句來提出要求。你不會只因爲說了「我的身體很虛弱，甚至無法下床拉開窗簾，看見這一天發生的事。懇請光明天使，我亟需幫助與希望」，就讓生命中的負面事物永遠存在。你只是陳述事實。而透過接受生命中的事實，以及想要往前行，你就展現了偉大的力量與誠意。

你的人生有機會向前邁進。你有機會被療癒，好事也會發生在你身上。若你開始以我前面提到的方式善用天使的力量，你的人生將會改變。

個案故事　仁慈天使展現的奇蹟

艾迪絲的先生出城去的那晚，她在家照顧生病的五歲女兒艾瑪，這時艾瑪的體溫飆升到接近攝氏四十一度。艾迪絲帶著艾瑪衝到急診室，但在醫生有空過來看診之前，艾瑪就失去意識了。醫生讓艾迪絲的女兒進入加護病房，她就在裡面陷入昏迷。

醫生告訴艾迪絲，血液檢查證實艾瑪得了一種惡性且罕見的腦膜炎，是他們長久以來見過最嚴重的病例。核磁共振造影顯示大腦的傷害已經發生，醫生說那可能代表不是死亡，就是癱瘓。他們提醒艾迪絲，即使艾瑪從昏迷中醒來、存活下來，也會需要永久照顧。

艾迪絲打電話給她姊姊瓦勒莉。瓦勒莉曾是我的委託人，她懇求艾迪絲打電話給我。我的助理用我的緊急電話找到我，於是我與艾迪絲在電話上談。高靈告訴我，這是仁慈天使的個案，於是我告訴艾迪絲應該怎麼做。

接下來的一小時，艾迪絲在艾瑪病房裡，坐在她旁邊，大聲懇求仁慈天使前來拯救她女兒的生命。護理師試著請她安靜，但艾迪絲仍不斷念誦著：「仁慈天使，仁慈天使，請幫幫我，請幫幫我。」期間，艾迪絲的丈夫也到了，但她並沒有停下來。

到了凌晨一點，艾迪絲疲倦得倒在她女兒的病床上，口中仍呼喚著天使。突然間，一道強光閃現。即使艾迪絲用雙手摀住眼，臉還埋在艾瑪的毯子裡，那道光還是讓她有一瞬間什麼都看不見——那就是我們在本章提到的光。艾迪絲衝到窗戶旁，想要看看光是從哪裡來的，但昏暗的停車場中沒有任何不尋常的東西。然而，在窗戶的倒影中，她看見一個人影站在艾瑪病床的上方。艾迪絲迅速轉身——她沒有如預期般看見護理師，反而看見另一道較小的閃光。那個人影已經消失了。就在此時，艾瑪開始咳嗽。艾迪絲大聲呼喊護理師，並要她丈夫快跑去走廊找人過來。當一位護理師跟著他回到病房，兩人都目瞪口呆地看著艾瑪在跟他們眨眼睛。她脫離昏迷了。

兩天之後，艾瑪出院了。她完全康復，而醫生們仍無法有所解釋。

這就是仁慈天使的力量。

個案故事　來自信心天使的新心境

吉兒是位單親媽媽，很久以前就失去了對神的信心。她小時候曾相信過，但大學時的一位男友認為相信神就跟相信聖誕老公公一樣天真。當世界上存在著這麼多苦難，她有什麼權利相信一種仁慈、全能的力量？她都沒看新聞嗎？

有一天，吉兒坐在宿舍房間裡，撕掉她的艾爾叔叔在她十二歲時送她的那本祈禱書。

多年後吉兒來找我時，她的信心正盪到谷底。她剛被一家非營利機構資遣，找了幾個月工作之後，現在被列入一家食物銀行的行銷總監考慮人選——但她是一百位申請者的其中一個。她的失業救濟金快用完了，要是沒得到這份工作，她就得毀約搬出公寓，讓孩子離開學校，搬去跟她叔叔住，而叔叔還得資助他自己的成年兒子。

我提到她必須相信事情可以改變，但吉兒反對。她說，那聽起來跟她前男友說她思想偏執的思考方式太像了。若世界上的事情可以那麼糟，那她有什麼特別之處，可以跟別人不一樣？她一邊是那麼想要也需要那份工作，一邊又不覺得自己理應得到。或許她應該把眼光放低一點。

高靈告訴我，首先，吉兒確實是那個職位的最佳候選人；其次，信心天使是唯一能幫助她看見這個事實的人。我指導吉兒清楚地對天使說話，她要請求信心天使幫助她看見她是為神工作的。神確實存在，當我們自己與祂隔離，就像拉出一片遮陽板遮住太陽。那不表示太陽不存在，只代表我們沒有因它的光而受益。

後來，吉兒告訴我，那天我們講完電話後，她原本準備把整個對話過程寫下來，但她隨即想到她能為那家食物銀行帶來的優勢。她擁有最高的行銷學位，整座城市都有人脈。她可能比其他申請者更有能力形塑這個慈善單位想傳遞的訊息，並廣為散播，也意味著最後會有更多飢餓的人得到溫飽。更重要的是，吉兒將能撫養兒子與女兒，減輕艾爾叔叔照顧他們的負擔。

那天晚上，她像小時候一樣跪在床邊，祈求道：「信心天使，若我得到這份工作，我會充分利用它。我會做神的工作。請幫助我相信我能做這份工作，而且我值得做這份工作。」

隔天，吉兒便接到要她去進行第二次面談的電話。走進面談的房間前，她低聲向信心天使祈禱——之後便成功地用她的視野與信念讓所有人大為驚豔。在她離開前，他們就告訴她，她得到這份工作了。

那天下午我跟吉兒說話時，她高興極了，但又覺得有點不安，好像她以某種方式請求把自己的需要置於其他人的需求之上，而「擾亂了宇宙的秩序」。我向她保證不是這樣的。若她不是最佳候選人，她的祈禱不會讓她躍升到他人之上。信心天使知道吉兒能策畫出食物銀行迫切需要、可以帶來優質贊助者的品牌再造。如果這不是適合她的工作，她的祈禱會幫助她保持信心，相信其他的計畫會有進展。

吉兒沉思了一下。「我想我該向『別發牢騷說謝謝』天使祈禱了。」

我向她保證，沒有人認為她愛發牢騷，至少所有的天使都不這麼認為。信心是複雜的，而神喜歡我們努力去了解這些問題。但我告訴吉兒，我很確定感恩天使會很高興聽到她的聲音。

個案故事　關係天使帶來的因緣

自從妮可的雙親在她小學二年級離婚之後，她有一段時間很難交到朋友。每次她與某人建立新的友誼，都害怕會失去那個人——就像她父親離開她，跑到另一州去跟新太太住一樣。因此，與其要冒險承受裘丹或馬雅或卡洛琳會輕視她的痛苦，妮可寧願假裝不在乎。若有人邀她放學後一起出去玩，她就會說「再說吧」，然後十次只有五次會出現。不久之後，邀約就愈來愈少了。

當妮可漸漸長大、開始約會時，她注意到自己跟男性的交往也是同樣的模式。即使她真的很喜歡那個男人，她還是會跟對方說他的髮型很驢，或是下班後「忘記」打電話給他。

到了三十歲，她已經歷過一連串短暫戀情，每一段都只持續幾次約會的時間——可能還沒那麼久。她已經厭倦用曖昧不明的舉動來避免自己因可能發展的關係而受傷了。

透過一個手機約會軟體認識伊森之後，她決定認真看待這段關係，這是她第一次這麼想。她告訴自己，該是試著去相信某人的時候了。有兩年的時間，事情還算順利，接下來就不對了。某個星期天，他們在吃早午餐時，伊森告訴妮可，說他覺得她變得太依賴了，而他不是那種會被束縛的人。「我想你該去過自己的人生了。」他說。

如今，妮可確信自己將永遠無法在關係中感到安全了——即使她能再度吸引到某人。她覺得沮喪、不被愛。隨著時間過去，她確實開始偶爾跟人出去，但無法再找到任何能令她感覺自在、放鬆的人。每當男人第二次約她出去，即使她喜歡對方，還是會拒絕。她太害怕變得依戀對方，結果招來另一次的心碎。

這時，妮可前來找我幫忙解決她的慢性壓力型胃痛，這情形從她父母離婚後就開始，過去幾年愈來愈嚴重。「關係」這個主題不可避免地出現在我們的對話中。妮可告訴我，做出承諾會令她緊張不安，她不知道跟一個新男人更進一步，要如何才能感到安全。

高靈說，該讓妮可認識關係天使了。我指導她如何出聲尋求協助，接下來幾個月，妮可斷斷續續地會在車子裡練習跟天使說話。外出辦事與通勤時，妮可會向關係天使訴說她的恐懼與不安全感，彷彿天使是她坐在副駕駛座上的手帕交。「我要如何才能再找到可以令我心動的人？」她總是這樣問道。

有一天，妮可停在賣天然食物的商店前，要補充高靈為她的胃痛而建議她吃的蘆薈葉與木瓜。停車時，她改變了心思：「關係天使，要是真有個適合我的男人呢？那就求求你，求求你幫助我找到他。」

妮可在店裡挑好她要的商品，然後排隊準備付錢。一則報導在瑜伽僻靜中心相遇的伴侶的雜誌標題吸引她的目光。她想，或許這是關係天使在試著跟她溝通。她翻到那篇文章開始讀，但一分鐘之後，有人拍了拍她的肩膀。她轉身看到一名陌生男子。

「妮可！」他說。

那名男子自我介紹說他是泰勒，是她的中學同學，問她是否願意改天一起喝杯咖啡敘敘舊。妮可猶豫了一下。他看來並不面熟，她不確定這是不是個騙局。然而，他看來是真的很開心見到她。於是，她同意跟他約在一個有很多出口的公共場所——那裡也有好喝的藥草茶，因為咖啡會令她胃痛。

回到家，妮可抽出她的畢業紀念冊，在一張賞鳥社團的照片裡找到泰勒。她確實認識他——是一個低她一屆、瘦巴巴的男生，總是揹著望遠鏡，在她畢業之前根本還沒到青春期。她這才明白，她在商店裡遇到的泰勒早已真正長大成人。於是，她傳簡訊告訴他她的感覺。

兩天後，妮可走進他們挑選的咖啡店時，低聲呼喚關係天使。或許這次真的可以很順利。

他們甚至還沒走到櫃檯點茶來喝，泰勒就跟妮可坦承中學時暗戀過她。這正好提升了她做自己所需的信心。泰勒分享了未婚妻在結婚日的前一星期跟他分手的事，妮可也談了她自己在關係上遭受的挫折。她說話時感覺很隨意，不像過去那樣經常因不安全感而分心。那天他們道別時，已經安排好接下來的三次約會了。

泰勒與妮可結婚的前一天晚上，妮可在她將度過最後一個單身夜的飯店房間說出對關係天使的祈求。過去幾年與泰勒在一起時，妮可已經在不同的地方跟天使說過話，請求天使幫忙解決他們之間偶爾發生的誤會。這一次，妮可想說謝謝：「我只想讓你知道，我對這次的承諾一點也不害怕。你改變了我的一切。」

〈後記〉
保持信心，相信你值得過美好的生活

信心在地球上極度缺乏。即使人們相信神、相信更高的源頭，很多人仍對他們能從疾病與其他苦惱中療癒、並擁有成功人生失去信心。

這是可以理解的。壞事會發生，從個人的背叛，到疾病，到戰爭。要和解不容易。地球上有將近三十五億人都沒有信心。

然而，事情會出錯，部分正是因爲缺乏信心。當一個人不相信世界上的善，就可能做出魯莽的行爲，因而對其他所有人帶來極爲負面的後果。一個那樣的行爲，就可能導致無數人質疑人性中的善，懷疑自己的信心。

有時這種魯莽會以暴力的形式發生，有時則是隱藏的——就像即將進入十九世紀時的工業開始把有毒化學物質與重金屬釋放到我們的環境中，使得到處都有人生病，罹患甲狀腺腫、癌症與精神疾病等病症。那並非因爲這個世界原本就是個糟糕的地方，而是因爲位高權重的人在生命的某個時刻失去了他們的信心與更高的使命，於是爲了獲利而決定冒險，讓工廠工人與附近居民暴露在未經檢驗的化學混合物之中，才會發生這些壞事。

今日有這麼多人在與自己的健康問題奮戰。當你或你所愛的人生病了，而且還不斷聽到更多人碰到健康問題、令人沮喪的故事，就很容易對人生感到憤怒。你會很容易覺得不安全、沒有受到保護，被困在令人失望與恐懼的世界中。

然而，永遠要回歸這個眞相：你可以過著美好的生活。你**値得**過美好的生活。美好生活是爲你存在的，而美好生活的基礎，就是良好的健康。你値得痊癒、値得去了解你身體的修復機制。你値得活得幸福又健康。

不是生命本身把事情搞砸的，而是與他們的本質和信念失去連結的人做出漫不經心的選擇，所造成的結果。

面對這種情況，你所能做的最強而有力的事，就是保持信心。

沒有信心的人平時雖然睜著眼睛四處活動，卻仍看不見神與宇宙試圖向他們伸出的援手。他們可能會因爲自己都不相信的理由而提出某種令人信服的論調，並說服別人相信世界的荒涼——這就是盲者領導盲者的實例。

我們不能讓新聞標題與身體的磨難阻止我們去相信。我們必須培養自己的信念，讓它成爲我們靈魂的一部分，增強到成爲滲入我們存在之中的信心。那需要練習，需要耐心，也可能需要一些來自信心天使的協助。

若感覺不可能得到信心，試試這個簡單的觀想：把信心想像成一條繩索——一條生命線——從天上垂下來，掛在你面前。想像自己抓著那條繩索，然後拉拉它，彷彿你在按天堂的門鈴。

漸漸地，若你相信信心會來到你身邊，它就會進入你的心、靈魂、精神與身體。當你終於體驗到信心燃起，並開始活在它的榮耀與美德中，就會有更多事變得清晰。你的信念會照亮你的道途，而你也終於能看見如何離開絕望的路徑。你可以讓自己恢復健康。

若你牢記本書中的建議，就會親眼看見你生命的轉變，並了解神、高靈與天使王國的衆天使眞的希望我們茁壯、成功。然後，就像一根蠟燭可以點燃數千根蠟燭，你會成爲這世界的一道光，有能力點燃其他無數人的信心。

爲你的旅程獻上深深的祝福。

Eurasian Publishing Group
圓神出版事業機構
用心與你對話・網野無限寬廣
方智出版社
Fine Press

www.booklife.com.tw reader@mail.eurasian.com.tw

方智好讀 089

醫療靈媒：慢性與難解疾病背後的祕密，以及健康的終極之道

作　　者／安東尼・威廉（Anthony William）
譯　　者／林慈敏
發 行 人／簡志忠
出 版 者／方智出版社股份有限公司
地　　址／台北市南京東路四段50號6樓之1
電　　話／（02）2579-6600・2579-8800・2570-3939
傳　　真／（02）2579-0338・2577-3220・2570-3636
總 編 輯／陳秋月
資深主編／賴良珠
責任編輯／黃淑雲
校　　對／黃淑雲・賴良珠
美術編輯／王琪
行銷企畫／吳幸芳・詹怡慧
印務統籌／劉鳳剛・高榮祥
監　　印／高榮祥
排　　版／莊寶鈴
經 銷 商／叩應股份有限公司
郵撥帳號／18707239
法律顧問／圓神出版事業機構法律顧問　蕭雄淋律師
印　　刷／祥峯印刷廠
2016年9月　初版
2024年3月　29刷

Medical Medium: Secrets Behind Chronic and Mystery Illness and How to Finally Heal

Originally published in 2015 by Hay House, Inc.

本書提供的資訊不應該取代專業醫療建議，請一定要諮詢合格的健康照護專業人士。如何運用本書資訊由讀者謹慎斟酌後自行決定，也由讀者自負風險。作者與出版社都無法為運用或誤用本書建議，或是因未採行醫療建議，而產生的任何損失、索賠或損害負責。

定價 390 元　　ISBN 978-986-175-436-9　
Printed in Taiwan

你本來就應該得到生命所必須給你的一切美好！

祕密，就是過去、現在和未來的一切解答。

——《The Secret 祕密》

◆ **很喜歡這本書，很想要分享**

圓神書活網線上提供團購優惠，
或洽讀者服務部 02-2579-6600。

◆ **美好生活的提案家，期待為您服務**

圓神書活網 www.Booklife.com.tw
非會員歡迎體驗優惠，會員獨享累計福利！

國家圖書館出版品預行編目資料

醫療靈媒：慢性與難解疾病背後的祕密，以及健康的終極之道／安東尼·威廉（Anthony William）著；林慈敏譯. -- 初版. -- 臺北市：方智，2016.09
480 面；14.8×20.8公分 --（方智好讀；89）
譯自：Medical Medium: Secrets Behind Chronic and Mystery Illness and How to Finally Heal
ISBN 978-986-175-436-9（平裝）
1. 另類療法 2.健康法
418.995 105012981